LISA HOBELSBERGER

Hallo WOCHENBETT

ES MUSS NICHT ALLES MAGISCH SEIN:
DEINE PSYCHE UND DEIN KÖRPER NACH DER GEBURT

Hebammenwissen, Erfahrungsberichte & SELFCARE RITUALE

herbig

INHALT

Drei Mal Wochenbett – so war's bei mir

Das Wasser war kalt, in welches ich hinein geworfen wurde – ins Wasser der Mutterschaft, von meinem ersten Kind. Trotz meiner Vorkenntnisse als Hebamme und bester Vorbereitung mit Wochenbettkorb und einer gefüllten Gefriertruhe war ich nicht gefasst darauf, wie es sich wirklich anfühlt, immer für dieses kleine Wesen verantwortlich zu sein. Da saß ich nun also in meinem ersten Wochenbett mit schmerzendem Beckenboden und brennenden Brustwarzen, mit meinem Baby im Arm – überwältigt von dem Gefühl einer nie gekannten bedingungslosen Liebe, die täglich wuchs. Die Geburt war schnell und einfach, aber sie hat mich überrumpelt und ich fühlte mich nicht bereit fürs Mama-Sein. Jede Aufgabe war hart und gleichzeitig unendlich weich und liebevoll – ein reines Gefühlschaos. Vor allem aber machte ich mir selbst Druck, direkt wieder alles machen zu können – Baby hin oder her, schließlich war ich vom Fach. Mein Baby schlief selig auf mir oder im Tragetuch, also konnte ich gut allen Aufgaben nachgehen und frisch geduscht Besuch empfangen.

Doch ich merkte schnell eine innere Verletzlichkeit und Leere, ich fühlte mich wie nackt, nahm mir selbst die mich schützende Hülle meines Mannes und meiner Familie wieder ab. Gönnte mir keine Zeit, mich und mein Baby kennenzulernen und fragte mich manchmal trotz der stetig mehr werdenden Liebe, wie ich aus dieser Nummer denn wieder heraus und zurück in mein altes Leben kam. Es dauerte Monate bis ich so richtig im Mama-Sein angekommen war und ich war mir sicher, ein richtiges Wochenbett, wie ich es „meinen" Frauen immer erzählte, hätte das gemeinsame Ankommen deutlich verkürzt, ebenso das Annehmen von Hilfe, die mir geboten wurde. Wie lehrreich diese Zeit doch im Nachhinein war, welch kostbares Geschenk des Annehmens mir mein erstes Kind damit gemacht hat.

Fürs nächste Wochenbett nahm ich mir fest vor, dieses in vollen Zügen zu genießen. Mit dieser Erfahrung kam mein 2. Baby ebenso schnell und unkompliziert zuhause zur Welt. Diesmal blieb ich tatsächlich einige Tage auf dem Sofa liegen, nur ich und mein Baby und der blühende Kirschbaum vor dem Fenster. Das klingt romantisch und war es zeitweise auch. Ich wurde bekocht, die Familie kam, um uns zu unterstützen und auch mein Mann genoss unsere Flitterwochen zu viert. Wir haben gemeinsam die Geburt verarbeitet, die ersten Tage immer wieder reflektiert und uns auf die Bedürfnisse des Anderen eingelassen. Wie oft habe ich im stressigen Alltag oder in schlaflosen Nächten an diese ersten Tage zurückgedacht, und das Wissen darum, sie voll ausgekostet zu haben, hat mir immer wieder viel Kraft geschenkt.

Dann wurde ich ein drittes Mal schwanger und gebar im Kreise meiner Familie, inklusive der Kinder unser drittes Baby. Was für ein unglaubliches und heiliges Ankommen das doch war. Wir haben alle nicht eine Minute gebraucht, um dieses Wesen in unser Herz zu schließen und ich war sofort ein Team mit ihm. Wir haben diesmal keine Zeit der „Eingewöhnung" und des Kennenlernens gebraucht. Auch die beiden Großen kannten das Teilen von uns Eltern und das Geschwisterkind-Sein schon. Ich wusste genau, dass dies das letzte Baby und Wochenbett sein würde und nahm mir vor, alles einfach anzunehmen, was da kommen würde. Denn inzwischen habe ich durch die Jahre der Elternschaft so viel lernen dürfen und weiß nun, dass, egal wie intensiv und beschwerlich eine Phase sich anfühlen mag, diese vorbei gehen wird und es immer wieder auch Momente des Genießens geben wird – ich nahm mir vor, die kleinen Glücksmomente voll auszukosten und im Hier und Jetzt zu sein. Das war, und das war mir durchaus bewusst, mit zwei Kindern plus Baby, nicht einfach.

Ich wusste ebenso, dieses verletzliche Gefühl des Körpers und der Seele würde wiederkommen und auch das konnte ich diesmal annehmen und sogar genießen. Ich ging behutsam mit mir um, nahm mir Zeit für körperliche Pflege indem ich mein persönliches kleines Dorf, meine Familie, integrierte. Nach dieser Geburt habe ich ebenso viel gelegen aber mir auch erlaubt, genau dann, wenn es mir danach war, Aufgaben zu übernehmen. So habe ich meine Hausgeburtswäsche am Tag der Geburt selbst in der Sonne ganz für mich allein aufgehängt und diese paar Minuten einfach genossen. Ansonsten lag unser Baby immer auf mir und wir haben gekuschelt und gestillt. Das war meine abschließende, dritte Wochenbetterfahrung.

Wir alle müssen diese Zeit ein Stück weit auf uns zukommen lassen, denn wir haben noch keine Vorstellung davon, wie unser Baby sein wird, wie die Geburt verlaufen wird, wie wir uns selbst dabei fühlen werden und welche Reaktionen das neue Menschlein bei all den anderen Familienmitgliedern hervorrufen wird. Loslassen und sich der Fremdbestimmung hingeben sind wichtige Voraussetzungen für ein genussvolles Wochenbett. Das größte Learning für mich war, immer wieder in mich zu spüren, mich und meine Bedürfnisse wahr zu nehmen und so eine starke Mama für mein Baby zu sein. Und auch einfach mal dazuliegen, mein Baby zu betrachten, zu riechen, zu spüren, zu genießen. Die Tage werden verfliegen, auch wenn die Minuten oft nicht enden.

Die Vorbereitung auf das Wochenbett, mit kleinen, wiederkehrenden Selfcare-Ritualen ist mein Herzensthema als Hebamme und dreifach Mama.

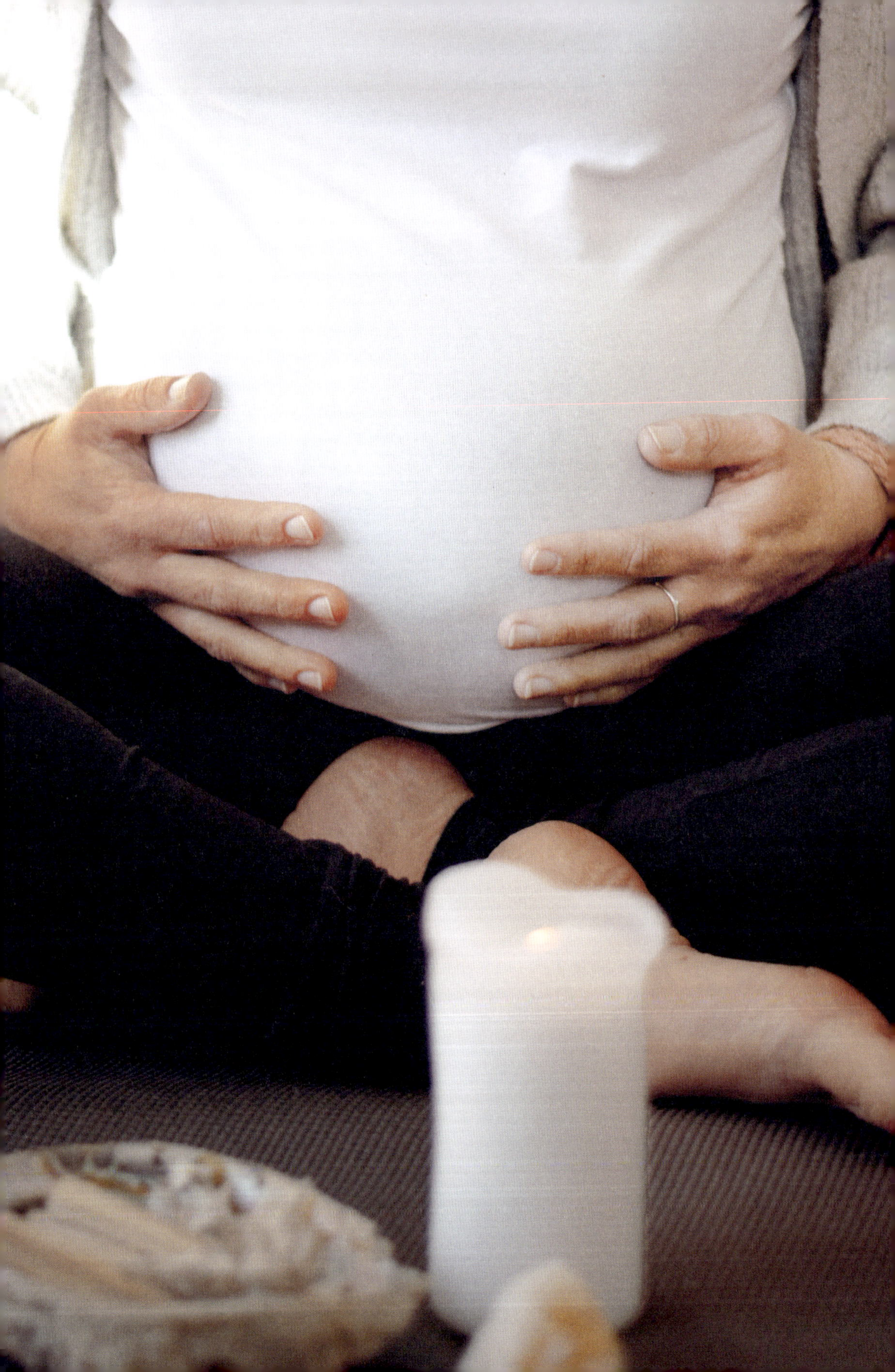

TEIL I

MACH DICH BEREIT

Bestens vorbereitet fürs Wochenbett

Mutterschaft und Elternwerden gut vorzubereiten, mit allen Sinnen und für alle Beteiligten, ist grundlegend wichtig, um sicher und stabil diese neue Zeit als Familie genießen zu können.

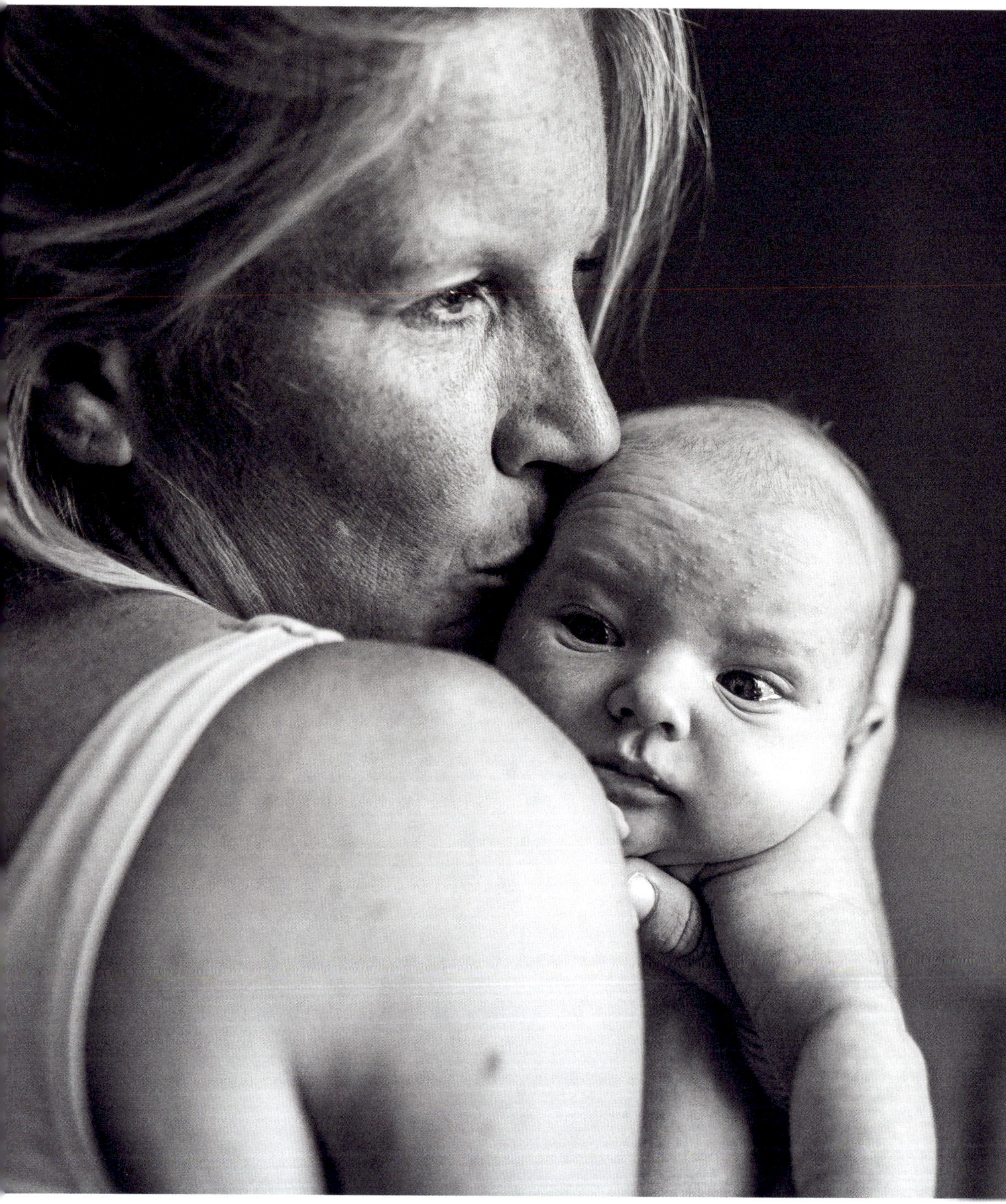

Halten und gehalten werden

Mutterschaft ist eine der unglaublichsten Reisen im Leben einer Frau. Wir wachsen mit der Schwangerschaft langsam in sie hinein und plötzlich ist der Moment da, auf den wir so viele Wochen und Monate gewartet haben. Die Geburt unseres Kindes lässt uns zur Mama werden. Wir sehen unser Baby zum ersten Mal, streichen über seine Haut und riechen den Duft des neugeborenen Lebens. Was für ein magischer Moment. Unfassbar, unwirklich, absolut wundervoll und gleichzeitig beängstigend, denn ab sofort sind wir für unser Kind ein Leben lang verantwortlich. In den kommenden Tagen, Wochen, Monaten und Jahren wird uns diese Aufgabe immer bewusster werden, wir werden sie genießen und manchmal auch daran verzweifeln. Das Muttersein wird uns mit der ganzen Palette an Emotionen vertraut machen und wir werden Zeit brauchen, um uns neu zu formieren, ein neues Ich zu werden. Die Grundlage für unser neues Ich, was uns neu formt, ist die Geburtserfahrung und die Wochenbettzeit. Diese gilt es gut vorzubereiten und zu zelebrieren. Die Zeit mit diesem kleinen, so wunderbar duftenden Wesen auf der nackten Brust, ist unschätzbar wertvoll und die Beziehung zwischen dir und deinem Kind wird eine bisher unbekannte Ebene der Liebe erreichen.

Werden wir überrumpelt von den neuen Aufgaben, nicht gehalten vom Partner, der Familie und Freunden, kann diese Zeit zu einem kaum zu stemmenden Kraftakt werden – sowohl auf körperlicher, als auch auf seelischer Ebene.

Dieses Buch ist für alle Bald-Mamas, für alle Mamas, für deren Partner und Familie, es ist ein wundervolles Geschenk zur Geburt und für die Wochenbettzeit. Nicht nur als Mama solltest du wissen, welche Veränderungen das Wochenbett mit sich bringt, denn das Wochenbett ist ein Familienprojekt, das uns über alle Maße staunen lässt.

Im ersten Teil dieses Buches werde ich dich auf dein Wochenbett vorbereiten, dir erklären, was du wirklich für die Babyzeit brauchst und wie du deine Zeit als Mama einteilen kannst. Der zweite Teil erklärt dir mit vielen praktischen Tipps, wie sich dein Körper obenrum, untenrum und rundherum in der Zeit nach der Geburt verändert. Im dritten Teil gehen wir intensiv auf deine neue Rolle als Mama ein und darauf, wie diese Rolle die Partnerschaft und dein Leben beeinflussen kann.

Du kannst das Buch Kapitel für Kapitel lesen, denn es ist chronologisch aufgebaut, beginnend mit der Vorbereitung fürs Wochenbett, gefolgt von den körperlichen und hormonellen Veränderungen und abschließend mit den Auswirkungen der Mutterschaft auf dein Leben und deine Beziehungen. Oder du schaust zur gegebenen Zeit, was für dich gerade wichtig ist und schlägst dein aktuelles Thema nach.

> ***Hebammen-Tipp:***
> *Perfektion ist nicht das Ziel im Wochenbett. Die hohen Erwartungen an sich selbst sollten heruntergeschraubt werden. Dann öffnet sich der Raum für das Staunen, Annehmen und Lieben – von unserem Kind und uns selbst!*

Ich werde immer dich als Mama ansprechen, manches Mal auch euch als Eltern. Aber immer mit „du", denn wenn es möglich wäre, würde ich dir all das im Buch Geschriebene persönlich als Wegbegleiterin, Freundin, Schwester oder Hebamme erzählen.

Eng an deiner Seite steht dein Partner, und im Buch spreche ich auch genau über diesen – egal welches Geschlecht dein Partner hat. Es ist der Mensch, mit dem du das Wunder der Schwangerschaft, der Geburt und des Wochenbettes erleben darfst, der dir ganz nahe steht und dich durch diese Zeit begleitet. Manchmal verwende ich auch den Begriff Vater oder Mann, weil es im Kontext anschaulicher ist, jedoch ist trotzdem jeder Partner und jede Partnerin gemeint. Je nach Berufsgruppe verwende ich manchmal die weib-

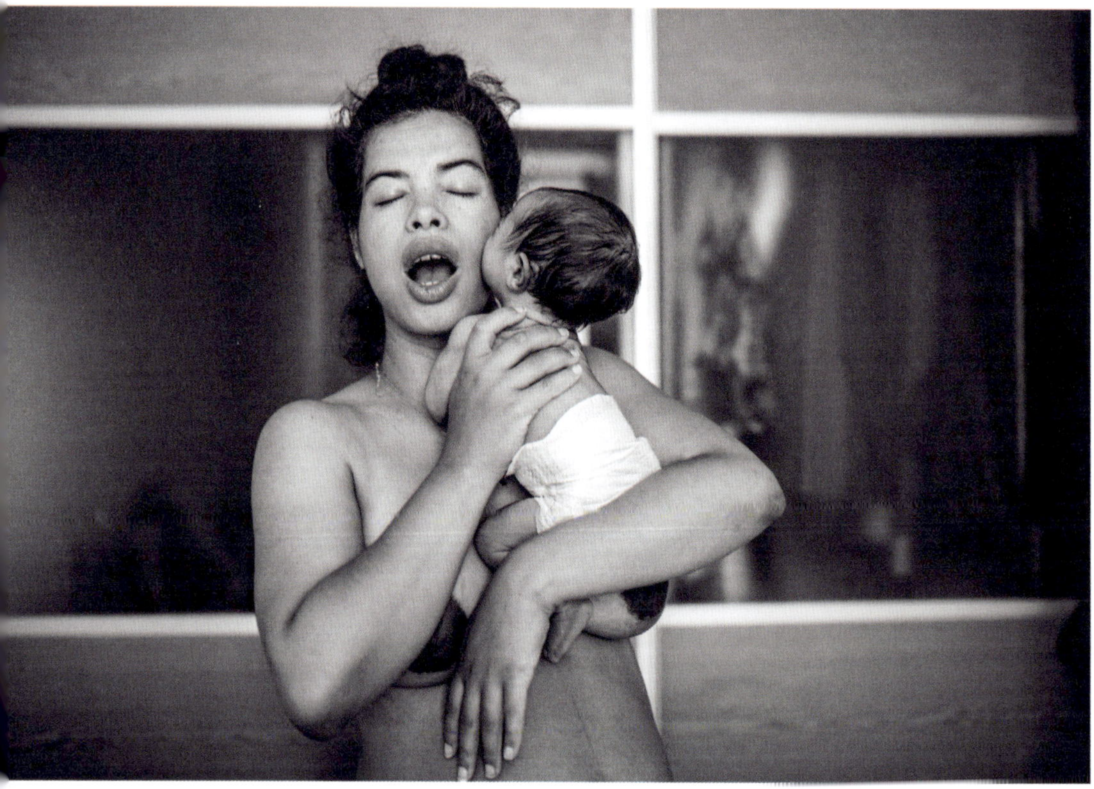

liche, manchmal die männliche Bezeichnung und auch hier sind immer beide Geschlechter miteingeschlossen.

MOTHERING THE MOTHER UND WAS DAS WOCHENBETT EIGENTLICH IST

Ja, das Wort Wochenbett klingt schon etwas altbacken, auf lateinisch heißt es *Puerperium*, und oftmals auch postpartale Phase. All das beschreibt aber nicht, was da wirklich auf uns zukommt und wie wundervoll diese Wochen sein können. Wie wäre es da lieber mit „Flitterwochen zu dritt/viert/fünft“?

Der Name „Wochenbett“ leitet sich davon ab, dass du mehrere Wochen im Bett verbringen solltest. In dieser Zeit bist du eine „Wöchnerin“, was auch nicht besonders attraktiv klingt. In der heutigen Zeit bleibt eine frischgebackene Mama in unseren Kulturkreisen nicht mehr wochenlang im Bett. In anderen Kulturen, vor allem im asiatischen Raum, ist es aber durchaus auch heute noch üblich, dass nach der Geburt 40 Tage Bettruhe gehalten werden.

In den westlichen Ländern sind die ersten 6–8 Wochen nach der Geburt die sogenannte Wochenbettzeit. In dieser Zeit reinigt sich dein Körper durch den Wochenfluss und die innere Wunde der Plazentahaftstelle verheilt. Auch das Stillen braucht ungefähr diese Zeit, bis es sich eingespielt hat und bis du und dein Baby ein Team, auch außerhalb des Bauches, geworden seid. Die Familie im Gesamten braucht oft sogar noch länger, bis jedes Mitglied sein neues Plätzchen gefunden hat. Nach 6-8 Wochen haben sich Abläufe eingespielt und deine Hormone haben sich langsam wieder eingependelt. Es gibt in dieser Zeit einige No-Gos für dich, die du beachten solltest, wie zum Beispiel das Heben schwerer Gegenstände, Sport und Sex, zumindest bis alle Geburtsverletzungen geheilt sind.

Wie der Name schon sagt, sollte diese Zeit möglichst im Bett stattfinden, oder alternativ auf der Couch – zwar nicht die ganze Wochenbettzeit, aber doch der Großteil davon, und das wird dir dein Körper auch signalisieren. Wochenbett bedeutet auch, den Großteil dieser Zeit in der Horizontale zu verbringen und eben nicht beim Möbelriesen oder im Einkaufszentrum. Das Liegen im Wochenbett ist nicht umsonst so wichtig, denn in unserem weiblichen Körper finden jede Menge Heilungsprozesse, Regeneration und Wiederfindung statt – auf körperlicher, aber auch auf seelischer Ebene. Dazu kommt noch die neue Situation der Elternschaft, du bist nun Mama eines neugeborenen Babys, welches zwar überaus kompetent ist, seine Bedürfnisse zu äußern, jedoch auf deine Hilfe bei der Erfüllung ebendieser angewiesen ist – was für eine Herausforderung und was für ein Geschenk. Bonding, Stillen, sowie die Begleitung der Ausscheidung sind tagesfüllende Aufgaben. Deine Gefühle werden Achterbahn fahren, von himmelhochjauchzend und überglücklich über dieses kleine Wunder, das da neben dir liegt, zu einem Gefühl der Angst, etwas falsch machen zu können und großen Zukunftsängsten. Die Gefühle wechseln sich manchmal schnell ab

und man versteht sich eine Weile selbst nicht mehr. Doch alles wird sich einspielen und das Annehmen und Hingeben ist ein wichtiges Learning für viele Frauen in der Wochenbettzeit.
Im 7-Tages-Rhythmus wird der Bewegungskreis von dir intuitiv immer wieder erweitert: erst ist es nur das Bett, nach der ersten Woche findest du dich auch viel im Wohnzimmer wieder, dann in der ganzen Wohnung und schließlich gehst du auch mal kurz zum Bäcker gegenüber. Erweitere deinen Radius Stück für Stück und gehe lieber nochmal einen Schritt zurück, wenn du merkst, dass du noch nicht bereit warst. Komme so allmählich zurück in alle Gefilde deines alten „Ichs" – jetzt eben gemeinsam mit deinem Baby.

Mom-Hack:
Mache dir in der Schwangerschaft eine Playlist für dein Wochenbett mit Liedern, die du zur Entspannung hören kannst, natürlich mit Kopfhörern.
Erstelle dir auch eine Playlist für die Babybluestage um „mit Grund" weinen zu können.
Downloade alle Lieder, damit du sie auch im Flugmodus anhören kannst.

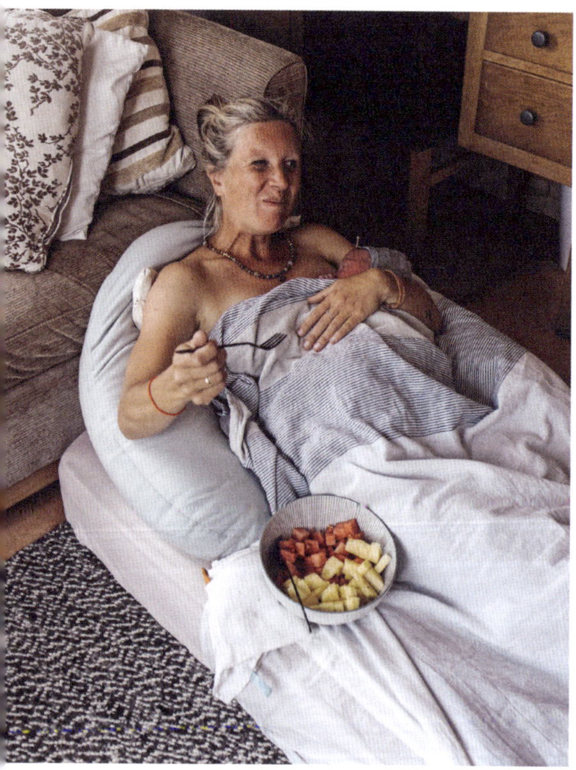

Nach dem Kraftakt, den du bei der Geburt geleistet hast, ist es nun Zeit, dass sich auch jemand um dich kümmert. Du hast Großartiges geleistet und darfst nun gepflegt und versorgt werden, damit du dich gestärkt um deine neuen, kräftezehrenden Aufgaben als Mama kümmern kannst – *Mothering the Mother*, die Mutter bemuttern, wie es in anderen Kulturen üblich ist und für uns im Laufe der Zeit zu einem Symbol für Schwachheit wurde. Das ist es aber nicht, ganz im Gegenteil: Die Wochenbettzeit ist auch Fürsorge für dich selbst. In anderen Ländern darf sich die frischgebackene Mama wochenlang nicht aus dem Bett bewegen, wird von anderen Frauen der Familie bekocht und umsorgt. Spezielle stärkende Ernährung, aber auch Massagen sind fester Bestandteil der Wochenbettzeit. Mit der nährenden Pflege und Versorgung sind Frauen nach der Wochenbettzeit zum einen kör-

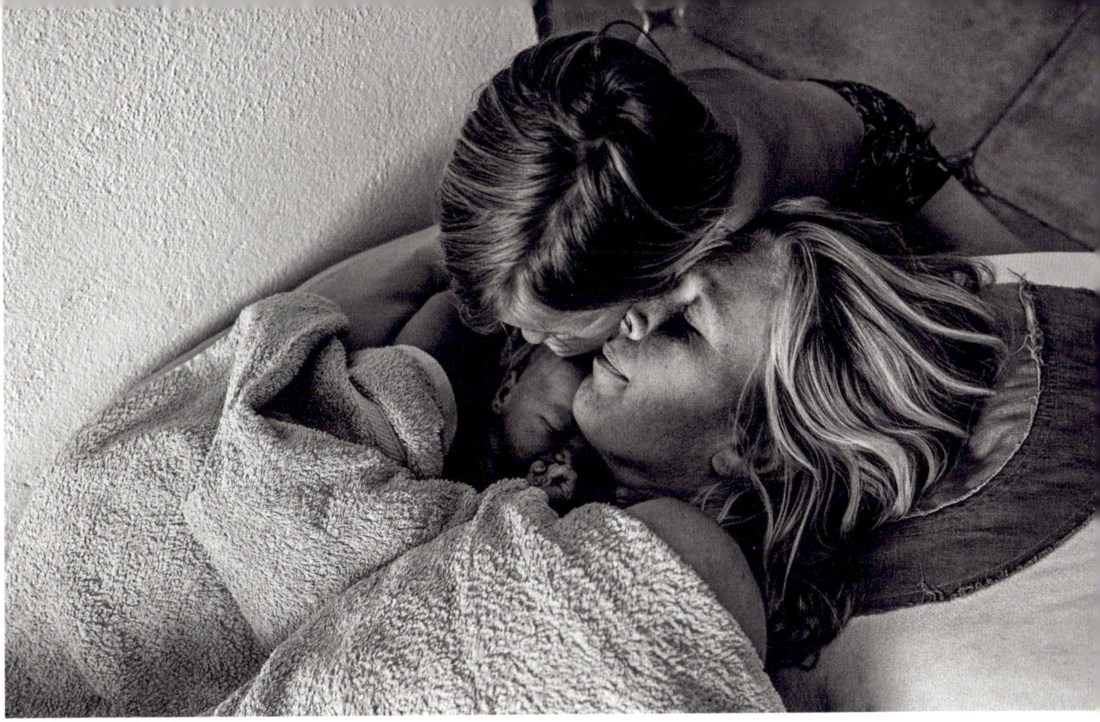

perlich stabiler und weniger infektanfällig, aber auch emotional gestärkt, um den Alltag zu meistern und sich selbst nicht aus den Augen zu verlieren.

Es gibt aber keinen goldenen Weg, der zu jeder Wöchnerin passt, jede Frau muss für sich schauen, womit es ihr selbst am besten geht, was sich für sie gut und richtig anfühlt. Jede Frau ist einzigartig und jede hat auch ein anderes Bedürfnis nach Ruhe, Mobilität und sozialen Kontakten. Eine Mutter kann alles, muss aber nichts.

Wichtig für eine frischgebackene Mama ist, dass es im Haus oder in der Wohnung einen Raum gibt, wohin sie sich jederzeit, auch wenn Besuch da ist, zurückziehen kann. Das Schlafzimmer eignet sich dafür meist am besten. Richte dieses Zimmer vor der Geburt so ein, dass du dich pudelwohl darin fühlst.

In den ersten Tagen nach der Geburt kannst du auch bei Tag im leicht abgedunkelten Raum liegen, um deinem Baby den Übergang vom dunklen Bauch in die helle Welt zu erleichtern, aber auch, um dir und deinem Körper Ruhe zu signalisieren. Für große Geschwisterkinder und Besucher ist der Raum wie ein heiliger Ort. Sie wissen instinktiv, dass sie sich darin leise und ruhig verhalten müssen. Deine großen Kinder können jederzeit hereinkommen, um sich an dich zu kuscheln, deine Nähe zu tanken und ihr Geschwisterchen kennenzulernen. Gerne wird die Mama auch durch die Großen mit Essen und Trinken verwöhnt oder bekommt mal eine liebevolle Streicheleinheit, und du als Mama hast hin und wieder Zeit, ein paar Bilderbücher gemeinsam anzuschauen oder vorzulesen – diese Art der Wertschätzung ist wichtig für beide Seiten.

Oft braucht es in diesen Tagen auch die so oft genutzten Handys und andere Medien nicht – gönn dir eine Auszeit! Wenn dir

BEWUSSTSEINSÜBUNG FÜR DEINEN KÖRPER

Nutze ein paar ruhige Minuten in den ersten Tagen nach der Geburt, lege dich auf den Rücken und deine Hände sanft auf deinen Bauch. Schließe deine Augen und atme ein paarmal tief aber entspannt ein und aus. Atme nun bewusst in deine Hände. Spüre, wie sie auf deinem Bauch aufliegen. Wie fühlt sich deine Haut an, wie dein Gewebe?

Versuche nun durch deine Hände in deinen Bauch zu spüren. Wie sieht es in deinem Innern aus? Wie bildet sich deine Gebärmutter zurück, wie die Haftstelle? Spürst du, wie sich deine inneren Organe neu sortieren? Spreche ein paar ganz liebevolle und dankende Worte für deinen Körper und deinen Bauch. Er hat Großartiges geleistet – dein Kind getragen und zur Welt gebracht. Verweile so, solange du möchtest.

Atme zum Schluss noch einmal tief ein und aus und öffne anschließend langsam deine Augen.

danach ist, nutze sie für kurze Zeit, aber genieße sonst lieber die so schnell vergängliche Neugeborenen-Zeit. Nach einem kurzen Ausflug in die Medien-Außenwelt wirst du bestimmt, auch als Handy-Junkie, dein Gerät nur zu gerne wieder in den Flugmodus stellen. Achte darauf, dich nur mit positiven Nachrichten zu beschäftigen, um nicht in einen unbewussten Stressstrudel zu kommen. Nutze die Zeit lieber für ein paar Me-Time-Minuten. Sei sorgsam mit der Nutzung deines Handys, zum einen wegen der Handystrahlung, die von deinem Smartphone ausgeht, zum anderen aber auch wegen der Zeit, die du mit Scrollen verbringst – wie schnell vergehen da zwei Stunden Stillpause? Dein Baby braucht bald wieder deine ganze Aufmerksamkeit und entspannt duschen gehen ist dann vielleicht nicht mehr möglich. Setze also deine Zeit weise ein und behalte im Blick, was wirklich wichtig ist!

Mama und so viel mehr

Ein neues Ich werden, ist eine der größten Herausforderungen als frischgebackene Mama, besonders beim ersten Kind. Wir kennen uns selbst in ganz anderen Rollen und viele dieser Rollen werden nun erstmal ins Hinterland verdrängt und die Mama-Rolle nimmt vorrangig und voluminös Platz ein. Das ist seltsam und führt oft zum Gefühlschaos. Wir müssen uns wiederfinden und einen guten Mittelweg für uns ebnen. Wir können nämlich sowohl eine liebevolle Mama sein, als auch manchmal eine sexy Partnerin oder verrückte beste Freundin. Dieses Zugeständnis müssen wir uns selbst als Geschenk machen. Wir sind nicht nur Mamas, sondern so viel mehr! Das braucht seine Zeit und nach und nach wird sich dann ein neues Ich herausbilden, in dem die Mama-Rolle integriert ist.

Selfcare im Wochenbett ist überaus wichtig, um dich ganz auf die neue Situation einlassen zu können und gleichzeitig deine Kraftreserven zu schonen, aber auch, um diese wieder aufzufüllen. Denn der Übergang zwischen Schwanger-Sein und Mama-Sein ist eine hochsensible Zeit, die einiges von uns abverlangt, denn nicht nur körperlich, sondern vor allem psychisch und hormonell gerät unsere Welt aus den Fugen. Um das alles zu verarbeiten, braucht es Ruhe, Verständnis und viel Zeit im Wochenbett. Wenn du unter Stress stehst, kommen deine Hormone durcheinander, was wiederum deine Regeneration, das Stillen und auch das Gemüt deines Babys negativ beeinflussen kann. Meine Selfcare-Rituale und Hebammentipps für den Alltag als Mama sind nicht nur dafür da, um schon aufgekommene Probleme zu bewältigen, sondern vor allem auch als Prävention, damit du gestärkt und in deiner Mitte in die spannende und wundervolle Wochenbettzeit starten kannst.

Als Hebamme stelle ich sowohl in der Betreuung in der Schwangerschaft als auch bei den Geburtsvorbereitungskursen fest, dass Schwangere sich oft intensiv auf die Geburt vorbereiten und Unmengen von materiellen Gütern für den neuen Erdenmensch heranschaffen, das wirklich Wichtige für die Zeit nach der Geburt dabei jedoch oftmals nicht im Blick haben: ein „Dorf“ (also all deine liebsten Menschen) um dich herum, mit dem du dich in der Schwangerschaft schon intensiv auf die Wochenbettzeit vorbereiten solltest. Über jede Art der Vorbereitung wirst du, wenn es soweit ist, dankbar sein: sei es, Essen vorzukochen und einzufrieren, einen Plan für das Mitnehmen zum Kindergarten für das große Geschwisterkind zu erstellen, oder auch das Treffen klarer Absprachen, was die Besuchszeiten angeht. Denn oft geht es schneller als gedacht und dann ist sie plötzlich da, die Geburt und im Anschluss, ohne Verschnaufpause, das Wochenbett. Was für eine Wohltat ist es dann, wenn du dich ganz der Pflege deines neugeborenen Babys und dir selbst, sowie eurem Kennenlernen hingeben kannst und alles andere bereits vorab geregelt wurde.

Wenn im Freundeskreis darüber gesprochen wird, wie man sich nach der Geburt fühlt und welche Herausforderungen einen erwarten, dann geht es meist darum, wie und mit welchen Hilfsmitteln ein Baby möglichst lange schläft. Was wir uns selbst Gutes tun können, um wache Nächte gut zu meistern, das wird dagegen meist nicht thematisiert.

Eine gute Vorabplanung bedeutet auch, dass dein Partner die Chance hat, das neue, kleine Wesen kennenzulernen und nicht nur für Haushalt und Co eingespannt wird. Du wirst ihn auch für dich brauchen, denn er ist deine nächste Bezugsperson – sei es, um sich an seiner Schulter ausweinen zu dürfen oder um ihm euer Baby zum Kuscheln anzuvertrauen, damit du eine Runde Schlaf nachholen kannst. Ihr beiden müsst neu zusammenfinden und ein Team werden und das braucht ebenso viel Zeit, Vertrauen und Raum, wie das Mama-Werden selbst.

Die Mama-Bedürfnispyramide

Um nicht in die beinahe unvermeidbare Überforderung als Mama zu gelangen, ist es wichtig, zu wissen, welche Grundbedürfnisse du selbst hast. Was muss zwangsläufig erfüllt werden, damit du überhaupt die Möglichkeit hast, dich nach einem „Mehr" zu strecken? Die Bedürfnispyramide wird dir deutlich machen, wie wichtig es sein wird, im Wochenbett gehalten und umsorgt zu werden, und sei es nur, um deinem Ausscheidungsbedürfnis in Ruhe nachgehen zu dürfen. Generell sind verschiedene Bedürfnispyramiden bekannt, ich erkläre dir deine Bedürfnisse anhand der wohl bekanntesten, der Bedürfnispyramide des amerikanischen Psychologen Abraham Maslow. Er beschreibt damit auf eine einfache und anschauliche Art die menschlichen Bedürfnisse und deren Motivationen.

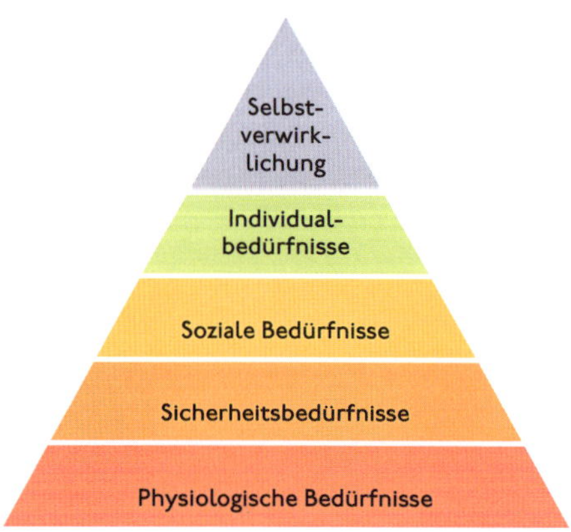

Die untersten Bausteine, die unsere körperliche Grundlage sind, bestehen aus Schlaf, Ernährung, Ausscheidung und Atmung. Gefolgt von den Sicherheitsbedürfnissen. Darauf aufbauend kommen die sozialen Bedürfnisse, die Individualbedürfnisse und als oberster Baustein die Selbstverwirklichung.

Erst wenn die Bedürfnisse der einen Reihe erfüllt sind, können wir uns um die Bausteine in einer weiteren Reihe kümmern. Wenn wir zum Beispiel Hunger haben, können wir uns nicht um unsere Selbstverwirklichung kümmern, zuerst muss dann der Hunger gestillt werden. Wenn eines der unteren Bedürfnisse oder gar mehrere nicht erfüllt werden, kommt die Pyramide ins Wanken und stürzt vielleicht sogar ein.

Schauen wir nun einmal die wichtigsten Bedürfnisse für dich im Wochenbett an. Die Bedürfnisse deines Babys unterliegen ebenso dieser Pyramide, und in den ersten Wochen sind die physischen Bedürfnisse sowie das Sicherheitsbedürfnis vorrangig.

„Schlaf, wenn dein Baby schläft." – Diesen Spruch gibt es nicht umsonst, aber auch die weitere Ausführung hat ihre Berechtigung: „Putze, wenn dein Baby putzt."

In den ersten Wochen geht es tatsächlich darum, dass du genug Schlaf bekommst, zwar in Etappen und daran muss sich dein Körper gewöhnen, aber von der Stundenzahl ist es oftmals nicht weniger, als ohne Baby. Versuche also immer dann zu schlafen, wenn dein Baby schläft und wenn du nicht müde bist, ruhe dich aus, entspanne dich oder lies ein Buch. Dein Körper braucht diese Erholung unbedingt für alle Heilungsprozesse, die in deinem Körper stattfinden. Du wirst vielleicht auch merken, dass du wesentlich weniger tief schläfst, denn deine Aufmerksamkeit ist ganz bei deinem Baby, auch das ist normal und wichtig.

Hebammen-Tipp:
Eine geführte Meditation oder leise meditative Musik, auch 432-Hertz-Musik zum Beispiel, können dir beim Einschlafen und Zur-Ruhe-Kommen helfen, denn oft will der Körper schlafen, der Geist kommt aber nicht zur Ruhe.

Das Pendant zum Schlaf ist die Bewegung, welche auch ein Grundbedürfnis von uns Menschen ist. Doch wie diese Bewegung aussehen kann, und wieviel davon dir guttut, ist ganz unterschiedlich. Vielleicht sind ein paar Dehnübungen genau richtig, vielleicht tut dir aber auch das kurze und bewusste Laufen in der Wohnung gut, vielleicht ist dir aber auch nach tiefer Bauchatmung, Recken und Strecken. Spüre gut in deinen Körper hinein, was er gerade braucht.

Eine ausgewogene, wärmende und saisonale Ernährung stärkt unseren Körper und unser Immunsystem. Sie kann unsere Regenerationsprozesse unterstützen, gibt uns Kraft für die Stillzeit und die manchmal schlaflosen Nächte. Aber auch eine Tiefkühlpizza ist ab und an völlig in Ordnung – manchmal muss es einfach schnell gehen, vor allem dann, wenn du keine Unterstützung hast. Meist wird dein Körper dir ganz gut sagen können, welche Lebensmittel ihm guttun und was er gerade braucht. Auch Nahrungsergänzungsmittel können eine sinnvolle Ergänzung sein, jedoch ist der Markt groß und ein intensives Beschäftigen damit daher schon in der Schwangerschaft sinnvoll.

Hebammen-Tipp:
Trinke während jedem Stillen ein Glas Wasser. Das geht in manchen Positionen besser mit einem Strohhalm. Am Morgen darf das Wasser gerne auch warm sein, mit einem Spritzer Zitronensaft, um deinen Stoffwechsel anzukurbeln und säureausgleichend zu wirken.

Wichtiger noch als das Essen ist das Trinken von ausreichend Wasser. Gerade wir Frauen trinken oft zu wenig, obwohl es doch entscheidend für unser Wohlbefinden ist, ausreichend zu trinken. Unser Körper braucht zwischen 2 und 3 Litern Wasser pro Tag, um gut arbeiten zu können – kein Kaffee, kein Saft oder sonstige Softdrinks, sondern einfach nur hochwertiges, stilles Wasser.

Auch der Pyramiden-Bereich „Sicherheit“ ist im Wochenbett wichtig für dich als frischgebackene Mama. Diese Stufe umfasst das Bedürfnis nach Schutz, Stabili-

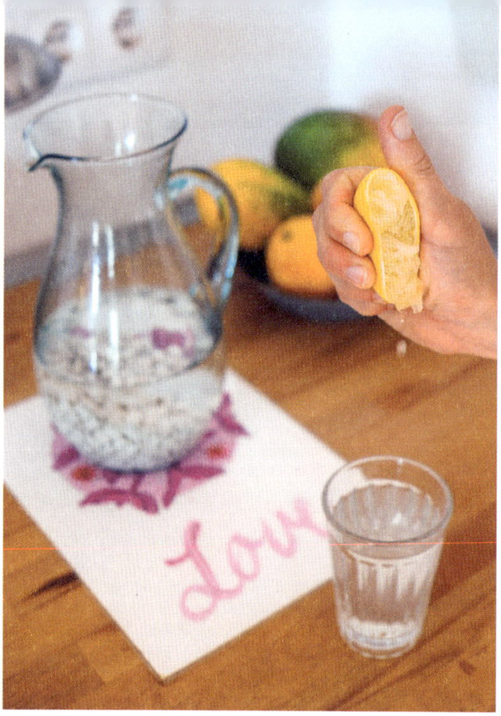

tät und Ordnung, sowohl körperlich, seelisch, als auch finanziell und sozial. Du brauchst ein stabiles und verlässliches Netzwerk, dein kleines persönliches Dorf, um dich auf das Mama-Sein konzentrieren zu können. Sicherheit gibt dir in erster Linie dein Partner, der vielleicht einige Tage oder auch Wochen mit dir zuhause sein und dich unterstützen kann. Die fachliche Sicherheit und den Rat einer Fachperson bekommst du von deiner Hebamme. Diese kommt im Wochenbett die ersten Tage meist jeden Tag zu euch und je sicherer ihr euch fühlt, umso länger werden die Besuchspausen. Gehe früh in der Schwangerschaft auf Suche und spüre gut, ob die Hebamme zu dir passt, damit es im Wochenbett nicht nur um Baby wiegen und Gebärmutterstand kontrollieren geht, sondern du dich ihr mit allen Themen, die dich beschäftigen, anvertrauen kannst.

Wenn diese beiden untersten Bedürfnisstufen ausreichend erfüllt werden, kannst du dich auf die nächste Stufe einlassen, die Stufe der sozialen Interaktion – hier ist nun Raum für Besuch, Freundinnengespräche und Familienzeit.

Gerade in der Wochenbettzeit oder im Alltag mit kleinen Kindern, kommen die Stufen über den untersten beiden oft leider viel zu kurz. Um sich gut und erfüllt zu fühlen, ist die Erfüllung des Bedürfnisses nach Individualität – also nach Anerkennung, Wertschätzung, Macht und Status sowie die Selbstverwirklichung unabdingbar. Jedoch kann deine Selbstverwirklichung auch darin liegen, nun Mama zu sein, und einmal in der Woche allein zum Yoga zu gehen. Die Bedürfnisse und wie diese erfolgreich erfüllt werden, sind von Mensch zu Mensch unterschiedlich. Ich möchte dich ermutigen, in dich zu spüren, um zu erkennen, was du brauchst, um dich selbst gut zu fühlen und ehrlich mit deinem Umfeld ins Gespräch zu gehen, was wie möglich sein kann.

Je jünger wir sind, desto mehr Gewicht haben die untersten Stufen für unser Wohlbefinden. Je älter wir werden, desto mehr gewinnen die Stufen weiter oben an Wichtigkeit.

Die Erfüllung deiner Bedürfnisse wird oft in Konflikt geraten mit den täglichen Aufgaben, die zu erledigen sind. Die Zeitfenster, die sich oft ganz unvorhersehbar öffnen und auch wieder schließen, kannst du aber dennoch gut für dich selbst nutzen. Wenn sich dein Baby zum Schlafen doch mal ablegen lässt oder für ein paar Minuten von deiner Schwiegermutter getragen wird und damit zufrieden ist, entscheide dich für die heißersehnte und verdiente Dusche, anstatt die Spülmaschine auszuräumen – das darf dann gerne jemand anderes für dich übernehmen. Dich und deine Bedürfnisse in den Vordergrund zu stellen ist, vor allem im Wochenbett, keinesfalls egoistisch, sondern notwendig und im Sinne der ganzen Familie.

Frage dich also bei allem, was anfällt: Was würde Eisenhower tun? Die Einteilung von Aufgaben und Bedürfnissen in „wichtig" und „dringend" kann im Wochenbett sehr hilfreich sein, nicht nur für dich, sondern auch für deinen Partner.

Eisenhower sagte: „Ich habe zwei Arten von Problemen, die dringenden und die wichtigen. Die dringenden sind niemals wichtig und die wichtigen niemals dringend."

> ***Mom-Hack:***
> *Erstelle zusammen mit deinem Partner eine Liste, in die ihr einträgt, was ihr gern jeder für sich, aber auch gemeinsam machen wollt, wenn sich das nächste freie Zeitfenster ergibt. Das kann zum Beispiel einfach eine Umarmung sein, eine kleine Pediküre oder auch ein Filmeabend. Jeder weiß dann um die eigenen Wünsche und die des anderen und kann bei der Erfüllung aktiv mitwirken.*

Überlege also für dich, oder auch gemeinsam mit deiner Familie, welche To-Dos noch warten können, was delegiert werden kann und was wirklich von dir sofort erledigt werden muss.

Geputzt werden muss manchmal sofort, das kann aber auch jemand anderes als du selbst übernehmen. Dein Baby stillen hingegen musst zwingend du und bei Hunger auch sofort machen. Den Geräteschuppen streichen ist zwar vielleicht eine spaßige Angelegenheit, hat jedoch keine Eile und kann in ein paar Wochen erledigt werden. Dieses neue Fragemuster wird euch in euren neuen Rollen viel Entspannung bringen.

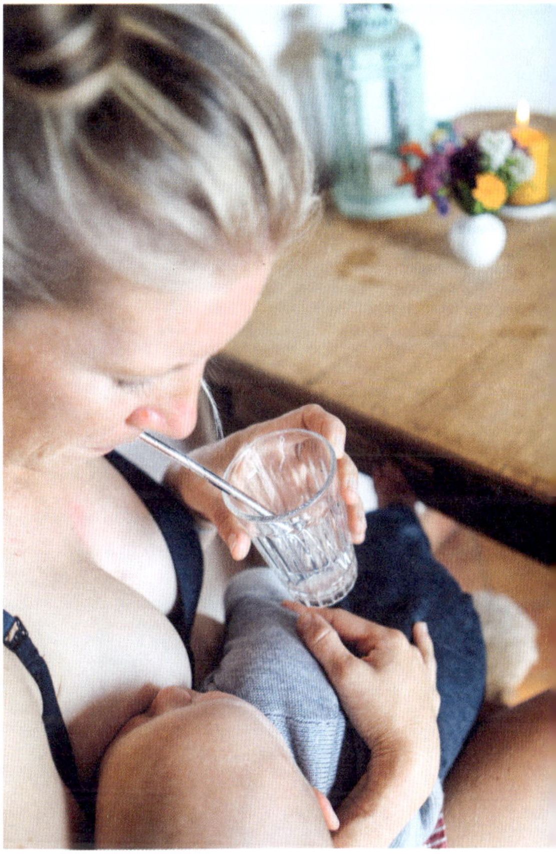

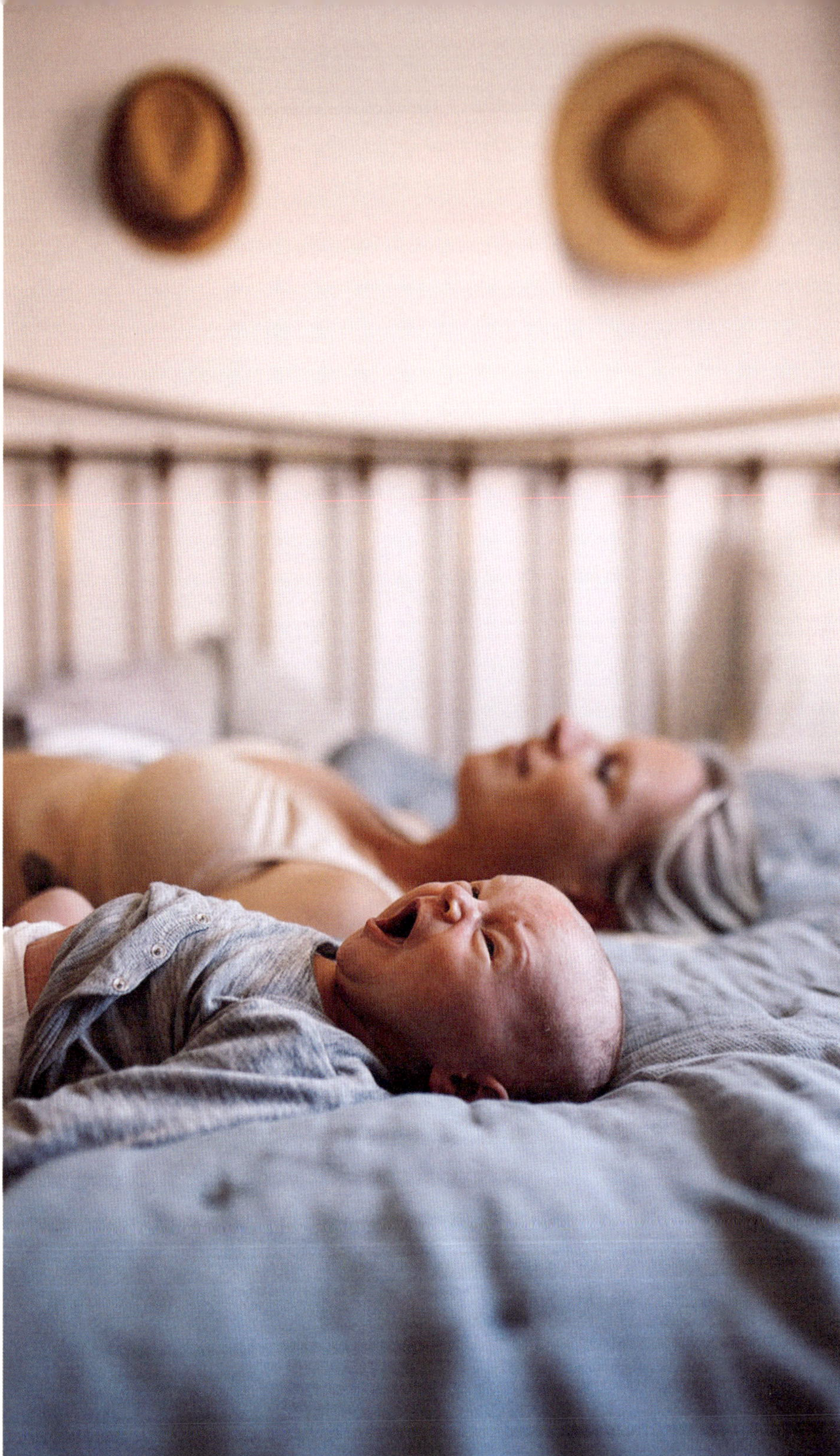

Nestbau, körperliche und emotionale Vorbereitungen

Das Wochenbett vorzubereiten, gehört mit zu den wichtigsten Aufgaben in der Schwangerschaft. Vorrangig geht es dabei um dein Wohlbefinden und auch darum, dass du weißt, welche Aufgaben von wem übernommen werden, um dich zu entlasten. Einige materielle Anschaffungen und einige innere Einstellungen helfen dir, die Wochenbettzeit noch schöner zu gestalten.

MAMA-MUST-HAVES FÜRS WOCHENBETT

Für die rein materiellen Dinge, die du als Neu-Mama brauchst, hast du bestimmt schon zahlreiche Tipps und Listen gelesen. Meiner Erfahrung nach bleibt vieles davon aber ungenutzt.

Du wirst die ersten Tage mehr oder weniger in deinem Bett oder auf der Couch wohnen, danach wird sich dein Radius etwas vergrößern, jedoch wirst du auch dann an diesen beiden Orten noch ganz viel Zeit verbringen. Frage dich also:

- Was brauche ich, um mich auf dem Sofa und im Bett wohlzufühlen?
- Welche Dinge stören mich und müssten noch weggeräumt werden?
- Wo braucht es noch geschickte Produkte und Neuerung, damit ich im Wochenbett entspannt liegen kann (und nicht ständig auf die nackte Glühbirne über mir schauen muss)?

Denke auch an deinen Wochenbettnachttisch und schmücke ihn mit einer Kerze oder einer Blumenvase, die dann im Wochenbett gefüllt werden darf. Oft ist es auch hilfreich, ein Tablett bereitzustellen, auf dem du Teller und Gläser abstellen und womit du ganz bequem im Bett essen und trinken kannst.

> ***Mom-Hack:***
> *Wenn du mal tagelang im Wochenbett nicht zum Duschen kommst, sind Trockenshampoo sowie Deo ohne Duftstoffe und andere Chemie die Rettung.*

Für viele Frauen hat in den letzten Jahren die Aromaöltherapie an großer Bedeutung gewonnen, eine Auflistung der wichtigsten Aromaöle für die Wochenbettzeit findest du auf Seite 104. Wenn du dich darin ausprobieren möchtest, stelle dir deinen Diffuser samt Ladegerät oder Wechselbatterien bereit. Auf den hinteren Buchklappen findest du eine hilfreiche Checkliste mit all den Dingen, die du für das Wochenbett brauchst und vorab besorgen kannst.

BABY-MUST-HAVES FÜRS WOCHENBETT

Für viele Eltern und speziell uns Mütter kommt irgendwann, spätestens gegen

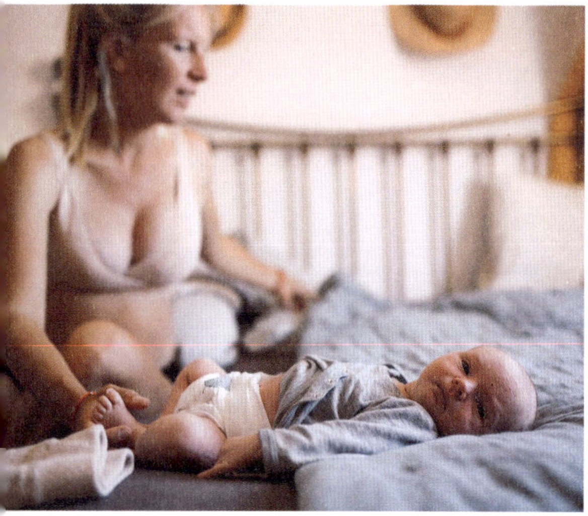

Ende der Schwangerschaft die Zeit, in der wir das Nest für uns und unser Neugeborenes einrichten wollen. Wir haben das Bedürfnis, alles perfekt vorbereitet zu wissen. Der „Nestbautrieb“ fällt bei jedem ganz unterschiedlich aus – für die einen beginnt direkt nach dem positiven Test der Shopping-Marathon, die anderen räumen die ersten Babyklamotten am errechneten Termin ein.

Mit der ersten Schwangerschaft stellt sich die Frage, was ein Baby wirklich braucht und viele gelangen zu dem Schluss, dass auf jeden Fall noch in eine größere Wohnung oder gar ein Haus umgezogen werden muss, denn das Baby benötigt ja ein Kinderzimmer voller Dinge, die das Haus bisher nicht hergibt. Unser inneres Bild, was Babys brauchen, kombiniert mit dem Bild, das uns die Werbung zeigt, führt zu dem Schluss, dass es wirklich eine riesige Menge ist, für die man dann tatsächlich ein Kinderzimmer brauchen würde: Angefangen von einem neuen Auto mit High-Tech-Baby-Anschnall-System, über überdimensionierte Windeleimer, bis hin zu Schnullern in sämtlichen Größen, Farben und Formen und nicht zu vergessen, die kleinen, trendigen Baby-Sneakers.

Ich kann dich beruhigen – ein Baby braucht tatsächlich fast nichts, aber eines ganz sicher: dich als Mama, euch als Eltern, als Familie, als Halt und Sicherheit, als Schutz und Zufluchtsort, als Nähe-, Liebe- und Wärmespender.

In diesem Kapitel erkläre ich dir, welche Anschaffungen wirklich sinnvoll sind und was dein Baby nicht braucht. Außerdem findest du hier eine Erstausstattungsliste, die dir helfen wird, in der überfüllten Welt der Babyartikel gut klarzukommen und wirklich erst einmal nur die Basics zu kaufen, die dein Baby benötigt. Solltest du später merken, dass euch doch noch der ein oder andere Artikel fehlt, kann dieser immer noch nachgekauft werden. Aber vertraue mir: Die meisten Mamas ärgern sich eher über unnötig gekaufte Gegenstände, als über das, was noch fehlt.

Keine Kleidung in Hülle und Fülle

Oft bekommen werdende Eltern Erstausstattungslisten mit einer hohen Anzahl an Bodys in allen erdenklichen Varianten, Strampler mit und ohne Fuß, mit und ohne Ärmel usw. und das natürlich alles in jeweils einer Größe. Vielleicht kommt euer Baby schon recht groß zur Welt und die Größe 50/56 passt nach einer Woche schon nicht mehr. Oft kann ein Strampler

mehrere Tage am Stück getragen werden, denn ein Baby macht sich nicht dreckig und ist die meiste Zeit bei dir als Mama. Bei den meisten Babys passt die Größe 50/56 maximal 8 Wochen. Meine Empfehlung ist daher, maximal 3 Strampler und 3–4 Bodys in dieser Größe zu besorgen und notfalls ist auch schnell noch ein weiterer nachgekauft – dein Dorf an lieben Menschen kümmert sich bestimmt gerne um die Besorgung.
Besser: Besorge ein paar wenige aber dafür hochwertige Kleidungsstücke, die der Haut deines Babys schmeicheln.

Industriell hergestellte Babykleidung sollte unbedingt ein paar Mal vorab gewaschen werden, um eventuell vorhandene Rückstände von Chemikalien, Farben und Imprägnierung zu entfernen. Am besten zwei Mal bei mindestens 40 Grad. Dies gilt jedoch nicht für Kleidung aus Wolle oder Seide, denn diese darf nur mit Handwäsche oder Wollwaschprogramm gewaschen werden.
Besser: Verwende gebrauchte oder geliehene Kleidung, denn diese ist im Normalfall bereits mehrfach gewaschen.

Dein Baby wurde in der Fruchtblase vom Fruchtwasser umhüllt, der perfekte Ort für die zarte Babyhaut, deshalb sollten wir auch versuchen, die Kleidung möglichst daran anzupassen – also ziehe deinem Baby keine Kleidung an aus harten, unflexiblen Materialien wie Jeansstoff, diese schränkt die Bewegungsfreiheit deines Kindes ein und das Sitzen im Tragetuch wird ungemütlich. Auch Kleidung, die dein Baby ständig im Gesicht kitzelt, wie Rüschchen an den Schultern, sind unvorteilhaft, da sie permanent den Suchreflex auslösen und für viel Unruhe sorgen können. Verzichte unbedingt auf feste Schuhe – die Füße deines Babys sollten keinesfalls in festem Schuhwerk stecken, das Druck auf den kleinen Fuß ausübt, sondern sich frei bewegen und entfalten können. Auch zum Laufenlernen empfehle ich, wann immer möglich, barfuß oder draußen mit Barfußschuhen zu üben.
Besser: Besorge Kleidung, die für dich geschickt ist und sich gut an dein Baby anschmiegt. Leichtes Wickeln und schnelles An- und Ausziehen, anfangs am besten ohne „Über-Kopf-Ziehen", ist ideal für euch alle und erspart viel Schweiß am Wickeltisch.

Mom-Hack:
Ganz am Anfang kannst du deinem Baby die Bodys auf links anziehen, so „rubbeln" die Nähte nicht an der Babyhaut.

Spiel, Spaß, Spannung

Kleine Schmusetierchen, Rasseln und andere Spielsachen sind ein beliebtes Geschenk zur Geburt. Kein Baby braucht jedoch so viel davon, und oft werden diese Geschenke dann einfach weitergeschenkt oder landen in der Flohmarktkiste. Ein oder zwei hochwertige Spielsachen reichen aus, denn am liebsten wird dein Baby später sowieso mit Dingen spielen, die jede Mama im Haushalt hat: sei es ein Kochlöffel, ein Taschentuch oder ein gro-

ßer Schlüsselanhänger. Eine schöne Spieluhr kaufst du vielleicht schon in der Schwangerschaft, um sie auf deinen Babybauch zu legen.
Besser: Erstelle eine Wunschliste für Familie und Freunde mit Wünschen als Geburtsgeschenk. Da können dann nämlich auch Sachen drauf, die du erst für später als wichtig erachtest.

Fahren oder tragen?

Mit Kinderwägen werden die unterschiedlichsten Erfahrungen gemacht, weshalb es auch die unterschiedlichsten Empfehlungen diesbezüglich gibt. Beim ersten Kind ist der Gebrauch dieses, oftmals sehr teuren, Gegenstandes noch ganz ungewiss. Kaufe dir daher nicht direkt ein teures Kinderwagenmodell, sondern spare das Geld lieber für einen guten Buggy für später oder einen Fahrradanhänger, der auch zum Sportkinderwagen werden kann. In den ersten Monaten schieben Mamas zwar den Kinderwagen umher, jedoch ist dieser dann meist gefüllt mit Einkäufen, während das Baby selig im Tragetuch schläft. Und genau so ist es auch richtig!
Frage dich selbst, ob eine Neuanschaffung dafür sinnvoll ist oder ob es Alternativen dazu gibt. Wenn dein Baby älter ist, und die Welt es nicht mehr überfordert, sondern interessant ist, kann das Im-Wagen-Liegen hin und wieder ganz toll sein – auch um deinen Rücken vom Tragen zu entlasten.
Besser: Leiht den Kinderwagen und leiste dir stattdessen eine gute Tragetuchberatung und ein passendes Tragetuch.

Mom-Hack:
Dein Baby braucht erstaunlich wenig Materielles, um sich auf dieser Welt wohlzufühlen. Lieber ein paar wenige, hochwertige, gebrauchte und geliehene Kleidungsstücke und Spielsachen – alle anderen „Werbeprodukte“ kannst du einfach im Regal stehen lassen. Wie wäre es, wenn du mit dem eingesparten Geld eine Haushaltshilfe für die Wochenbettzeit engagierst?

Kleinigkeiten und Großigkeiten

Auch die vorsorgliche Anschaffung an Milchpumpen, Fläschchen und Schnullis ist nicht sinnvoll, denn vielleicht brauchst du diese Dinge nie und gibst dennoch unnötigerweise eine Unmenge an Geld dafür aus. Selbst, wenn du dein Baby voll stillst, brauchst du keine Flasche für Wasser im Sommer oder dann später für die Beikostzeit, denn Muttermilch reicht an heißen Tagen völlig aus, es wird nur häufiger danach verlangt, und für die Beikost kann direkt ein bruchsicheres kleines Glas genutzt werden. Ebenso braucht ihr kein Reisebett, keine spezielle Babybadewanne oder einen extra Wickeleimer. Im Urlaub schläft euer Baby, wie auch zuhause, wahrscheinlich ganz nah bei euch, also mit in eurem Urlaubsbett, als Babybadewanne eignet sich ebenso ein Wäschekorb oder ein großer Eimer, der nach dem Baden dann auch anderweitig verwendet werden kann.

ERFAHRUNGSBERICHT: JULE, 2 KINDER

Wir haben alles perfekt für unser erstes Kind vorbereitet, waren bestens ausgestattet. Doch wir haben nicht über die tatsächlichen Bedürfnisse eines Babys gesprochen. Und letztendlich haben wir eigentlich nichts Materielles gebraucht, außer ein paar Kleidern und einem Tragetuch. Der Kinderwagen wurde fast neu nach zwei Jahren wieder verkauft. Die Erkenntnis, dass ein Baby nur dich als Mama braucht, hat uns viel Kraft gekostet und uns zum wichtigsten Schatz geführt: Wir haben unser Kind angeschaut und durften seine wahren Bedürfnisse sehen. Dieses gemeinsame Lernen hat uns als Paar herausgefordert aber auch wachsen lassen und beim zweiten Kind waren wir schnell ein eingespieltes Team und konnten unser Familienleben genießen- auch ohne Kinderwagen und Co.

Ob du eine Wickeltasche für unterwegs brauchst, ist Geschmackssache – für manche ist diese super geschickt, für manche eine Mehrbelastung, denn klein sind die Taschen in der Regel nicht. Tatsächlich brauchst du für unterwegs nur 1–2 Ersatz-Windeln, eine Abwurfmöglichkeit dafür (eine Tüte oder Wetbag), etwas zum Saubermachen (kleine Packung möglichst natürliche oder selbstgemachte Feuchttücher), einen Ersatz-Body und eine Mullwindel als Unterlage – that's it!
Besser: Schaue dich im Haushalt um, welche Produkte schon vorhanden sind, auch ohne, dass eine Aufschrift mit dem Wort „Baby“ darauf steht.

Heutzutage befinden wir Mamas uns oft in einem großen Zwiespalt und unter hohem Leistungsdruck: Wir wollen zu viel, oft zu perfekt, und am besten mit Baby genau so, wie vor der Schwangerschaft. Wenn wir dann aber feststellen, dass dies nicht möglich ist, wollen wir doch „wenigstens“ bei den Baby-Themen alles geben. Doch wenn uns der Alltag einholt, brauchen wir kein schlechtes Gewissen haben, wenn wir „nur“ tagsüber mit Stoffwindeln wickeln und nachts mit Wegwerfwindeln. Du kannst einen Weg finden, der sich für dich gut anfühlt und dennoch deinen Werten entspricht. Um auch bei der Erstausstattung ecofriendly zu kaufen, oder auch nicht zu kaufen, kannst du dich vorab immer fragen, ob du den Artikel von jemandem leihen oder gebraucht kaufen kannst, ob es Alternativen dazu gibt. Wenn du zu dem Schluss kommst,

DIE MATERIELLE ERSTAUSSTATTUNGSLISTE FÜR DIE WOCHENBETTZEIT

Bestenfalls kaufst oder leihst du die Hälfte der genannten Kleidung aus Wolle-Seide, die andere Hälfte für Sommerbabys aus Baumwolle und für Winterbabys aus Wolle oder Wollfrotte.

- 4 Bodys in Langarm und zum Knöpfen an der Seite
- 4 Strampler mit Fuß
- 2 lange Hosen ohne Fuß
- 4 Pullover, Schlüttli oder Langarmshirts
- 4 Paar Socken
- 2 dünne Mützchen
- 1 Strickjacke
- 1 Wolldecke
- 1 Schlafsack mit Ärmeln aus weichem Material wie Wollfleece
- 1 Pucksack oder 1 Puckdecke, auch als Ersatz für den Schlafsack geeignet

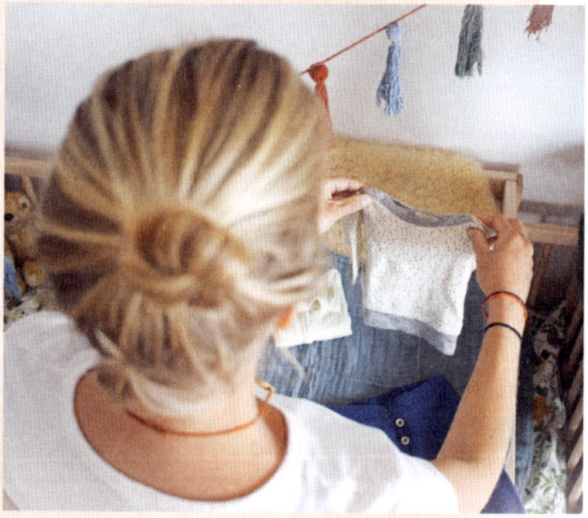

Im Winter zusätzlich:

- 2 Strumpfhosen
- Extra dicke Socken oder Wollschuhe fürs Tragen im Tragetuch
- 1 dickere Mütze für draußen
- 1 Wollwalk- oder Fleece- Overall
- Fellsack für den Kinderwagen

das Produkt doch selbst und neu zu kaufen, kannst du dich auf die Suche nach einer nachhaltigen Option machen, die bestenfalls fair produziert wurde. Die wichtigste Frage, die du dir selbst stellen solltest, ist aber: Brauche ich diesen Artikel wirklich für mein Baby?

Wippen, Schnullis und Co.

Muttersatzprodukte sind alle materiellen, kaufbaren Gegenstände, die dich in gewissen Situationen ersetzen könnten. Noch kinderlos oder gerade schwanger, stellen wir uns Babys meist in Verbindung mit Kinderwagen, eigenem Kinderzimmer, Flasche und Schnuller vor – diese Vorstellung ist stark in uns verwurzelt und für dich ist es wichtig, dich frühzeitig davon zu lösen, damit die Unterschiede von Vorstellung und Wirklichkeit dich nach der Geburt deines ersten Kindes nicht überfordern. Denn unsere Babys sind sehr empfindsam und klug und lassen sich meist nicht, wie die Werbung es voraussagt, mit einem dieser Produkte abspeisen. Dein Baby will dich und braucht dich, also wundere dich nicht, wenn die Werbeversprechen bei deinem Kind nicht „funktionieren“. Plane nicht, dein Baby in die elektrische Wippe mit 18 unterschiedlichen Wippstufen zu legen, und dann 3 Stunden ein schlafendes Kind zu haben. Wenn es doch so ist, dann freue dich über diese Zeit für dich, egal wie lange sie ist, denn das ist manchmal als Mama überlebenswichtig.

1. Einschlafhilfen: Ein Gadget von vielen sind die Einschlafhilfen, die die Position auf deinem Körper und deine Bewegung nachahmen sollen. Einschlafhilfen gibt es in Form von Federwiegen, Hängematten oder anderen, teils elektrisch unterstützten Geräten. Was bei diesen Geräten nicht bedacht wird: Dein Gesamtpaket lässt dein Baby in einen ruhigen Schlaf fallen und nicht nur dein Körper und deine Bewegung. Babys schlafen dann ein, wenn sie sich in einer Umgebung sicher fühlen können – und mit deiner Nähe, deinem Geruch, der Wärme, deinem Herzschlag ist das möglich. So fühlt sich für sie die aus dem Bauch bekannte Sicherheit an, die hilft, „loslassen“ zu können. Mit dir kann die noch so ausgeklügelte Technik nicht mithalten.

2. Schnuller: Auch der Schnuller hat einen großen Stellenwert in unserer Gesellschaft. Um einen Schnuller sinnvoll zu nutzen, was durchaus manchmal der richtige Weg sein kann, gibt es ein paar wichtige Punkte, die du beachten solltest.

Hebammen-Tipp:
Schnuller, ja, aber nur gezielt eingesetzt, wenn alle anderen Bedürfnisse gestillt wurden. Verwende ihn niemals zur Ruhigstellung deines Kindes. Reflektiere dich und die Gabe des Schnullis immer wieder und schaue, welche Alternativen dazu es in den jeweiligen Situationen geben könnte.

Babys haben im Laufe ihrer Entwicklung immer wieder Phasen, in denen sie ein stärkeres Nuckelbedürfnis haben. Denn Nuckeln beruhigt und wird zur Selbstregulierung genutzt. Das braucht dein Baby vor allem dann, wenn es viel Neues entdeckt oder gelernt, wenn der Tag durch viel Besuch herausfordernd war und das Erlebte verarbeitet werden muss. Auch für größere Kinder ist deshalb das Nuckeln an der Brust oder alternativ am Schnuller für circa 4 Jahre wichtig, um sich zu regulieren. Nach dieser Zeit hat dein Kind meist andere Strategien entwickelt, um in der Welt gut zurecht zu kommen.

Wie sehr dein Baby jedoch das Nuckeln benötigt, ist abhängig davon, wie es mit diesen Situationen umgeht – also eine Charaktersache. Die Abgrenzung zwischen Nuckeln und Saugen ist die, dass Saugen primär der Nahrungsaufnahme dient, beim Nuckeln hingegen keine Milch fließt. Manchmal nervt es dein Baby vielleicht auch tatsächlich, wenn es eigentlich nuckeln möchte, und doch Milch fließt, zum Beispiel beim Cluster-Feeding. Das kann dann geschehen, wenn dein Baby nach dem Stillen direkt in einen irre langen Nuckelmarathon übergeht und dabei eigentlich doch total satt ist. Deine Brust kann, im Gegensatz zum Schnuller, beide Bedürfnisse verbinden – das Bedürfnis nach Nahrung und das nach Nähe und Nuckeln. Du darfst hier für dich selbst die Grenze stecken, wie lange das Nuckeln an der Brust für dich in Ordnung ist. Das Nuckel-Ersatzprodukt ist der Schnuller. Sinnvoll eingesetzt, nämlich dann, wenn deine Grenze ständig überschritten wird, kann es ein guter Helfer sein. Doch es ist wichtig, immer erst alle anderen Bedürfnisse deines Kindes zu checken und zu stillen, bevor er dann ganz am Ende zum Einsatz kommt. Babys sollten nie so lange am Schnuller nuckeln, bis sie einschlafen und eine Mahlzeit verschlafen – das gilt besonders für leichtgewichtige Kinder und Kinder, die eher weniger zunehmen. Wenn du jedoch gerade Auto fährst und keine Möglichkeit hast, eben an den Rand zu fahren und zu stillen, kann ein Schnuller eine gute Überbrückung für die letzten 5 Fahrminuten sein, damit sich dein Baby nicht zu sehr in Rage schreien muss. Er kann sich dann als wahrer Lebensretter entpuppen.

In der Zeit des Wochenbetts, den ersten 6 Wochen, solltest du jedoch auf einen Schnuller verzichten. Dein Baby lernt in dieser Zeit das Saugen an der Brust und ihr seid dabei, euch gut einzuspielen. In dieser Zeit einen Schnuller einzusetzen, kann dein Baby irritieren und zu Verwirrung führen. Diese sogenannte Saugverwirrung bringt euch Probleme beim Stillen, also festige zuerst eure Stillbeziehung und schaue dann, ob ein Schnuller notwendig ist, und ob dein Baby ihn überhaupt benutzen will. Auch hier brauchst du also nicht vorsorglich schon unzählige Exemplare in allen Farben und Formen besorgen.

Für manche Kinder ist der Schnuller kein optimales Hilfsmittel, um das Nuckelbedürfnis zu befriedigen, sie wählen lieber den Daumen oder einen anderen Finger der Hand. Ob nun Daumen oder Schnuller besser ist, darüber lässt sich streiten, denn für beides gibt es ein Für und ein Wider. So lässt sich ein Schnuller meist besser gezielt abgewöhnen, mit dem Daumen im Mund aber schlecht spielen, deshalb wird daran auch weniger genuckelt. Den Daumen kann sich dein Kind selbst zur Beruhigung geben, der Schnuller muss nachts von dir gesucht werden, wenn er verloren wurde.

Wenn du dein Baby nicht stillst, sondern ihm die Flasche gibst, wirst du wahrscheinlich um Daumen oder Schnuller nicht herumkommen. Die Brust kann das Nuckelbedürfnis gut abdecken, wenn dein Baby vom Saugen ins Nuckeln kommt und es für dich okay ist, als Nuckel zu dienen. Eine Flasche erfüllt dieses Bedürfnis allerdings nicht, denn bei jedem Zug an der Flasche fließt Milch und ein sogenanntes non-nutritives Saugen (also ein Saugen ohne Nahrungsaufnahme) ist nicht möglich. Wenn dein Baby also satt ist und das Bedürfnis nach Nuckeln hat, braucht es eine Alternative zur Flasche – das ist dann meist der Schnuller.

Wenn dein Baby zu früh zur Welt kommt und vielleicht sogar einige Wochen medizinisch versorgt werden muss, ist ein Schnuller sogar empfehlenswert. Frühchen sind oft noch zu schwach zum Saugen an der Brust oder der Flasche und mit Hilfe eines Schnullers kann die Muskulatur gezielt trainiert werden. Außerdem hilft es bei Stress, bei Schmerzen und beruhigt, denn wenn dein Baby im Inkubator liegen muss, ist es einige Zeit des Tages ohne dich und deine Nähe.

Generell ist das Nuckeln auch eine Vorbeugung für den plötzlichen Kindstod (SIDS=sudden infant death syndrom) bei Kindern, die nicht gestillt werden. Ansonsten ist Stillen die primäre Schutzmaßnahme.

Die Hygiene ist beim Schnuller sehr wichtig, denn über diesen Träger, der hin und wieder auch mal zu Boden fällt oder in einen anderen Mund gesteckt wird, lassen sich prima Keime übertragen. Die Brust verfügt über Selbstreinigungskräfte, die dem Schnuller leider fehlen. Der Schnuller muss also von dir oder einem anderen Familienmitglied regelmäßig gesäubert werden. Reinige die benutzten Schnuller einmal am Tag mit warmem Wasser und Spülmittel. Befreie sie gründlich von der Seife und lasse sie auf einem Küchenpapier oder einem frischen Geschirrtrockentuch trocknen. Die vollständig getrockneten Schnuller bewahrst du in einer sauberen, verschließbaren Dose auf.

Alle Schnuller und die Dose, in der du sie aufbewahrst, solltest du alle paar Tage zusätzlich sterilisieren. Dazu eignet sich ein Topf mit kochendem Wasser in die du alles für 5 Minuten hinein gibst, ein spezieller Mikrowelleneinsatz oder ein Vaporisator. Der Topf ist zwar die günstigste Variante, vergiss dabei aber nicht, dir dabei einen Wecker zu stellen, damit das Wasser nicht komplett verdampft und die Schnuller am Topf kleben. Die Spülmaschine ist hingegen ungeeignet, um Schnuller zu reinigen.

Wenn dein Kind krank war, solltest du euer gesamtes Schnuller-Repertoire einmal austauschen, ansonsten nach circa 2–3 Monaten, denn dann werden die Schnuller oft porös und kleinste Teilchen können von deinem Kind verschluckt werden. Bei Latex und Kautschuk kommt es oft zu Verfärbungen und Verklebungen, auch dann ist die Zeit für einen Wechsel gekommen. Wenn dein Baby größer ist, achte immer darauf, dass es nur dann schnullert, wenn es sich in einer ruhigen Position befindet, so wie es auch an der Brust der Fall wäre. Denn beim Krabbeln, Rennen und Toben kann es durch den Schnuller durchaus zu Verletzungen beim Hinfallen kommen. Eine Schnullerregel könnte also sein, dass dieser nur im Ruhemodus und zum Zur-Ruhe-Kommen genutzt wird. So wird nicht aus Langeweile und Gewohnheit geschnullert und die Gestik, Mimik und die Beziehung zu dir wird durch den Schnuller nicht herabgesetzt.

Das Benetzen eines Schnullers mit Honig oder Alkohol, wie es früher üblich war, ist gesundheitsschädlich und gefährlich und daher keine Option für die Kinder unserer Zeit. Außerdem solltest du ihn zum Saubermachen oder Befeuchten nicht selbst ablecken, da sonst Keime und Karies aus deinem Mund an dein Kind übertragen werden können. Wenn du merkst, dass dein Kind keinen Schnuller möchte und ihn auch immer wieder ausspuckt, solltest du es keinesfalls zwingen, ihn wieder in den Mund zu nehmen – das Schnullern soll eine schöne, freiwillige Sache sein.

Ein Schnuller am Abend kann das Einschlafen erleichtern, denn oft ist zu diesem Zeitpunkt des Tages das Nuckelbedürfnis besonders groß. Da durch Nuckeln die Beruhigungsschleifen in Gang gesetzt werden und die Erlebnisse des Tages so leichter verarbeitet werden können, kann dein Baby leichter und auch schneller in den Schlaf finden. Das gleiche gilt natürlich ebenso für das Einschlafstillen, was nach der Nahrungsaufnahme in Nuckeln an der Brust übergeht und eine effektive und natürliche Einschlafmethode ist. Wenn dein Baby eingeschlafen und, nach circa 20 Minuten, in der Tiefschlafphase angekommen ist, fällt der Schnuller oft aus dem Mund und muss dann auch nicht mehr wieder hineingeschoben werden.

3. Fläschchen und Formulamilch: Manche Frauen entscheiden sich bewusst für die Flasche und gegen das Stillen, die Gründe dafür sind individuell und vielfältig. Bei manchen klappt das Stillen aus anatomischen oder anderen Gründen nicht oder nur bedingt. Niemand steckt in deiner Haut und du bist niemandem Rechenschaft für deine Entscheidung schuldig. Doch sei dir bewusst, dass es viele Menschen geben wird, die dich fragen werden, warum du denn nicht stillst, oder schlimmer, dir Vorwürfe machen dafür, dass du deinem Baby die Flasche gibst – und das ohne die Hintergründe zu kennen. Jede Frau, die sich bewusst oder durch Probleme beim Stillen für die Flasche entschieden hat, hat sich vorher mit den Vorteilen des Stillens gegenüber der Formulamilch auseinandergesetzt und braucht keine Belehrungen von außen. Schütze dich davor und bereite dich auf solche Situationen mental vor.

Auch das Geben der Flasche bedeutet für dein Kind, wie das Stillen auch, nicht nur Nahrungsaufnahme, sondern vermittelt ihm ebenso Sicherheit, Nähe und Kuscheln. Achte deshalb darauf, dass vorran-

FORMULAMILCH – WELCHE IST DIE RICHTIGE?

- **Pre-Milch:** Pre-Milch ist der Klassiker zum Formulastart von Geburt an. Die Pre-Milch kann von der ersten Stunde nach der Geburt verwendet werden, bis zum Zeitpunkt, an dem dein Kind keine Flasche mehr haben möchte (oder du). Dein Baby kann nach Bedarf trinken und selbst über die Menge und die Häufigkeit entscheiden.

- **HA-Milch:** Der Zusatz „HA" auf Pre-Milch bedeutet, dass es sich dabei um spezielles hypoallergenes Milchpulver handelt. Da die HA-Nahrung bei Bedarf etwas anders im Geschmack ist, sollte sie möglichst von Beginn an gegeben werden, damit eine Ablehnung vermieden wird. HA-Milchpulver ist sinnvoll für Babys, deren Eltern an starken Allergien leiden, ob sie allerdings eine Prävention für spätere Allergien darstellt, ist umstritten.

- **Folgemilch:** Für manche Eltern macht es Sinn, nach einer gewissen Pre-Milch-Zeit auf die Folgemilch I zu wechseln, denn diese enthält zusätzlich zum Kohlenhydrat Laktose auch noch beispielsweise Stärke, Maltodextrin oder Maltose. Dadurch ist die Milch etwas nahrhafter und kann die Trinkpause eventuell etwas verlängern. Dies ist selbstverständlich abhängig von Kind, Entwicklung und vielen weiteren Faktoren. Wichtig ist, darauf zu achten, dass kein Einfachzucker in diesem Pulver enthalten ist, sonst kann aus der erhofften längeren Nacht ein langer Abend werden.

Alle weiteren Arten von Folgemilch, die auch mit „ab dem 4. Monat" o. Ä. deklariert sind, sind ebenso kein Versprechen für bessere Nächte und längere Trinkpausen und bieten keinen Vorteil gegenüber der Ier-Folgemilch. Sie enthalten jedoch oftmals mehr Zucker, was wiederum negative Auswirkungen auf die Zahngesundheit deines Kindes haben kann.

gig du deinem Baby die Flasche gibst, und dazu eine ganz körpernahe und wechselnde Position wählst. Gerade zu Beginn kannst du euch beide dabei auch mit Stillkissen und Co unterstützen.

Flaschen gibt es, wie alle Produkte rund ums Baby, in verschiedenen Materialien, in Plastik, Glas und auch Edelstahl, in sämtlichen Designs, Formen und Farben. Plastikflaschen sind leicht, aber auch leichter kratzanfällig und müssen daher öfter ausgetauscht werden, denn in diese Kratzer können sich Bakterien setzen und die Flaschen sind dann hygienisch nicht mehr einwandfrei. Glasflaschen hingegen können eigentlich länger genutzt werden, als Plastikflaschen, es kann aber auch sein, dass sie dennoch schneller ersetzt werden müssen, da sie beim Runterfallen zerbrechen können. Generell sind Flaschen aus Glas komplett schadstofffrei, sehr hochwertig und lassen sich wunderbar von der Spülmaschine säubern.

Flaschen aus Edelstahl sind momentan der Renner: Sie sind schön und von der Handhabung und der Reinigung gleich wie Glasflaschen. Für den Lebensbeginn sind sie noch nicht ganz perfekt geeignet, weil du bei ihnen gar nicht sehen kannst, wieviel dein Baby getrunken hat. Später sind sie dann aber ein perfekter Begleiter und mit anderen Aufsätzen sogar noch für Kindergarten und die Schule geeignet.

Bei der Form kannst du dich entweder für eine Flasche mit schmaler oder mit weiterer Öffnung und den dazu passenden Saugern entscheiden. Die schmalen sind oft geschickter für dich als Mama, weil du sie besser in der Hand halten kannst, wohingegen dein Baby bei den weiten den Mund weiter aufmachen muss, was dem Trinken an der Brust ähnlicher ist.

Die klassische Flasche hat ein Volumen von 250 Millilitern. Zu Beginn ist es vom Handling her noch etwas einfacher, Flaschen zu verwenden, die 120 Milliliter oder sogar noch weniger fassen.

Auch bei der Wahl des Saugers gibt es einiges zu beachten. Es gibt zwei Materialien, die für Flaschen-Sauger verwendet werden: Latex und Silikon. Latex ist Naturkautschuk in seiner elastischen Form. Er ist mit seiner typischen braunen Farbe oft weicher als Silikon und hält Kindern mit Zähnen länger Stand. Dennoch wird Latex schneller porös und muss nach ca. 4–6 Wochen erneuert werden. Silikon ist hingegen aus strapazierfähigerem Kunststoff. Silikonsauger sind aus langlebigerem und festerem Material. Sie sind unempfindlicher, was Verschmutzung, bakterielle Verunreinigung und die Reinigung angeht.

Hebammen-Tipp:
Nicht zu stillen sagt nichts über die Qualität von dir als Mutter aus. Du bist und bleibst die beste Mama für dein Kind – egal ob du stillst oder nicht.

Egal für welches Material du dich primär entscheidest, es sollte weich und flexibel sein und bei Bissen, Rissen und Porosität direkt ausgetauscht werden.

Der Sauger der Flasche sollte eine breite Auflagefläche für die Lippen haben, besonders, wenn du die Flasche gibst und stillst, denn so ist die Mundöffnung ähnlich, wie an der Brust. Achte außerdem auf ein möglichst kleines Saugloch, damit die Milch nicht zu schnell heraussprudelt und dein Kind nicht zu viel Arbeit beim Trinken hat. Außerdem verringert ein kleineres Loch die Gefahr, dass sich dein Kind verschluckt, dass zu schnell zu viel getrunken wird. Es unterstützt zudem das Saugverhalten und den Aufbau der Saugmuskulatur. Oft werden Sauger mit kleinem Loch als „Teesauger“ deklariert. Die Sauger mit größerem Loch oder mehreren kleinen heißen „Milchsauger“. Davon solltest du dich aber nicht irritieren lassen – ein Teesauger kann auch für Milch genutzt werden.

Wähle einen Sauger, dessen Spitze brustwarzenähnlich, symmetrisch, flexibel und lang ist. Solch ein Sauger kann sich am besten in die Mundhöhle deines Babys anpassen.

Wie auch beim Schnuller kannst du die gesamte Flaschenzeit bei einer Größe, zumeist der kleinsten Größe, verbleiben. Zum Start der Beikost kannst du deinem Flaschenbaby auch ein Glas zum Trinken geben und so „Essen“ aus der Flasche und „Trinken“ aus dem Glas trennen.

Auf der Packungsrückseite der Formulamilch findest du genaue Anweisungen, wieviel Milch dein Kind in welchem Alter, wie oft pro Tag benötigt. Doch all unsere Babys haben einen anderen Bedarf und so darf dein Baby auch nach seinem Gusto die Flasche bekommen. Die Entwicklung, Tageszeiten und andere Umstände haben einen großen Einfluss auf das Trinkverhalten deines Babys. Wenn du deinem Kind die Flasche gibst, kannst du ablesen, wieviel Milliliter dein Baby zu welcher Tageszeit trinkt. Das kann super hilfreich sein oder dich komplett verrückt machen, zum Beispiel, wenn das Baby plötzlich nach einer anderen Menge satt ist als sonst. Beim Stillen gibt es keine Anzeigetafel und wir müssen zwangsläufig auf unsere Kinder vertrauen – übernimm das auch für dein Baby und die Flasche.

Für die Ernährung deines Kindes mit der Flasche braucht es etwas Equipment und auch hier ist der Markt sehr groß. Wie auch beim Schnuller wirst du und dein Baby bald herausfinden, welche Form, welches Material und welche Art von Flasche und Sauger euch besser taugt. Je nachdem, für welchen Zweck du die Flasche benötigst, wirst du auch mehr oder eben weniger Varianten austesten.

Wenn du ab der Geburt die Flasche für die Nahrungsaufnahme benötigst, wirst du

GUT ZU WISSEN

Seit 2011 darf die Chemikalie Bispenol-A (kurz BPA) nicht mehr für die Herstellung von Babyflaschen genutzt werden. Auf den meisten Verpackungen wirst du die Deklarierung „BPA-frei“ finden. Auch Formulamilch unterliegt strengen Richtlinien und Kontrollen, was die Herstellung und die Inhaltsstoffe angeht, ganz unabhängig von der Marke und dem damit verbundenen Preis. Ständig wird versucht, diese Milch der Muttermilch so ähnlich wie nur möglich zu machen.

FLÄSCHCHEN – WAS DU WIRKLICH BRAUCHST

- **Flaschenbürste,** die ausschließlich für die Milchflaschen verwendet wird

- **Sterilisator,** auch Vaporisator genannt, der die Flaschen und Sauger mit heißem Dampf keimfrei macht.
Alternativ dazu geht auch das klassische Auskochen, es ist jedoch zeitintensiver, weil du hier beim Topf bleiben musst. In neuen Spülmaschinen kannst du die Flaschen ebenfalls bei min. 65 Grad reinigen.

- **Milchportionierer,** damit es schnell geht. Gerade für unterwegs kann ein Milchportionierer sehr geschickt sein. Er macht aber erst dann Sinn, wenn du ein Gefühl dafür hast, wieviel dein Baby trinkt, also welche Menge an Milchpulver pro Mahlzeit ihr benötigt. In mehreren übereinander gestapelten Döschen, kannst du die Portionen rationieren und hast sie dann perfekt vorbereitet. Die oberste Dose ist mit einem trichterartigen Deckel ausgestattet, um das Einfüllen in die Flasche zu erleichtern.

- **Thermoskanne** für zuhause, nachts oder unterwegs. Du kannst dir so abgekochtes und auf die richtige Temperatur abgekühltes Wasser für schnelles Zubereiten der Mahlzeit bereitstellen. In der Regel ist das Leitungswasser in Deutschland abgekocht so gut, dass es problemlos für die Babynahrung verwendet werden kann.

dich sicherlich im Laufe der Zeit durch den halben Drogeriemarkt probieren, brauchst du die Flasche hingegen nur einmal pro Monat und dein Baby ist schon ein paar Monate alt, wirst du „irgendeine" Flasche wählen. Dein Baby hat hier natürlich wieder Mitspracherecht – welche Flasche du wählst, wird ihm sicherlich egal sein, nicht aber der Sauger. Manche Kinder trinken an jedem Saugstück, andere sind sehr wählerisch, was die Form und das Material angeht.

Wenn du sowohl stillst, als auch die Flasche gibst, kann es zu Saugverwirrung kommen, da das Trinken an der Brust für dein Baby komplett anders ist, als das an der Flasche. Der gewählte Sauger sollte der Brust also so ähnlich wie möglich sein, damit der Wechsel zwischen Brust und Flasche möglichst sanft abläuft. Für den Anfang sind 6–8 Flaschen und Sauger sinnvoll, wenn du nicht stillst.

Es gibt unendlich viel Zusatzequipment für Fläschchen, vom Flaschenwärmer to go, bis hin zu hip aussehenden Flaschenhaltern zum Trocknen. Schaue gut, was tatsächlich sinnvoll für dich ist und decke dich nicht direkt mit dem kompletten Sortiment ein. Der nächste Drogeriemarkt ist meist um die Ecke und fehlendes Zubehör ist, zur passenden Zeit, schnell gekauft.

Nahrungszubereitung – so schmeckt's deinem Baby am besten

Bei der Nahrungszubereitung ist wichtig, immer frische Fläschchen zuzubereiten. Eine bereits angetrunkene oder vorbereitete Flasche kann maximal für eine Stunde weitergenutzt werden. Bereite die Flasche nach der Dosierungsanleitung auf der Packungsrückseite vor, jedoch nur, was die Pulvermenge im Verhältnis zur Wassermenge angeht und nicht, wie viel und wie oft dein Baby trinken darf.

In ca. 40 Grad Celsius warmem Wasser löst sich das Pulver oft am besten. Diese Temperatur ist außerdem nicht weit von der perfekten Trinktemperatur von 37 Grad entfernt. Verwende nie Wasser, das heißer als 70 Grad ist, denn dann werden wichtige Nährstoffe und Vitamine zerstört. Handelsübliche Wasserkocher erhitzen das Wasser auf 100 Grad. Danach solltest du es also zuerst im Fläschchen abkühlen lassen, bevor du das Milchpulver hinzugibst. Wenn es nicht mehr dampft und du die Flasche gut in der Hand halten kannst, ohne dich zu verbrennen, ist das ein Zeichen für eine angemessene Temperatur. Anschließend kannst du das Milchpulver hinzufügen und so lange vorsichtig schütteln, bis sich das Pulver rückstandslos aufgelöst hat.

Hebammen-Tipp:
Wenn sich in der Flasche viele Bläschen gebildet haben, lasse sie noch für eine Weile stehen, damit dein Baby nicht eine extra Portion Luft schluckt.

Teste die Wärme der Milch an der Innenseite deines Handgelenkes – ist es hier für dich zu heiß, ist es auch deinem Baby zu heiß. Dein Baby sollte sich nicht den Mund an zu heißer Milch verbrennen.

Mom-Hack:
Bereite am Abend zwei Flaschen mit abgekochtem Wasser vor: eine Thermosflasche, in der das Wasser heiß bleibt und eine nicht isolierte Flasche, in der das Wasser abkühlt. So kannst du dir die Temperatur in der Nacht perfekt zusammen mischen.

Zur Reinigung leerst du zuerst die Milchreste aus, spülst dann alles mit kaltem Wasser ab, und reinigst alles anschließend mit Spülmittel und Flaschenbürste. Einmal am Tag solltest du die genutzten Flaschen dann in den Vaporisator, den Kochtopf oder die Spülmaschine geben. Nach dem Spülen stellst du sie zum Abtrocknen auf ein frisches Handtuch oder auf den Flaschenhalter. Achte unbedingt darauf, die Spülgegenstände ausschließlich für die Reinigung der Flaschen und Sauger zu nutzen, um Bakterienvermehrung vorzubeugen.

Gut beschenkt

Sicher wirst du in der Schwangerschaft oft gefragt, was du für dein Baby brauchen könntest, welches Produkt dir und euch eine Freude machen würde. Allzu oft bekommt man dann doch die Klassiker geschenkt: Schnuffeltücher, Bodys oder die allseits beliebte Windeltorte. Das alles sind lieb gemeinte Geschenke, doch leider oft welche, die wir gar nicht benötigen.

Auch beim Beschenken von anderen Neu-Mamas ist es gut, einmal zu fragen, was denn tatsächlich noch gebraucht wird. Geschenke sind dann wertvoll, wenn sie dem Beschenkten gefallen, und nicht dem, der schenkt. Neben den materiellen Geschenken sind oftmals andere Darreichungen und Gutscheine die, die um ein Vielfaches mehr gebraucht werden. Es ist also sinnvoll, in der Schwangerschaft eine Liste mit Wünschen zu erstellen, um diese dann an alle weiterzugeben, die nach Wünschen fragen.

Wir Mamas leisten während der Schwangerschaft, Geburt und dem Wochenbett so viel und dürfen deshalb auch Wünsche äußern, die auch nur uns oder unseren Partner betreffen, denn unser Baby braucht vor allem eine in sich starke Mama, die gut im Wochenbett versorgt wird und eben kaum materielle Güter.

Du kannst auch No-Gos auf die Liste schreiben. Bekommst du zum Beispiel Kleidung von Freundinnen geliehen, kannst du das auf die Geschenke-No-Go-Liste setzen.

Notiere dir am Ende, welche der Wünsche und Geschenke für dich eine Freude waren, um mit dieser Erfahrung anderen eine Geburtsfreude zu machen.

Mom-Hack:

Du kannst deinem Partner zum Geburtstag auch einen Wochenbett-Korb schenken. Darin können sich dann wichtige Produkte fürs „Überleben" als Papa befinden.

Ein Wochenbettkorb kann wunderbar schon in der Schwangerschaft vorbereitet und vorab als Geburtsgeschenk geschenkt werden. Nutze für die Inhalte die Liste auf den Buchklappen.

Gutscheine aller Art sind eine tolle Sache, da die Mama selbst entscheiden kann, welcher wann eingelöst wird. Auch materielle Gutscheine sind oft eine gute Idee, zum Beispiel für einen Drogeriemarkt, den Bioladen oder Naturshop für Kinderkleidung.

Vielleicht ist auch eine der folgenden Gutschein-Ideen etwas für deine Wunschliste:

- Frisch bekochen und direkt auf den Tisch, inklusive Abräum- und Spüldienst
- Gerichte zum Aufwärmen vorbereiten und vorbeibringen
- Kuchen backen
- Blümchen-Lieferdienst
- Studentenfutter mit Mandeln, Cashewkernen, Macadamianüssen und getrocknetem Obst mischen

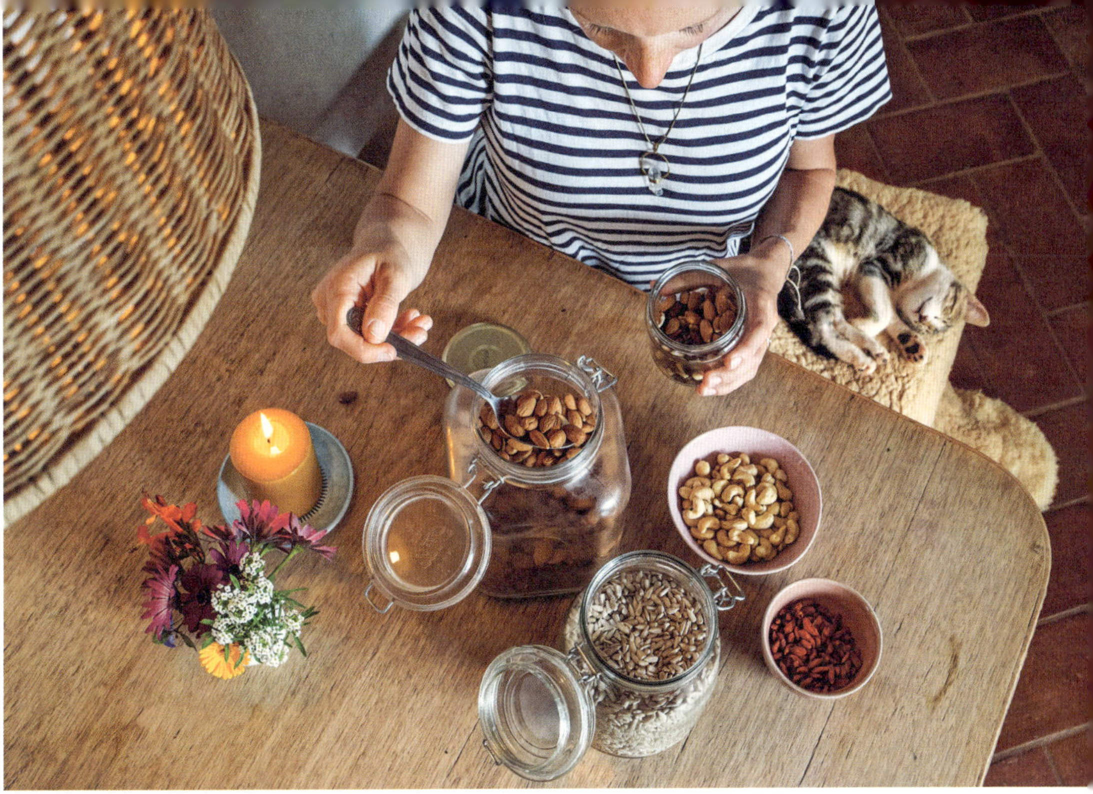

- Brötchen-Lieferdienst, jeden Sonntag für 4 Wochen
- Geschwisterkinder bespaßen, mit einem Waldspaziergang, einem Zoobesuch und oder einer Bastelstunde
- Putzen und Waschen
- Einkäufe erledigen
- Massage, selbst ausgeführt oder von jemandem der nach Hause kommt – auch im Wochenbett

Ein weiteres tolles Geschenk ist eine grüne Kiste oder eine Kochbox. Diese sind für den Schenkenden einfach zu besorgen (einfach online bestellen und direkt zur Zieladresse liefern lassen) und für die beschenkte Familie ein Segen. So ist sicher, wann frische Lebensmittel wie von selbst das Haus erreichen und an welchen Tagen einfach und frisch gekocht wird.

Auch ein gutes Buch ist ein wertvoller Begleiter für die Wochenbettzeit – das kann ein Roman sein, ein Ratgeber, ein Bildband oder was auch immer dich interessiert.
Für Erinnerungen an die schnelllebige Wochenbett- und Kinderzeit wäre ein nachhaltig wertvolles Geschenk ein „10-Jahre-Leben"-Tagebuch. Zehn Jahre, an denen du täglich eine kurze Tagebucheintragung machen kannst und in ein paar Jahren immer nachverfolgen kannst, was dein Kind heute vor zum Beispiel drei Jahren gemacht hat.
Auch ein Tragetuch inklusive Beratung ist ein beliebtes Geschenk, vor allem dann, wenn der Kinderwagen bereits anderweitig besorgt wurde.
Eine Geschenkidee für den großen Geldbeutel ist ein Familienshooting, eine Wochenbett-Homestory oder ähnliches durch

einen professionellen Fotografen – von den Fotos werdet ihr als Familie noch lange etwas haben.
Der absolute Luxus ist die Bereitstellung einer Haushalts- oder Putzhilfe für eine bestimmte Zeit nach der Geburt, die euch im Haushalt entlasten kann. Das ist quasi geschenkte Zeit für euch als Familie.

> ***Mom-Hack:***
> *Die Geschenkeübergabe sollte kurz ausfallen und ohne sich aufzudrängen, aber mit einem offenen Blick, ob es etwas zu tun gibt, einem offenen Ohr, falls das gerade gebraucht wird und offenen Armen für eine liebevolle und wertschätzende Umarmung. Am besten wird der Besuch allein geplant, ohne die eigene Kinderschar, auch wenn die gern auch mal schauen kommen würden. Äußere das gerne als Wunsch für deine Wochenbettbesuche, das ist nicht egoistisch, sondern wichtig!*

Wenn du selbst oder deine beschenkte Mama keine Hebamme oder auch keine passenden Kurse für Rückbildung, Babymassage, Yoga mit Baby und Co gefunden hat, gibt es dafür auch tolle Online-Angebote, die als Gutschein verschenkt werden können.
Für Familien, die schon Geschwisterkinder haben, ist es auch schön, diesen ebenfalls eine kleine Aufmerksamkeit zu machen. Das was die Mama geschenkt bekommt, bekommt das Kind altersgerecht in klein, zum Beispiel einen kleinen Wochenbettkorb mit Müsliriegeln (bitte immer in Absprache mit der Mutter, was Zucker und andere Inhaltsstoffe angeht), ein kleines Notizbuch, Malbuch und ein paar neue Wachsmalstifte. Auch vorbereitete Bastelsets sind eine Freude und eine tolle Beschäftigung für Kinder jeden Alters.

BYE BYE PLAZENTA

Auch körperlich kannst du dich vorab schon auf die Veränderungen vorbereiten, die dich im Wochenbett erwarten. Höre in dich hinein und entscheide dann, welche der vorgestellten Methoden und Ideen, sich für dich gut anfühlt.
Die Plazenta, der Mutterkuchen, gehört während der Schwangerschaft zu deinem Baby und erst nach der Geburt der Plazenta ist die Geburt vollendet. Sie war das Organ, welches dein Kind in deinem Bauch versorgt hat, und gleichzeitig sein Spielkamerad. In unseren Kulturen ist die Würdigung der Plazenta untergegangen und erlebt momentan, auch durch soziale Medien, einen neuen Aufschwung. Sie muss nicht einfach entsorgt werden, du kannst sie auf unterschiedlichste Weise nutzen, sei es, um Kunst daraus zu machen oder ein Bäumchen auf ihr zu pflanzen.
Eng mit Baby und Plazenta verbunden ist die Nabelschnur, das Bindeglied zwischen den beiden und letztendlich auch zwischen deinem Baby und dir.
Die Nabelschnur hat dein Baby während der gesamten Schwangerschaft optimal versorgt und es mit dir verbunden. Nach der Geburt wurde sie direkt, oder auch zu

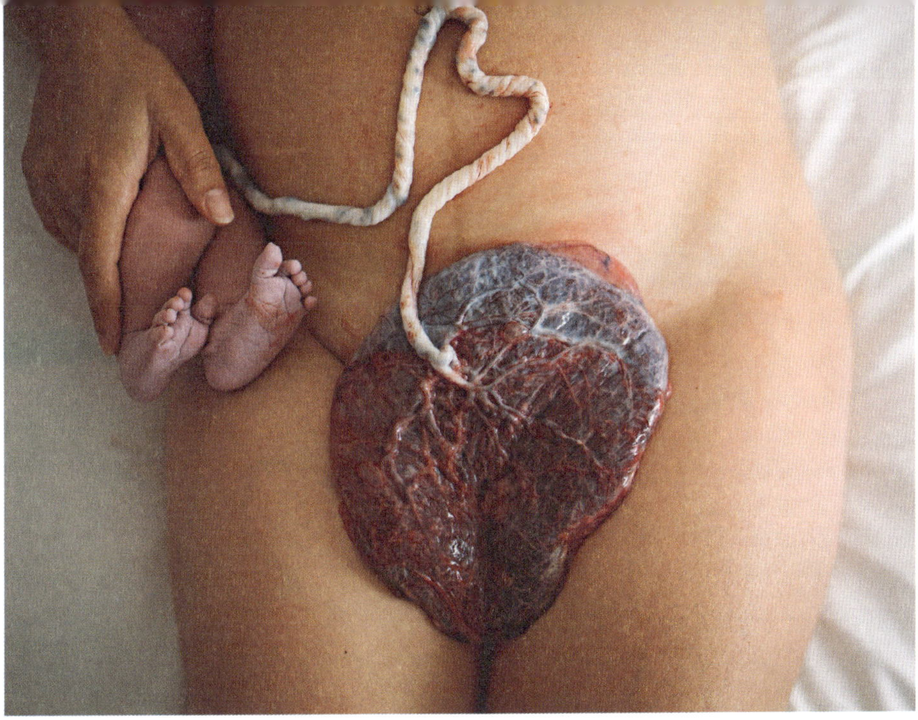

einem späteren Zeitpunkt durchtrennt. Vielleicht hast du dich auch für eine Lotusgeburt entschieden und die Nabelschnur ist direkt am Nabel abgefallen.

Die Nabelschnur selbst besteht aus gallertartigem Bindegewebe, von Amnion umgeben, im Normalfall mit drei Gefäßen – zwei Arterien und einer Vene. Die Nabelvene führt von der Plazenta zu deinem Kind und die beiden Arterien zur Plazenta, also zu dir.

Bei der Geburt ist die Nabelschnur in etwa 50 cm lang und 1,5 cm breit. Viele Eltern sind erstaunt, wie schwer es doch ist, die zu durchtrennen – sie erinnert dann eher an einen Fahrradschlauch, als an einen Bindfaden. Da die Nabelschnur selbst keine Nervenzellen enthält, tut das Durchtrennen, weder dir noch deinem Baby weh. Vor dem Durchtrennen wird die Nabelschnur auf der kindlichen Seite mit einer Klemme, mit einem dünnen Faden oder einem wunderschönen Nabelschnurband abgeklemmt, oder aber auch in einem Ritual mit Kerzen durchgebrannt, das verhindert dann nach dem Durchtrennen, dass Blut austritt.

Abnabeln

Mit jedem Tag trocknet der Nabelschnurrest nach der Geburt mehr und mehr aus, er verliert deshalb auch an Länge. Zuerst ist dieser Rest weiß-bläulich, verfärbt sich dann gelblich und wird schließlich hart und dunkelbraun, bevor er sich schließlich komplett vom Nabel löst.

Dieser Vorgang dauert insgesamt 3–14 Tage. Der Nabel ist dann meist noch etwas offen und es bildet sich an dieser Lösewunde eine kleine Kruste, die immer wieder abfällt. Deshalb blutet der Nabel auch hin und wieder und es tritt gelbliches Wundsekret aus. In dieser Lösezeit solltest du bei jedem Windelwechseln einen Blick auf den Nabel werfen und ihn ggf. pflegen und reinigen.

> ***Hebammentipp:***
> *Beim „Abnabeln" die Nabelschnur so lange wie möglich lassen, da sie die nächsten Tage trocknet und dann nur noch ungefähr halb so lange ist. So wird verhindert, dass die Klemme zu sehr auf dem Nabel aufsitzt und unangenehm am Babybauch rubbelt. Außerdem hat der Nabelschnurrest dadurch mehr Spiel und fällt schneller ab.*

Die Lotusgeburt

Eine Lotusgeburt ist ein blumiges Erlebnis, das unserem Baby den Start ins Leben erleichtern soll. Es geht hierbei nicht um die Geburt selbst, sondern eher um das Ankommen auf der Welt. Bei einer Lotusgeburt nabeln nicht WIR ab, sondern belassen Baby, Nabelschnur und Plazenta aneinander, bis die Nabelschnur von selbst abfällt. Aus rein anatomischer Sicht versorgt der circa 500 Gramm schwere und 20 cm große Mutterkuchen, die Plazenta, dein Baby all die Wochen während der Schwangerschaft zuverlässig mit Sauerstoff und Nährstoffen, sodass dein Baby wachsen und sich entwickelt kann. Sie entsorgt all die Abfallstoffe im kindlichen Kreislauf und hält über die Plazentaschranke Viren und Bakterien von deinem ungeborenen Baby fern. Eine perfekte Verbindung also zwischen deinem Körper und dem deines Babys. Doch sie ist noch viel mehr als das. Die Plazenta und die Nabelschnur sind während der Schwangerschaft

VORAUSSETZUNGEN FÜR EINE LOTUSGEBURT

Du und ihr habt euch gut mit diesem Thema vertraut gemacht und alles dafür notwenige vorbereitet. Die Nabelschnur sollte lang genug sein, dass ihr nach dem Einschnurzeln die Plazenta nicht auf euer Kind legen müsstet. Die Plazenta solltet ihr täglich pflegen, um mögliche Infektionsrisiken zu minimieren.

Sprecht vorab mit eurer Hebamme oder eurer Geburtsklinik und teilt euren Wunsch mit. Vergesst einen passenden Behälter für den Transport nach Hause nicht.

UTENSILIEN FÜR DIE LOTUSGEBURT

- 1 Sieb zum Abtropfen
- 6 Mullwindeln- diese kannst du später als klassische Spucktüchern nutzen
- 1 Lotusbag selbstgenäht oder z. B. von Etsy oder Lotusgeburt.com
- 250 g feinkörniges Speisesalz, am besten Meersalz oder Himalayasalz
- 50 g getrocknete Kräutermischung
- Ggf. Kräuteröle

wie ein Spielkamerad: Dein Baby kuschelt mit der Plazenta und spielt mit der Nabelschnur. Sie hat darum eine wichtige Rolle im Leben deines Kindes.

Ich habe oft beobachten dürfen, dass Babys im Moment des Abnabelns anfangen zu weinen, sie spüren wohl, dass ein ihnen vertrauter Teil genommen wird und sie dann etwas mehr alleine sind. In vielen Kulturen wird davon ausgegangen, dass ein Baby die Nabelschnur selbst abwirft, wenn es dazu bereit ist. Beobachten konnte man auch, dass die Saugfähigkeit des Babys an der Brust, das Gewicht zugenommen und ein eventueller Neugeborenenikterus (Gelbsucht) schnell nachgelassen hat, nachdem die Nabelschnur abfiel. Daraus folgte der Schluss, dass das Kind dann so richtig auf der Welt angekommen und bereit ist, auch ohne den vertrauten Spielkameraden, die Welt zu entdecken und zu gedeihen.

Lotus-Kinder sind, laut Erfahrung der Mamas, entspannter und ruhiger, da sie noch einen gewohnten Teil der Schwangerschaft bei sich haben und keine Verlustängste durch das plötzliche Abnabeln erfahren. Aus dem Grund hielt auch die Lotusgeburt hierzulande ihren Einzug – wir trennen nicht mehr zu dem für uns perfekten Zeitpunkt (die Geburt) die Nabelschnur, sondern belassen Nabelschnur inklusive Mutterkuchen am Baby, bis es selbst entscheidet, sich davon abzunabeln. Die Nabelschnur und die Plazenta trocknen und fallen dann schließlich nach einigen Tagen ab.

Aus wissenschaftlicher Sicht hat die Lotusgeburt zwei Vorteile: Die Nabelschnur kann ganz in Ruhe auspulsieren und es kann keine Infektion von der Nabelschnurwunde an der Trennstelle geben.

Die Pflege von Plazenta und Nabelschnur ist äußerst wichtig, um ein Infektionsrisiko zu minimieren und alles haltbar zu machen bis zum Abfall. Das Einsalzen konserviert und trocknet die Plazenta, getrocknete Kräuter und Öle unterstützen diesen Prozess und sorgen für einen angenehmen Duft.

Nach der Geburt darf die Plazenta erst einmal abtropfen. Nach den ersten Stunden säubert und wascht ihr sie dann und legt sie anschließend in Mulltücher und evtl. in eine spezielle Plazentatasche (Lotusbag). Verwende keine Plastiktüte, sondern einen Baumwollbeutel, wo die Luft zirkulieren kann. In anderen Kulturen wird sie in ein Tongefäß gelegt, das ist natürlich auch möglich, jedoch nicht ganz so „kuschelig". Die Tasche kannst du geschickt mittragen und auf gleicher Höhe deines Babys ablegen.

Nach circa 24 Stunden dürft ihr die Plazenta zum ersten Mal pflegen – am besten übernimmt dein Partner die erste Runde und du liegst mit deinem Baby daneben. Für die Pflege packt ihr die Plazenta einmal aus, salzt sie und streut die Kräuter darauf – es gibt dafür fertige Mischungen, zum Beispiel mit Lavendel, Neembaumblättern und Rosmarin.

Danach packt ihr sie einfach wieder in neue Mulltücher und wiederholt das Prozedere alle 12–24 Stunden.

Nach circa 3 Tagen wirst du merken, dass kaum Flüssigkeit mehr austritt. Wenn dann wirklich kein Austritt mehr vorhan-

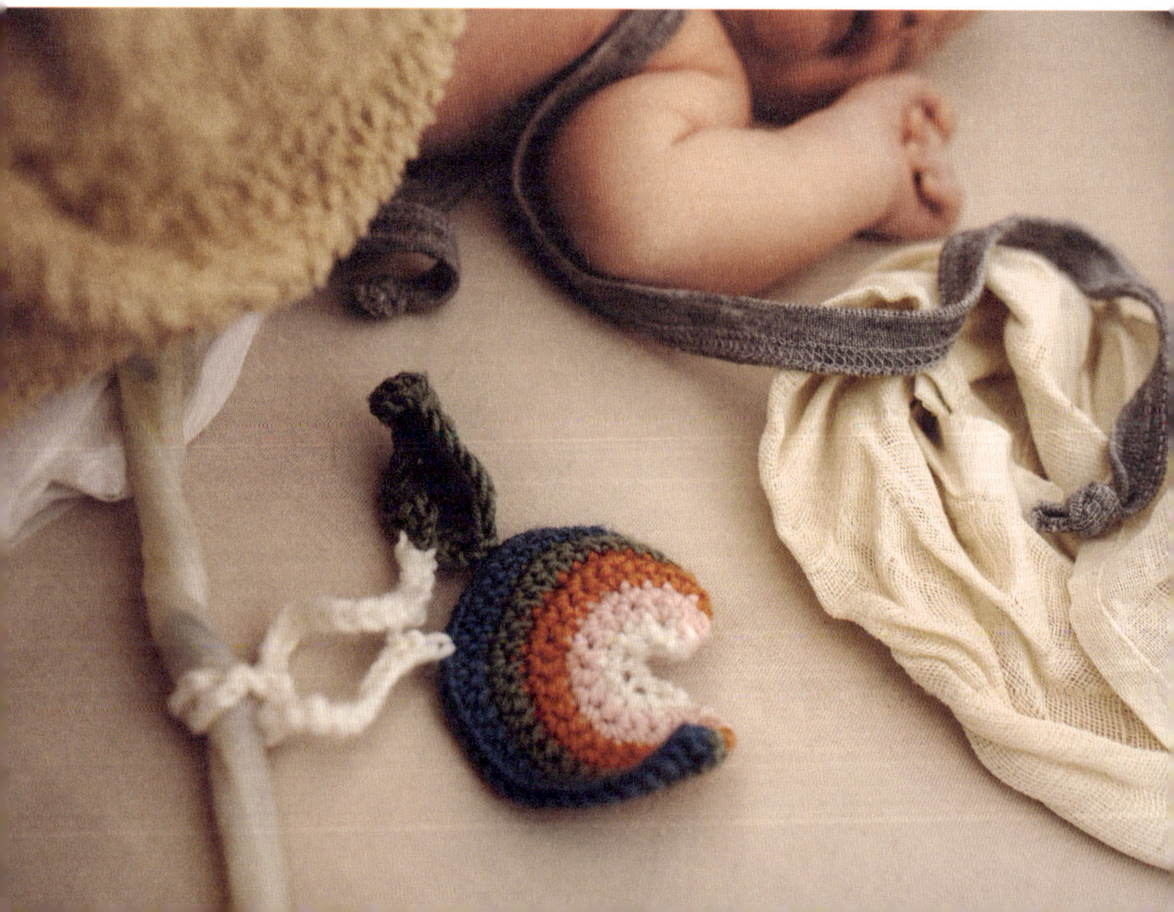

den ist, ist der Trocknungsprozess abgeschlossen und oft löst sich dann auch die Nabelschnur vom Nabel ab. Wenn du gerne willst, kannst du die Plazenta mitsamt der Nabelschnur als Erinnerung aufbewahren oder nun eben entsorgen.

Was du sonst mit der Plazenta machen kannst?

Die Meinungen, ob die Plazenta ein Abfallprodukt ist, das nach der Geburt ausgedient hat, oder doch ein Wundermittel, gehen weit auseinander. Fakt ist jedoch: Es ist eure Plazenta, ihr dürft entscheiden, was damit geschieht und am besten ist, ihr wisst es schon vor der Geburt und bereitet euch, wie bei einer Lotusgeburt, darauf vor. In der Klinik wird sie klassischerweise entsorgt, dies kannst du auch im Geburtshaus oder einer Hausgeburt so handhaben, oder aber du entscheidest dich vorerst für einen anderen Weg.
Solltest du dich dazu entscheiden, die Plazenta nicht direkt zu entsorgen, sondern, warum auch immer mit nach Hause zu nehmen, entsorge sie unbedingt nach dem Abfallgesetz in einem undurchsichtigen und feuchtigkeitsbeständigen Behälter, damit alles, was zur Plazenta gehört auch bei ihr bleibt und nicht auf den Gehweg läuft oder Tiere anlockt, die sich daran erfreuen. Die Plazenta gehört in die Kategorie der ethischen Abfälle und muss dementsprechend behandelt werden.
Vielerorts freut sich die Rettungshundestaffel darüber, da sie zur Übung normalerweise nicht an „totes, menschliches Gewebe" kommt – vielleicht wäre das ja etwas für dich, um eine gute Tat zu vollbringen.

VERABSCHIEDUNG DER SCHWANGERSCHAFT

Wir sind Mamas, ab dem Tag der Entstehung dieses neuen Erdenmenschleins. Wenn wir von der Schwangerschaft erfahren, werden wir von den unterschiedlichsten Gefühlen besucht. Sie kommen plötzlich, unverhofft, sie lassen uns strahlen, lassen uns aber auch zeitweise überfordert sein, wenn wir daran denken, welch große Verantwortung wir nun haben. Als werdende Mamas ist unser Befinden nicht nur von unseren Gefühlen abhängig, sondern auch von all den Hormonen, die sich mit Beginn der Schwangerschaft verändern. Diese Hormone lassen dein Baby wachsen und gedeihen, sie sorgen dafür, dass dein Körper perfekt für dich und dein Ungeborenes sorgt und dir Signale sendet, was gut für dich ist und was nicht.
Zu wissen, dass dieser Hormoncocktail sich nach der Geburt wieder neu formatiert und nochmal andere Gefühle in dir auslöst, ist überaus wichtig und hilfreich. Diese Gefühle sind etwas, das sich kaum beeinflussen lässt und dazu führt, dass wir uns manchmal fast selbst nicht wiedererkennen – vorrangig in der Zeit des Babyblues. Mehr zum Babyblues kannst du auf Seite 169 nachlesen.
Diese Zeit der Hormonumstellung und der Neufindung kann sehr anstrengend, frustrierend und verwirrend sein. Mach dir vorab bewusst, wer der richtige Ansprechpartner für welches Anliegen ist.

Motherblessing und Blessingway

Überall bekannt sind heutzutage die Babyshower-Partys, bei denen in rosa oder

BESONDERE IDEEN FÜR EURE PLAZENTA

1. Plazentabäumchen: Ein Bäumchen zur Geburt eures Babys zu pflanzen ist eine wundervolle Tradition und eine schöne Vorstellung, eine Geburtstags-Pflanze im Garten zu haben und beim Wachsen zusehen zu können. Ihr packt nach der Geburt die Plazenta in einen Behälter und gefriert sie erstmal ein, oder legt sie in ein vorbereitetes Loch im Garten und pflanzt direkt darauf das Bäumchen.
Je nachdem, wie es euch geht und auch in welcher Jahreszeit euer Baby geboren wird, ist es manchmal sinnvoll, die Plazenta erst einmal einzufrieren und in einem schönen Fest die Plazenta an „Mutter-Erde" zurückzugeben oder direkt in den Tagen nach der Geburt in ein vorbereitetes Loch zu legen und euer Bäumchen darauf zu pflanzen.

2. Plazentaglobuli: Globuli ist der gängige Begriff für die Verarbeitung eines Plazentastücks, doch der fachlich richtige Begriff wäre die Herstellung von Nosoden. Nach der Geburt wird dafür ein Stück Plazenta aus der mütterlichen Seite geschnitten und in das vorbereitete Gefäß mit Lösung gelegt. Das Plazenta-Nosoden-Set besorgt ihr schon in der Schwangerschaft und habt es nach der Geburt bereit, um dann ein Stück der mütterlichen Seite der Plazenta zum Anbieter zu schicken. In jedem Set findet ihr die benötigten Materialien und eine genaue Beschreibung des Ablaufs und des Verfahrens. Ihr könnt die Potenzen und deren Anzahl selbst wählen. Sie lindern zum Beispiel Periodenschmerzen, unterstützen bei der Laktation oder helfen deinem Baby bei Bauchschmerzen.

3. Superfood Mutterkuchen: Nicht umsonst wird in der Tierwelt von den Tiermamas die Plazenta verspeist, denn sie enthält unglaublich viele wertvolle Nährstoffe. Es gibt immer mehr Frauen, die Teile der Plazenta roh und in kleinen Stücken, gefroren, als „Kapseln", als Smoothie oder Plazentalasagne verzehren. Befürworterinnen gehen davon aus, dass die Nährstoffe unterstützend für das Immunsystem sind, Nachwehen und die Gefahr einer Wochendepression gesenkt und die Milchbildung gesteigert wird. Nach aktueller Studienlage gibt es bislang keinen Nutzen für Mütter. Falls diese Idee dich anspricht, erkundige dich ausgiebig und bedenke, dass der Nährstoffgehalt mit jedem Bearbeitungsschritt sinkt.

4. Plazentakunst: Kunst mit der Plazenta ist ein neuer Trend, der meist sehr einfach umsetzbar ist und eine wundervolle Erinnerung mit sich bringt, ein gekonntes Foto der Plazenta, vielleicht mit Nabelschnur und Baby, ist da nur der Anfang. Für einen Plazentaabdruck kannst du entweder die noch feuchte, blutige Plazenta auf ein Blatt legen, oder aber du wäscht, säuberst und trocknest sie, streichst sie anschließend mit Acrylfarbe ein und machst so einen Abdruck in deiner Lieblingsfarbe. Seit Kurzem gibt es auch Anbieter, die aus der Plazenta Bilderrahmen herstellen oder aus den Eihäuten „Monde" machen, nachdem diese auf Gläsern aufgespannt getrocknet wurden.

hellblau das baldige Neugeborene gefeiert wird, lustige Spiele wie Babybreigeschmack-Erraten gespielt werden und Unmengen von Bodys für den neuen Erdenbürger mit Sprüchen beschriftet werden.

Bei diesen Partys steht definitiv, wie der Name ja schon vermuten lässt, dein Baby und die baldige Geburt im Mittelpunkt.

Es gibt jedoch eine andere, spirituellere Zeremonie, bei der es ganz um dich geht, im Zusammensein einer stärkenden Frauenrunde, die dir Kraft und positive Gedanken für die baldige Geburt und das Wochenbett schenken. Dieses wunderschöne und alte Ritual ist das Motherblessing oder Blessingway.

Ursprünglich von amerikanischen Ureinwohnerinnen der Navajos entwickelt, wird im Blessingway, zum Ende der Schwangerschaft, die werdende Mama im Kreise ihrer Freundinnen und weiblichen Familienangehörigen geehrt, gefeiert und für die baldige Geburt gestärkt. Deine Weiblichkeit und deine Fähigkeit, neues Leben zu gebären, werden gesegnet und unterstützt.

Mittlerweile gibt es etliche Ideen, wie man ein Motherblessing gestalten kann

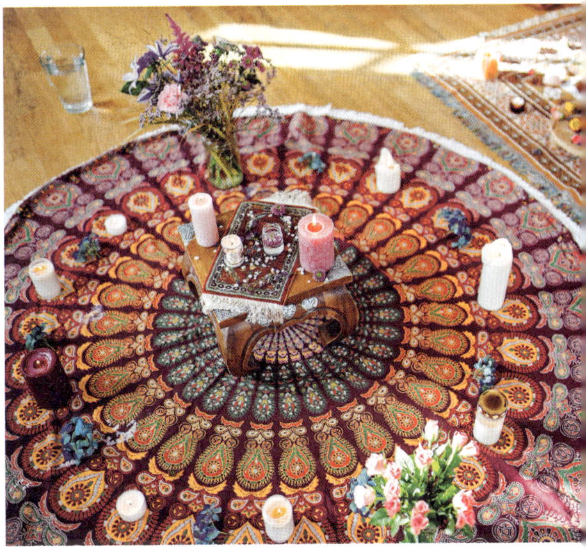

und so kannst du, oder besser deine beste Freundin, einen Tag kreieren, an den du gerne zurückdenkst und der dein Herz erstrahlen lässt. Du wirst während der letzten Tage der Schwangerschaft, unter der Geburt und im Wochenbett die Kraft dieser Zeremonie spüren.

> *A mother needs to be mothered.*

Am Tag deines Motherblessings kommen also die Frauen zusammen, die dir nahestehen und die du gerne um dich hast, um dich mit Liebe und guten Wünschen, nährendem Essen, Streicheleinheiten für Körper und Seele zu überhäufen und um dir ein Gefühl des Zusammenhalts mit auf den Weg zu geben. Das ist genau das, was wir Frauen in der heutigen Zeit brauchen, um uns gut auf unsere Geburt vorbereitet zu fühlen. Es geht hierbei also nicht um lustige Spiele und Geschenke für euer Baby, wie Kleidung und Spielzeug, sondern um eine geistige Verbindung, ein Miteinander und die Ehrung von dir und deiner Schwangerschaft.
Folgendes werde ich nun für dich, als werdende Mama und überraschte Frau (erzähle doch deiner besten Freundin von der Idee, ein Motherblessing, statt einer Babyshower zu veranstalten, falls dir der Gedanke gut gefällt), sowie für dich als Planerin des Motherblessings deiner Freundin oder Schwester schreiben.

Motherblessing-Planung
Ein guter Zeitpunkt für ein Motherblessing ist zwischen der 30. und der 36. Schwangerschaftswoche. Der Bauch ist sichtbar, dein Baby für dich und auch alle anderen spürbar und dennoch ist es für die meisten Frauen zu dieser Zeit noch nicht zu beschwerlich, längere Zeit (auf dem Boden) zu sitzen, sie sind allgemein noch recht aktiv und mobil.
Plane unbedingt genügend Zeit ein und spreche den Tag mit dem Partner ab, damit auch größere Geschwisterkinder gut versorgt sind und sich die werdende Mama ganz entspannt auf diese Stunden einlassen kann.
Für die Auswahl des geeigneten Ortes, ist es wichtig, dass die Zeremonie an einem Ort stattfindet, an dem du dich (bzw. die werdende Mama) wohl fühlst und wo ihr Ruhe und Privatsphäre habt – egal ob draußen oder in einem Haus. Natürlich ist es auch wetter- und jahreszeitenabhängig, an welchem Ort dein Blessingway gefeiert wird. Damit das Gefühl eures Zusammenhaltes unterstützt wird, sollte es bei der Zeremonie die Möglichkeit geben, dass ihr euch sitzend in einem Kreis anordnet, schaue also, dass dafür genügend Platz ist und sorge für bequeme Sitzmöglichkeiten. Wenn ihr euch auf den Boden setzen wollt, wäre es gut, wenn Yogamatten oder Kissen bereitgelegt werden. In die Mitte des Sitzkreises kann ein schönes Mandala aus Naturmaterialien, wie Blumen, Steine oder Kristalle gelegt und mit Kerzen oder einer Duftlampe ergänzt werden.
Du, als Bald-Mama und deine Gefühle stehen während der Zeremonie im Mittelpunkt und es gibt viele schöne Rituale, die euren Zusammenhalt und euer Mitein-

ander unterstützen und dich spüren lassen, dass du wundervolle Frauen um dich herum hast, die für dich da sind und für dich und dein Baby sorgen. Ihr könnt ein gemeinsames Essen in euer Motherblessing einplanen – gemeinsam zu essen ist schließlich eine der sozialsten gesellschaftlichen Interaktionem. Das Essen könnt ihr bei einem Caterer bestellen oder ihr vereinbart, dass jede von euch eine Kleinigkeit mitbringt und ihr damit ein schönes Buffet anrichtet.

Diejenige deiner Freundinnen, die deine Zeremonie ausrichtet, wird sicher spüren, welche der folgenden Ritualideen für dich genau richtig sind oder es auch vorab mit dir besprechen. Es gibt auch die Möglichkeit, eine Zeremonie zu buchen und die leitende Person kümmert sich um sämtliche Vorbereitungen und den Ablauf, sodass du und alle Teilnehmerinnen sich voll und ganz auf die Rituale einlassen können. Meist gibt es dann ein intensives Vorgespräch mit der werdenden Mama, damit das Fest entsprechend derer Vorstellungen und Wünsche geplant werden kann. Aber auch, wenn eine aus der Frauenrunde die Zeremonie plant, ist es wichtig, dass alle Rituale, das Essen und die Deko gut vorbereitet werden, denn Stress und Unruhe sind an diesem Tag kein willkommener Gast. Hilfe dafür, zum Beispiel auch Blessingway-Boxen, die die wichtigsten Gegenstände enthalten, gibt es inzwischen auch online zu erwerben.

Im Folgenden findest du Ideen für dein Motherblessing, die du für dich anpassen und erweitern kannst:

- **Räuchern:** Räuchert mit Räucherwerk den Ort eures Zusammenseins und die

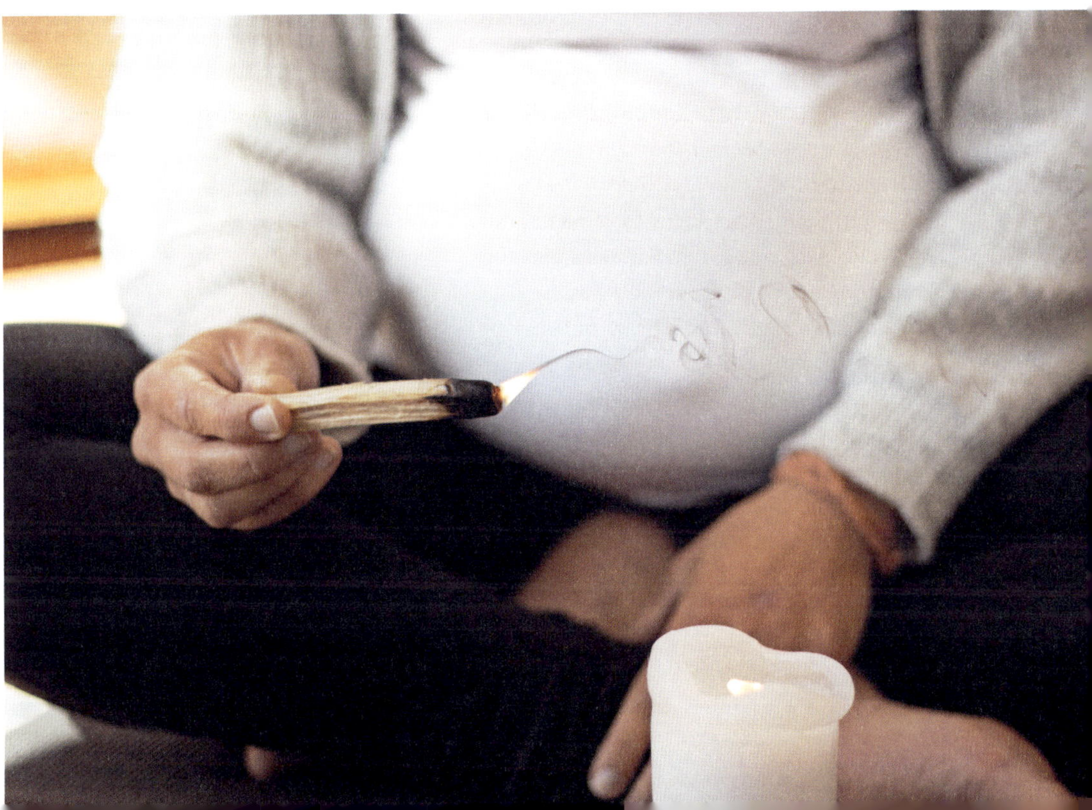

Teilnehmer ab (falls du empfindlich darauf reagieren solltest, können auch Duftkerzen genutzt werden).

- **Kerzenritual:** Eine Kerze darf mit ihrer Wirkung in keiner Zeremonie fehlen und jede Frau kann mit einer gemeinsamen Hauptkerze ihre kleine Kerze, die sie für dich mitgebracht hat, entzünden und so ihre guten Wünsche an dich richten.
- **Netz weben:** Für dieses Ritual braucht ihr nur ein kleines Wollknäuel, gerne in einem Rotton (das ist die Farbe für Schwangerschaft). Das Knäuel wird von Frau zu Frau gereicht (rundherum oder auch kreuz und quer) und jede wickelt es locker ein-, zweimal um ihr Handgelenk und knotet es fest. So knüpft ihr eine enge Verbindung zwischen euch allen. Ihr könnt es in Stillen machen, oder aber jede Frau sagt dir, wenn das Wollknäuel bei ihr angekommen ist, was sie an dir wertschätzt und welche Wünsche sie für dich hat. Wenn das Netz fertig ist, werden die Fäden zwischen euch durchtrennt und ihr behaltet den jeweiligen Faden um eure Handgelenke. So habt ihr alle ein Armband als Andenken an diese gemeinsame Erfahrung. In vielen Motherblessings wird ein Zeitpunkt bestimmt, an dem das Armband dann wieder abgenommen wird, zum Beispiel wenn dein Baby geboren ist.
- **Fädeln einer Geburtskette oder eines Geburtsarmbandes:** Das ist momentan wohl das populärste Ritual eines Motherblessings. Jeder Gast bringt Steine, Perlen oder Anhänger mit, die aufgefädelt werden können. Dann wird gemeinsam eine Kette oder ein Armband für die werdende Mama geknüpft und alle positiven Wünsche eingebracht. Es ist wunderschön und kraftspendend, dieses Schmuckstück dann während der Geburt zu tragen.
- **Blumenkranz:** Mit der gleichen Idee, wie bei der Geburtskette könnte für dich auch ein Blumenkranz gebunden werden, für den dann jede, statt einer Perle ihre Lieblingsblume mitbringt.
- **Geburtskerze:** Gestaltet gemeinsam eine oder auch mehrere Kerzen, die du dann bei der Geburt anzündest.
- **Briefe:** Jede schreibt einen Brief an dich oder dein Baby mit stärkenden Worten, zum Beispiel für den Beginn der Geburt, für dein Wochenbett oder auch für dein Baby zum 1. Geburtstag.
- **Bauchbemalen:** Dein Bauch wird mit Henna oder anderen hautverträglichen Farben angemalt, kunstvoll mit einem Mandala verziert oder ganz bunt mit einem Andenken an jede aus deiner Frauenrunde.
- **Gemeinsames Singen:** Singen verbindet ungemein, es fällt vielleicht nicht ganz leicht zu starten aber ihr alle werdet spüren, wieviel Kraft gemeinsames Singen doch hat.
- **Erzählkreis:** Positive Geburtsgeschichten werden in der Runde geteilt und wertgeschätzt.
- **Karten:** Für dich werden Karten gestaltet mit positiven Gedanken, Wünschen und Affirmationen für die Geburt und das Wochenbett, die du dir dann immer wieder anschauen kannst

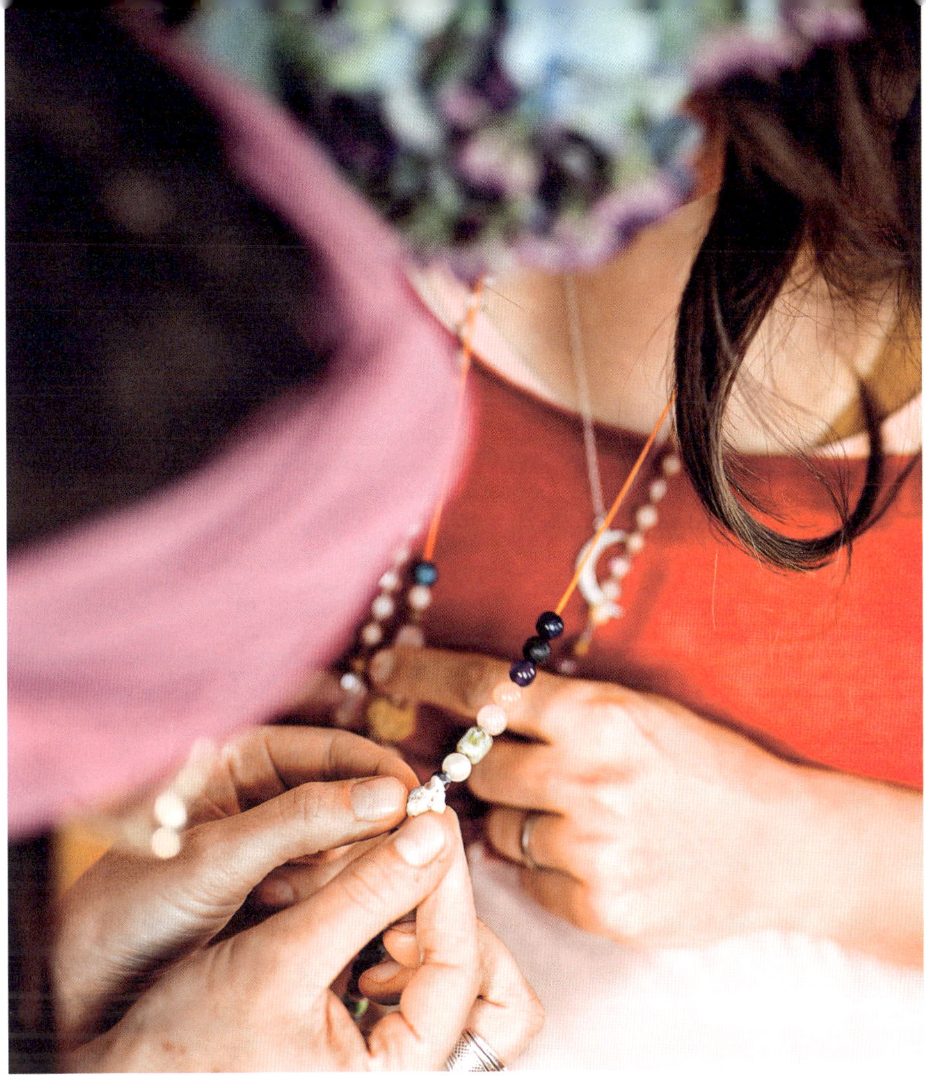

- **Wellness:** Ein Fußbad und eine darauffolgende Fußmassage, eine Hand-, Nacken- oder Rückenmassage mit einem wohltuenden Öl ist eine wunderbare Art, deinem Körper Danke zu sagen und ihn für die bevorstehende Geburt zu entspannen und vorzubereiten. Gerade das Fußbad ist eine überaus wertschätzende Geste mit einer langen Tradition. Für uns Frauen ist es oft schwer los- und anderen die Pflege zu überlassen. Das Fußbad ist daher auch eine gute Übung für die baldige Geburt. Als Badezusatz eignen sich Meersalz, Rosenöl und einige schöne Blüten. Vielleicht ist ja auch eine deiner Gäste deine Geburtsbegleiterin, oder es ist deine Hebamme dabei, dann würde diese vertraute Person das Waschen deiner Füße übernehmen. Als Zeichen dafür, dass sie ganz in deinem Dienste stehen.

Du siehst, es gibt etliche Rituale, die bei einem Motherblessing ausgeführt werden können. Weniger ist jedoch mehr und es ist daher wichtig, genau herauszufinden, was dir (oder auch, wenn du für eine Freundin eine solche Zeremonie planst, eben dieser werdenden Mama) wirklich guttut und was du brauchst, um dich wohl zu fühlen. Danach sollten die Rituale ausgewählt werden.

Auch größere Geschwisterkinder können in die Zeremonie integriert werden, wenn dies dein Wunsch wäre. Wichtig ist jedoch, dass du dich dennoch ganz einlassen kannst und, je nach Alter der Kinder, eine Ansprechpartnerin in der Runde hast, die sich um die kleinen und großen Belange deiner Kinder kümmert. Gerade für schon ältere Töchter ist dies eine wunderschöne Art, sie im Kreis der Frauen willkommen zu heißen und ihnen so das Gefühl der Zugehörigkeit zu geben, auch wenn sie „erst" ein Kind sind.

Die uneingeschränkte Aufmerksamkeit und das Schenken der eigenen Zeit für die Bald-Mama, also für dich, ist das schönste Geschenk überhaupt!

Eltern werden

Versuche, deinen Partner aktiv in die Schwangerschaft und in die Wochenbettzeit zu integrieren. Je nach Typ, nehmen die Partner einen doch oft recht passiven Part ein, manche aus Angst, manche weil die Schwangerschaft und das Kinderkriegen ein „Frauenthema" ist. Vielen ist nicht bewusst, welchen Einfluss sie auf ihre Partnerin in der Zeit haben und wie gut ihre Unterstützung tut. Auch ganz kleine Gesten können für dich eine ganz große Hilfe sein, sei es eine Massage der geschwollenen Füße in der Schwangerschaft, ein mutmachender Blick bei den Wehen während der Geburt oder eine Runde Babykuscheln, damit du in Ruhe duschen kannst – kommuniziere deine Wünsche und Erwartungen immer ganz offen an deinen Partner.

Noch immer ist in unserer Gesellschaft die Kinderbetreuung eher Frauensache, was in der Stillzeit auch durchaus Sinn macht. Nicht zu vergessen ist hierbei aber, dass es sich um einen knallharten 24/7-Job handelt und Mütter nicht nach 8 Stunden Mama-Sein die Füße hochlegen und die Arbeit hinter sich lassen können. Die Arbeit des Partners wird monetär belohnt und anerkannt, dennoch bedeutet dies nicht im Umkehrschluss, dass Frau nicht arbeitet. Mutter-Sein ist ein hartes Business, nicht nur im Wochenbett. Unsere Mama-Köpfe sind voll mit Checklisten für Alltagsdinge, wie Schulbrote schmieren, für den Kindergeburtstag übermorgen die Schatzsuche vorbereiten, nebenher das Baby stillen, Abendessen kochen, die Toilette schrubben, sich um jedes „Mamaaaaaa, ich will aber..." kümmern und gleichzeitig trotzdem versuchen, irgendwie noch sich und auch den Partner im Blick zu haben. Wir kümmern uns um all die 487 Kleinigkeiten im Alltag, die niemand sieht und die doch irgendwann zu einer großen Last für uns werden können, Dinge, die irgendwie doch „nur" Alltag sind aber eben auch dem Leben unserer Kinder eine wichtige Struktur geben. Was für eine wichtige und herausfordernde Aufgabe! Diese Kleinigkeiten, die so viel Liebe und Zeit beanspruchen, aber oft

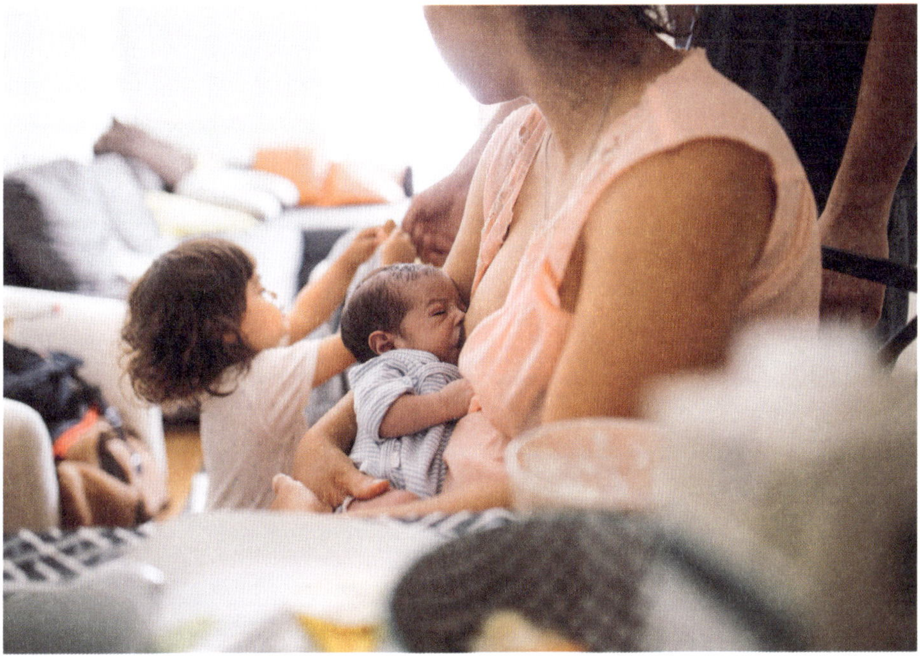

nicht wertgeschätzt werden, darüber muss unbedingt gesprochen werden, denn dein Partner ist ebenso für den Haushalt und die Kinderbetreuung verantwortlich, wie du.

> ***Mom-Hack:***
> *Wochenbett ist nicht Frauenthema, sondern ein Familienprojekt, bei dem jedes Mitglied seinen wertvollen Teil beiträgt.*

Oftmals ist es so, dass dein Mann in den höchsten Tönen gelobt wird, wenn er dir einmal die Woche für eine Stunde die Kinder abnimmt, damit du in Ruhe allein einkaufen gehen kannst (mit Baby versteht sich). Das sollte in einer intakten Paarbeziehung normal sein und nicht als Auszeit für die Mama und auch nicht als außergewöhnliche Geste des Mannes gewertet werden – idealerweise läuft so das ganz alltägliche Familienleben ab.

Jeder Partner macht für sich beim „Eltern-Werden“ ebenso einen intensiven inneren Prozess durch und sieht dabei, wie du dich über die Schwangerschaft hinweg veränderst. Auf Männern lastet mit dem Familie-Werden ein großer Druck, Sicherheit und genug finanzielle Mittel zur Verfügung zu stellen. Viele Gespräche mit dir, aber auch mit Freunden, die schon Kinder haben, sind oft hilfreich. Das Mitmachen eines Geburtsvorbereitungskurses kann den Partner in die Welt des Wochenbetts einführen. Er soll gerne Mitgestalter des

Wochenbettplatzes und der Vorbereitungen sein – so könntet ihr zum Beispiel gemeinsam Mahlzeiten vorkochen. Ihr könnt auch einige deiner Lieblingsgerichte in der Schwangerschaft einmal zusammen kochen, falls ihm das Sicherheit gibt, damit er diese dann während der Wochenbettzeit für dich zubereiten kann.

Viele Online-Plattformen bieten inzwischen auch eine intensive Vorbereitung auf Geburt und Wochenbett speziell für den Partner an. Gute Literatur, wie auch dieses Buch, zu lesen kann für die Wochenbettzeit absolut hilfreich sein, denn dein Partner muss verstehen können, wie es dir geht und was sich alles bei dir verändert. Nur, wenn sich dein Partner gut und sicher fühlt, kann er sich auch gut um dich kümmern.

Zur intensiven Vorbereitung auf eure Elternschaft könnt ihr regelmäßig geplante gemeinsame Gesprächstermine ausmachen, in denen ihr dann bestimmte Themen diskutieren und gemeinsam recherchieren könnt. Eine ganz neue und hochspannende Welt wird sich euch bald offenbaren, für die ihr klare Absprachen für die ersten Wochen treffen könnt, sodass jeder über die Meinung und das Wohlbefinden des anderen Bescheid weiß. Sensible Themen sind dabei häufig, dass der Partner weiterhin einen oft recht normal anmutenden Alltag mit Fitnessstudio, Freunde treffen und Arbeiten hat, während sich deine Welt einmal auf den Kopf stellt, aber auch, dass nun ein dritter, euch noch recht unbekannter Mensch in eure Beziehung kommt, dessen Bedürfnisse viel Raum einnehmen werden. Dein Partner wird keine oder kaum körperliche Veränderungen erfahren, während du dich körperlich in bisher nicht dagewesener Form verändern wirst. Seid also ehrlich, kritisch und gleichsam nachsichtig miteinander. So könnt ihr gemeinsam in eure Elternrolle wachsen.

Mom-Hack:
Schreibt euch gegenseitig einen Liebesbrief, der dann, verschlossen in einem Umschlag, im Wochenbettkörbchen auf seinen Einsatz wartet – wie schön ist es, wenn ihr in herausfordernden Zeiten liebevolle Zeilen voneinander lesen könnt!

Macht gezielt als Paar nochmal Unternehmungen, die mit Baby in dieser Form nicht möglich sind, um euren Beziehungsspeicher aufzufüllen. Mit dem Schlafspeicher geht das leider nicht so leicht, auch wenn sich das viele bestimmt wünschen würden. Geht ins Kino, in die Therme, zum Abendessen, macht einen Wanderausflug, einen kleinen Roadtrip oder was auch immer euch miteinander verbindet. Sammelt Zweisamkeitserinnerungen und freut euch gleichzeitig auf die baldigen Flitterwochen zu dritt.

Schwester oder Bruder werden

Großer Bruder oder große Schwester zu werden, ist für Kinder ein einschneidendes Erlebnis. Vor allem für Kleinkinder ist es oftmals eine überaus rätselhafte und unerklärliche Sache, wie aus Mamas Dickbauch plötzlich ein Baby kommen kann,

ERFAHRUNGSBERICHT: SUSANNA, 1 TOCHTER

Wir hatten eine einzigartige und wunderschöne Hausgeburt. Doch wäre mir bewusst gewesen, was für eine ebenso einzigartige Zeit das Wochenbett ist, hätte ich darauf bestanden, dass mein Mann die ersten Tage zu Hause ist und das alles miterleben kann. Und zwar nicht nur, um zu kochen und für uns zu sorgen, sondern wirklich, um unser neugeborenes Baby kennenzulernen.

Im Nachhinein würde ich nicht mehr danach schauen, dass jeden Tag das Haus blitzeblank ist, sondern wäre wirklich im Bett geblieben und hätte die Zeit in vollen Zügen genossen.

das dann auch noch für immer bleibt. Dieser Prozess wird nicht selten, wie bei uns Erwachsenen ja auch, mit konträren Gefühlen begleitet: Einerseits lieben sie ihr Geschwisterchen abgöttisch, andererseits wollen sie es manchmal einfach wieder in deinen Bauch zurückstecken. Kinder spüren sehr feinfühlig, wie es uns geht und welche Gefühle in uns die vorrangigen sind, auch in Bezug auf die Schwangerschaft und die bevorstehende Geburt. Sind wir als Eltern freudvoll schwanger, wird sich das auch auf die Geschwister übertragen, sie werden eher sorgenvoll um uns oder das Baby, wenn wir viele Ängste und Sorgen haben. Bleibe immer im Gespräch mit deinem Kind, beschreibe und erkläre deine aktuellen Gefühle, damit diese verstanden, und nicht falsch interpretiert werden.

Mom-Hack:
Für Kinder ist es enorm wichtig, dass all ihre Gefühle und Ängste ernst genommen werden. Auch wenn Emotionen für dich nicht nachvollziehbar sind, nimm dir Zeit, auf Augenhöhe zuzuhören und alles anzunehmen, was kommt. So kann sich dein Kind auch in der neuen Situation sicher mit dir fühlen und sich dir anvertrauen.

Die Vorbereitung auf das Wochenbett und euer neues Familienmitglied ist abhängig vom Alter und Verständnis deines Kindes, und davon, ob es schon Geschwister hat oder nicht, und in welcher Position es in eurer Familie steht. Muss das Geschwisterkind seinen Thron als Einzel-

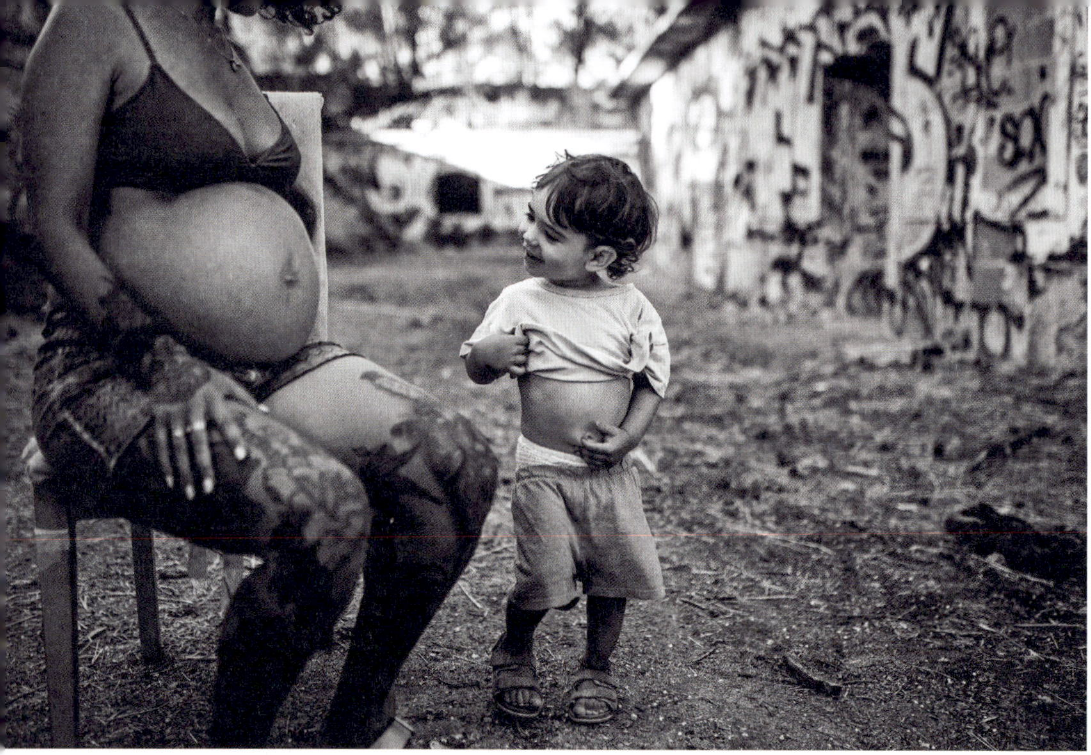

kind abgeben oder ist es schon ganz geübt im Mama-Teilen? Je geringer der Altersunterschied ist, desto häufiger bist du noch für die Erfüllung der Grundbedürfnisse für dein größeres Kind verantwortlich. Das fordert viel Verständnis deinerseits, wenn es beispielsweise bei nicht sofortiger Stillung des Hungergefühls einen Wutausbruch bekommt. Große Kinder schmieren sich dann auch mal selbst ein Brot, brauchen aber dann oft anderweitig deine Zuneigung und Bestätigung. Zur Vorbereitung auf die Wochenbettzeit kannst du also gemeinsam mit deinem Kind altersgerechte Bücher anschauen und vorlesen, in der es darum geht, eine Familie zu werden, aber auch welche, die das Selbstwertgefühl und ihre Einzigartigkeit stärken. Lese die Bücher vorab alleine durch und kläre so für dich, ob sie die richtigen Inhalte transportieren. Du kannst dir auch selbst Geschichten überlegen, die du immer wieder wiederholst und in denen es zum Beispiel um das Stillen oder die Ruhe im Wochenbettzimmer geht. So kannst du spätere Regeln fürs Wochenbett schonmal an dein Kind heranführen, es kann die Regeln später einfacher verstehen und Spaß am Befolgen haben. Wiederholungen der gleichen Inhalte geben unseren Kindern Halt und Sicherheit. Spiel mit deinem Kind Rollenspiele, in denen mal dein Kind, mal du das Baby beziehungsweise die Mama bist, damit es so erfährt, welche Grundbedürfnisse ein Baby hat und welche Rolle du in der Wochenbettzeit haben wirst. Mit einem „eigenen" Baby kann dein Kind viele Situationen und Abläufe üben, aber auch mit aufkommenden Emotionen umgehen. Für kleinere Kinder ist oft nicht klar, dass ein Baby nicht mitspielen kann. Klärt auch unbedingt vorab, vielleicht sogar im Spiel, wie die baldige Schlafsituation mit Baby aussehen wird. Vielleicht wünscht sich dein Kind schon lange ein eigenes Kinderzimmer, oder will gerne wieder zu euch ziehen. Beim Schlafen steht die Sicherheit des Babys immer an erster Stelle, also sucht schon in der Schwangerschaft nach Alternativen, wenn dein Kind dich noch sehr braucht in der Nacht. Exklusive Spiel- oder Kuschelzeit im Wochenbett mit großem Kind ist wertvoll für euch beide, manchmal kann es aber sein, dass du dich sehr darauf freust, während dein Kind anderes zu tun hat. Dann gilt es für dich, dies anzunehmen.

Wann immer du es für sinnvoll erachtest, nimm dein Kind mit zu Vorsorgeuntersuchungen, egal ob beim Frauenarzt oder bei deiner Hebamme und erkläre dabei so viel es geht. Beziehe das noch ungeborene Baby ganz selbstverständlich in euren Alltag mit ein – es selbst ist zwar noch nicht sichtbar, aber dadurch dennoch präsent. Jeden Morgen wird das Baby im Bauch begrüßt, sich nach seinem Wohlergehen erkundigt und am Abend in die Nacht verabschiedet, genau so, wie du es auch bei deinen anderen Kindern machst.

Das Mitentscheiden ist für Kinder ein Zeichen, dass sie ernst genommen und die Meinung wertgeschätzt wird. Lass dein Kind also entscheiden, was es zum Mittagessen gibt, welches Buch ihr gemeinsam lest oder auch, wann es am Wochenende ins Bett möchte.

Für Geschwisterkinder kann auch ein „Kids-Blessing“ veranstaltet werden, um

AFFIRMATIONEN FÜR GESCHWISTERKINDER

Rituale spielen im Leben von Kindern eine wichtige Rolle, weil sie ihnen Sicherheit und Orientierung bieten. Bastle mit deinen Kindern einzeln individuelle Affirmationskarten und hänge sie im jeweiligen Kinderzimmer auf. Jeden Morgen oder Abend könnt ihr sie gemeinsam lesen und aufsagen, um einen guten Start in den Tag zu haben oder den Tag liebevoll abzuschließen.

Hier ein paar Beispiele für mögliche Affirmationen:

- „Ich bin genau richtig."
- „Ich liebe mich so wie ich bin."
- „Ich bin mutig und stark."
- „Ich schaffe alles, was ich will."

sie so liebevoll auf die Schwestern- oder Bruderschaft vorzubereiten.

In den letzten Wochen der Schwangerschaft darfst du zusammen mit deinem großen Kind gezielt auf das Thema Geburt eingehen und ihm erklären, was danach passieren wird. Denn für Kinder fühlt sich eine Geburt oft so an, dass die Mama für 3 Tage „weg“ ist, und beim Wiederkommen plötzlich ein Baby dabei hat. Die wenigsten Geschwister sind bei der Geburt des Babys mit anwesend. Für sie ist dann oft nicht ganz nachvollziehbar, was passiert ist und den Kindern fehlt die Verbindung zwischen Mama mit Babybauch und Mama mit Baby im Arm. Erkläre deshalb vorab, wie der Geburts-Tag oder auch die Geburts-Nacht ablaufen wird, dass eine andere Person kommen wird, um auf dein Kind aufzupassen, es vom Kindergarten abholt oder auch, dass es zu Oma und Opa gebracht wird. Falls es dort noch nicht geschlafen hat, übt es vorab. So können sich alle an die neue Erfahrung gewöhnen und am Tage der Geburt, wenn sowieso alles schon aufregend genug ist, wird das Fremdbetreuen schon eingespielt sein.
Die Person, die die Betreuung deines Kindes übernimmt, könnte vielleicht auch aufgeregt sein und ihr solltet daher im Vorfeld besprechen, wie du dir die beste Betreuung für dein Kind in dieser Zeit vorstellst. Zum Beispiel auch, welche Aktivitäten dein Kind schön fände. So hat dein Kind eine ganz tolle und spannende Zeit auch ohne dich. Bereitet gemeinsam diesen Tag vor, indem ihr eine Tasche packt und euch dabei zusammen überlegt, wie der Tag wohl sein wird. Für dich wird sich dieses Ausmalen vielleicht schon etwas wehmütig anfühlen, versuche dennoch die Situation für dein Kind positiv zu beschreiben. Für viele Kinder ist es ein großes Abenteuer. Sie freuen sich bei guter Vorbereitung dann riesig, wenn die Geburt endlich los geht und sie zur Tante zum Übernachten mit Popcorn im Bett dürfen.

Mom-Hack:
Durch die positive Erzählung von der Geburt (auch wenn diese für uns negativ war) des kleinen Geschwisterkindes kann dein Kind diese Erfahrung im Unterbewusstsein als positiv und nicht als gefährlich und negativ abspeichern. Das wiederum hat große Auswirkungen auf die Sicht später als Erwachsener, der selbst ein Kind erwartet.

Wenn das Baby dann geboren wurde, und du dein (plötzlich über Nacht) groß gewordenes Kind zum ersten Mal wiedersiehst, ist es schön, wenn du die Hände dafür frei hast. Empfange dein Kind also ohne Baby auf dem Arm, um ganz für das große Geschwisterkind da zu sein und es in deinen Armen wieder willkommen zu heißen.
Andernfalls kann die Situation für dein Kind verwirrend sein und es verunsichern. Nach eurer Trennung ist es deshalb wichtig, ihm ganz dein „Da-Sein“ zu schenken, euren Beziehungstank auf bei-

IDEEN FÜR EIN KIDS-BLESSING

Im Folgenden findest du ein paar mögliche Rituale, die du in das Kids-Blessing deines Kindes einbauen könntest:

- Mamas-Kugelbauch bemalen
- Zusammen ein Mobile (aus Naturmaterialien) basteln
- Baby im Bauch spüren, vorsingen und den Babybauch einölen
- Ein kleines Willkommensgeschenk für das Baby vorbereiten
- Gemeinsam die eigenen Babyfotos anschauen
- Ein Wochenbett- und Stillkörbchen für das Geschwisterkind vorbereiten mit Spielsachen und Knabbereien, die während des Stillens gespielt oder geknabbert werden dürfen
- Aufgaben verteilen: zum Beispiel jeden Morgen der Mama erst ein Glas Schwangerschaftstee, später ein Glas Stilltee bringen
- Gemeinsam Babysachen einkaufen und in die Regale räumen

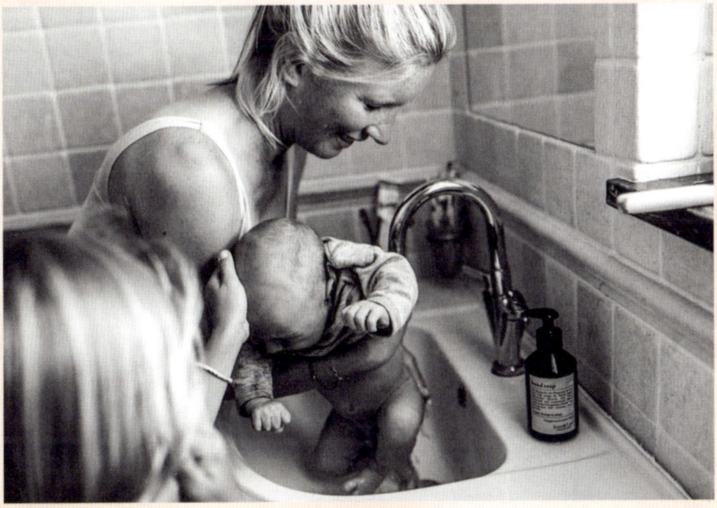

den Seiten aufzufüllen und erst anschließend das kleine Geschwisterkind vorzustellen. Auch in der gesamten Babyzeit brauchen deine großen Kinder immer wieder alleinige Mama- Zeit ohne Baby, in der sie dann auf deinen Schoß kuscheln dürfen, ihr ein Buch zusammen anschaut, oder du einfach zuhörst, welche Erlebnisse der Tag bereitgehalten hat. Qualität kommt hier immer vor Quantität!
Dein Kind hat wenig davon, wenn es sich im Alltag von dir nicht gesehen und geliebt fühlt, du aber alle zwei Wochen einen ganzen Tag mit ihm allein in den Zoo, ins Kino oder zum Wasserpark gehst. Kleine Gesten und Angebote, auch wenn sie von deinem Kind nicht immer angenommen werden, zeigen ihm, dass du es im Blick hast. Struktur und Routinen im Alltag geben Sicherheit, deshalb ist es gut, die Gewohnheiten in eurer Familie, soweit es möglich ist, auch beizubehalten. Dein Kind hat so im ganzen Neuen, das ein Baby mit sich bringt, die Sicherheit des Alltags und kann sich daran orientieren.

Nimm dir Zeit, dem Geschwisterchen im Wochenbett auch von der Geburt zu erzählen. Dein Kind wird sicher sehr interessiert sein, wie das Baby zur Welt kam.

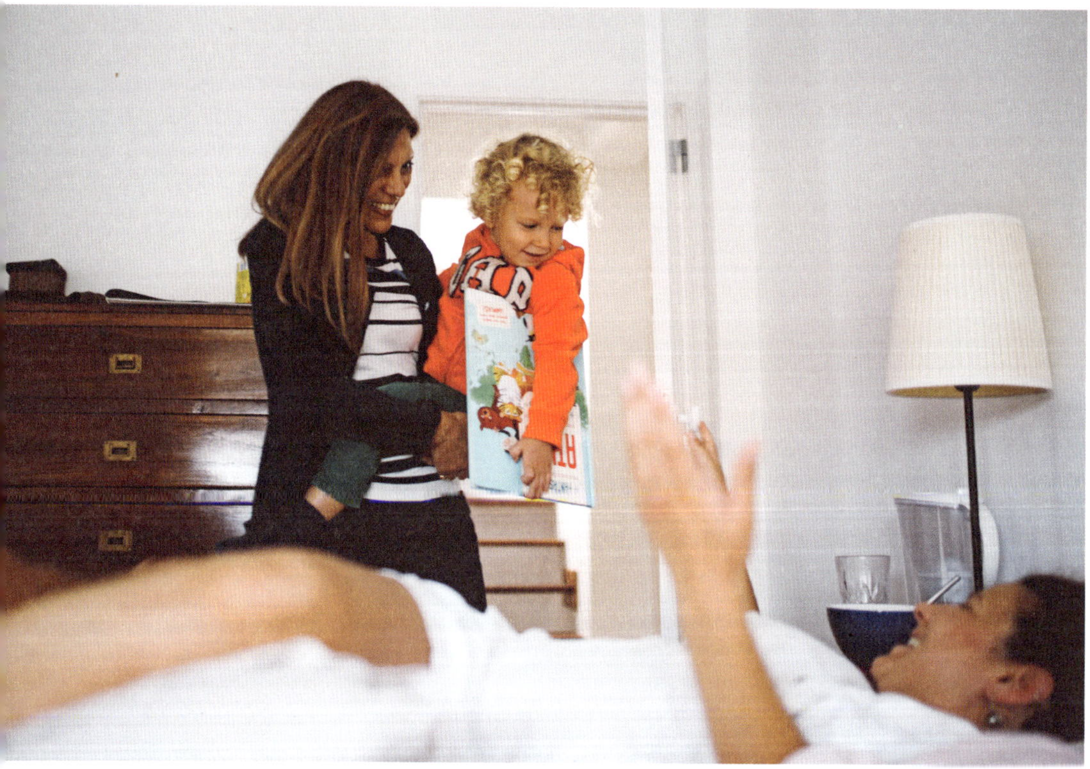

ERFAHRUNGSBERICHT: SANJA, 3 KINDER

Als unser drittes Kind geboren wurde, meldete sich das mittlere, gerade zwei Jahre alt geworden, immer lautstark und teilte seine Bedürfnisse mit. Natürlich versuchten wir, sie auch so gut und schnell es ging zu erfüllen. Oft fiel deshalb unser größtes, bereits acht Jahre altes Kind hinten runter. Denn das kümmerte sich schon selbst ganz gut um sich. Im Nachhinein sagte es mir oft, dass es sah, dass ich genug mit den beiden Kleinen zu tun hatte und es deshalb nicht mit seinen Problemen auch noch zu mir kommen wollte. Das tat meinem Mamaherz sehr weh und ich wünschte, ich hätte das große, leise und in dem Moment unauffällige Kind mehr wahrnehmen können.

Durch deine altersgerechten Erzählungen kann es an diesem Teil eures Lebens teilhaben.

LASS DIR HELFEN

Deine Gefühle spielen verrückt, du fühlst dich überfordert und unsicher? Schäme dich nicht für deine Gefühle, sie sind ganz normal. Du kannst damit ganz offen sein und darfst Hilfe und Unterstützung ganz aktiv einfordern. Im Folgenden findest du ein paar wichtige Strategien und Adressen, die dir im Wochenbett eine echte Hilfe sein können.

Bezugsperson Nummer eins: dein Partner

Der, der dich am besten kennt, der weiß wie er dich unterstützen kann, der dich annimmt und der selbst gerade den Prozess des Eltern-Werdens durchlebt, ist dein Partner. Bei ihm darfst du dich sicher fühlen – so wünsche ich es jeder Frau, die gerade Mama geworden ist. In eurer neuen Dreierbeziehung und mit dem Einfinden in die neuen Rollen, wird auch die Partnerschaft ordentlich durchgerüttelt. Da wird dann auch die harmonischste und ehrlichste Beziehung auf eine harte Probe gestellt. Trotz aller Neuerungen und Konfliktpotenzial, werdet ihr beiden die sein, die einzigartige gemeinsame Augenblicke mit eurem Baby erleben, werdet als Eltern dieses gleiche unglaubliche Gefühl der Liebe empfinden und all dies wird euch auf einer neuen Ebene miteinander verbinden. Wie schön, dass es heutzutage zum Glück fast normal ist, dass der Partner nach der Geburt erst einmal eine Zeitlang zuhause ist und so die Möglichkeit

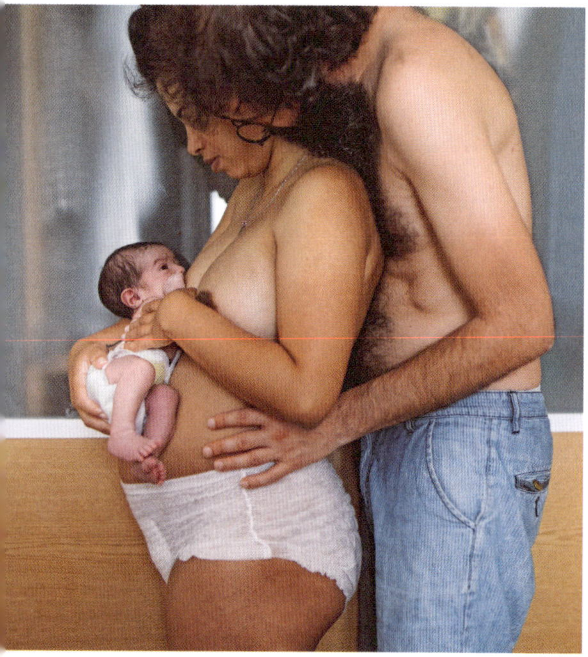

hat, das neue Menschlein intensiv kennen zu lernen. Er kann sich Zeit nehmen, sich in seiner neuen Rolle als Papa zurecht zu finden. Dabei kann er auch auf deine Wünsche und Bedürfnisse eingehen – er ist deine Bezugsperson Nummer eins. Wieviel er dir jedoch abnimmt und was doch nach außen delegiert werden muss oder einfach ein paar Wochen auf der Strecke bleibt, kommt darauf an, wieviel Hilfe ihr von außen bekommt, wie lange dein Partner zuhause bleiben kann und ob ihr noch größere Kinder habt, um die sich dein Partner kümmern muss.

Delegiert so viel wie möglich an andere Personen, die nicht zu eurer Kernfamilie gehören, sodass ihr möglichst viel Zeit in euren Baby-Flitterwochen habt. Euer Baby wickeln, im Tragetuch umher tragen, mit dir kuscheln und reden, sind die wirklich wichtigen Aufgaben für deinen Partner im Wochenbett. Oftmals bleiben diese schönen Aufgaben aber auf der Strecke, weil keine andere Hilfe vorhanden ist oder angenommen wird, weshalb dein Partner mit dem Abarbeiten von weniger schönen To-Dos beschäftigt ist. Zudem sorgen manchmal zu hohe Ansprüche der frisch gebackenen Mama an ihren Partner für Druck und Stress im Wochenbett. Wenn du deinem Partnern freie Hand lässt, was zum Beispiel die Planung fürs Mittagessen angeht, wirst du vielleicht sogar von einem feinen Menü überrascht. Sollte es doch „nur“ die Fertigpizza geworden sein, ist das zwar vielleicht anders, als du es dir vorgestellt hast, aber auch das darfst du so annehmen, ihr werdet schließlich alle satt und immerhin befindet ihr euch gerade in einer Ausnahmesituation, die nicht für ewig anhalten wird.

Für deinen Partner:
Dieses Neuland zu betreten ist ein Meilenstein, auch für dich. Du wirst auch deine Zeit brauchen, um in deine neue Rolle zu schlüpfen und dich darin wohl und sicher zu fühlen – das ist eine große Herausforderung. Du wirst mit so vielen Wundern belohnt werden. Achte gut auf dich und deine Frau, nimm Ratschläge und Hilfe von außen an. Lass dich ein und genieße!

Im Alltag werden viele Unsicherheiten auf euch warten, doch am Ende ist das, was zählt, nicht die geputzte Küche, sondern die vielen zauberhaften und manchmal auch amüsanten Momente mit eurem Baby und miteinander.

Wir alle brauchen hin und wieder Zuspruch und Mitgefühl, und eine Lösung für ein Problem – gemeinsam werdet ihr diese finden! Wahrscheinlich wird mal der eine, mal der andere von euch mehr Optimismus, Zuversicht und Humor für den jeweils anderen parat haben – so könnt ihr euch gut ergänzen und miteinander ins Elternleben wachsen.

Hebammen-Tipp:
Auch wenn du keinen Partner hast, ist vielleicht dennoch der Kindsvater der richtige Ansprechpartner für manche deiner Probleme. Vielleicht wendest du dich auch lieber an eine andere, dir nahestehende Person, zum Beispiel deine beste Freundin, deine Schwester oder deine Mama.

Die Hebammenhilfe

Die Fachfrau für all deine Belange rund um die Schwangerschaft und das Kinderkriegen, nicht nur deine körperlichen, ist deine Hebamme. Sie bietet euch fachlichen Rat und praktische Hilfestellung für die ganze Familie im Umgang und in der Pflege von deinem Baby. Auch sie kann eine enorme emotionale Stütze für dich sein. Es kann so guttun, von ihr zu hören, dass es normal ist, wie es dir gerade in der gefühlt chaotischsten und wundervollsten Zeit deines Lebens geht.

Wenn du dein Baby im Krankenhaus gebärst, wirst du vermutlich die ersten Tage dort verbringen und auf der Wochenstation von den dort angestellten Hebammen, Geburtshelfern und Krankenpflegern und -pflegerinnen umsorgt werden. Du kannst dich aber auch bewusst für eine ambulante Geburt entscheiden und gehst, sofern es euch allen gut geht, ein paar Stunden nach der Geburt zurück in die eigenen vier Wände, mit eigenem Bad und selbstgekochtem Essen. In Hebammengeleiteten Einrichtungen ist der klassische Ablauf der, dass du direkt nach der

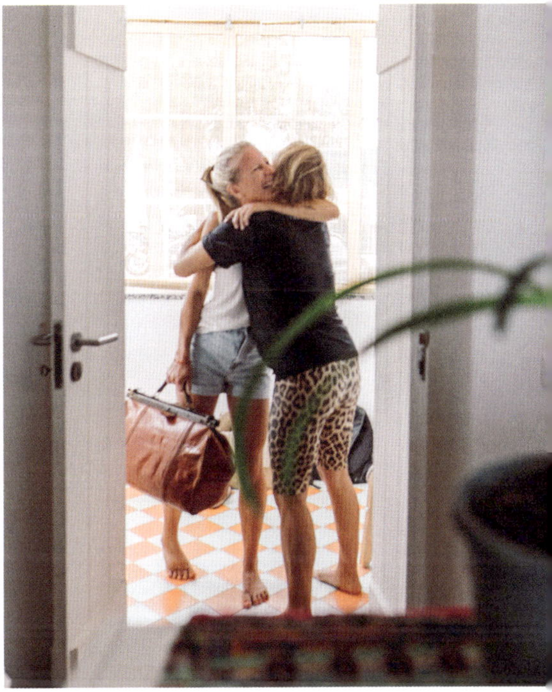

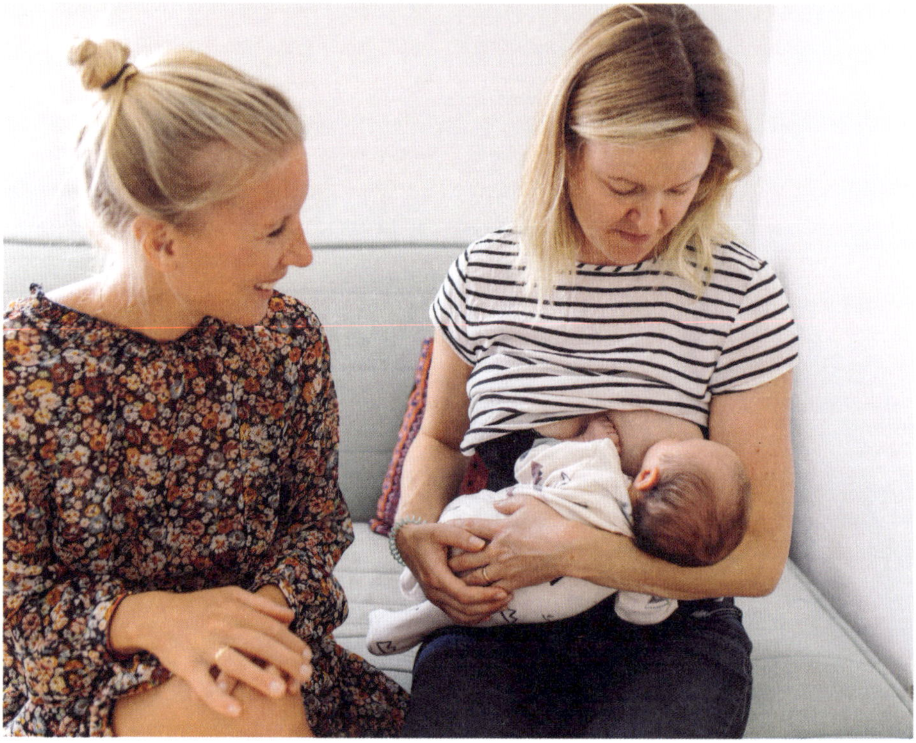

Geburt nachhause gehen kannst oder sowieso zuhause bist, da du dich für eine Hausgeburt entschieden hast.
Egal, für welche Variante der Geburt du dich entscheidest, wird deine Hebamme dich dann, wenn du nach Hause gekommen bist, in der ersten Zeit täglich besuchen, um so sämtliche Verläufe und Entwicklungen gut begleiten und euch die richtige Hilfestellung geben zu können. Je länger die Geburt her ist und je sicherer ihr euch fühlt, desto größer werden die Besuchspausen. Nach der Wochenbettzeit ist die Hebamme auch weiterhin für dich bei Fragen erreichbar und sogar bis zum Ende der Stillzeit deine Ansprechpartnerin, an die du dich wenden kannst. Neben all der medizinischen Hilfestellung, ist es Hebammen ein großes Anliegen, die Mutter-Kind-Bindung zu unterstützen, damit du gut in deine Mama-Rolle schlüpfen kannst. Dazu gehört auch die Betreuung der Stillbeziehung zwischen dir und deinem Baby. Diese Begleitung wird einen großen Teil der Wochenbettbesuche einnehmen. Gleiches gilt aber auch, wenn du nicht stillst. Für mich ist es elementar wichtig, als Hebamme nicht nur fürs Stillen einzustehen, sondern individuell zu schauen, was für die Mama und die Familie die richtige Ernährungsform für das Baby ist. Es gibt Konstellationen

und Situationen, in denen ein anderer Weg, als das Stillen durchaus stimmiger sein kann.

Dein Baby wird von deiner Hebamme regelmäßig gewogen, sie zeigt euch die besten Handgriffe, um es möglichst behutsam zu wickeln und zu kleiden, sie badet euer Baby gemeinsam mit euch und klärt euch über sicheren Babyschlaf auf. Durch sie werdet ihr schnell viel Sicherheit im Handling und im Umgang mit eurem Baby bekommen.

Hebammen-Tipp:
Lass dir nach der Geburt euren Geburtsbericht, den eure Geburtshebamme geschrieben hat, kopieren und mitgeben. Dieser ist eine wundervolle Erinnerung, aber auch wichtig, um nochmals nachlesen zu können, was denn wann geschehen ist und wie interveniert wurde. Dieser kann bis zu 30 Jahre nach der Geburt noch in der Geburtsklinik angefordert werden.

Rein körperlich checkt deine Hebamme bei dir die Rückbildung deiner Gebärmutter, deine Brüste, erkundigt sich nach deinem Wochenfluss und schaut sich den Heilungsverlauf deiner Geburtsverletzung an. Später im Wochenbett zeigt sie dir die ersten Rückbildungsübungen.

Aber auch auf psychischer Ebene ist deine Hebamme für dich da, spreche also auch diese Themen offen an, wenn dich etwas belastet. Eine Hebamme ist Gesprächspartner, manchmal auch Paartherapeut und begleitet die gesamte Familie eng durch die Wochenbettzeit. Im späten Wochenbett wird sie auch eure Geburt nochmals mit euch besprechen und euch Situationen, mit denen ihr hadert und die euch beschäftigen, aus Hebammensicht und fachlich erklären. Leg dir ein kleines Notizbuch bereit, um all deine Fragen an deine Hebamme aufzuschreiben, damit alles beim nächsten Besuch besprochen werden kann.

Hebammen-Tipp:
Falls du planst, ambulant zu entbinden, also direkt ein paar Stunden nach der Geburt vom Krankenhaus nachhause zu gehen, besprich dies vorab mit deiner Hebamme und checkt gemeinsam, ob du dafür alles Benötigte zuhause hast. Gib auch dem Kinderarzt Bescheid und kläre, ob er zur U2 auch zu euch nachhause kommen würde. Deine Hebamme wird euch, je nach Uhrzeit, bereits am Geburtstag noch einen Besuch zuhause abstatten.

Für Geschwisterkinder ist der Hebammenbesuch oft ein Highlight und idealerweise werden sie liebevoll mit eingebunden. Ich habe dafür bei Hausbesuchen immer ein Puppentragetuch und ein Puppenwiegetuch dabei. Dann können wir zusammen nicht nur das Baby, sondern auch das Lieblingskuscheltier des Geschwisterchens wiegen.

ERFAHRUNGSBERICHT: VERA, 2 KINDER

Nach der Geburt ist man so unglaublich glücklich, sein Baby endlich in den Armen zu halten und man möchte es jedem zeigen, aber man darf auch dem Gefühl der Müdigkeit nachgeben.

Deshalb schaut, dass ihr in der Zeit, in der euer Baby schläft, selber zur Ruhe kommt und dem Besuch dann auch sagt, dass sie jetzt gehen sollen. Bei unserem ersten Kind habe ich diesen Rat bekommen aber ihn vernachlässigt, was im Nachhinein nicht sinnvoll war, da ich ständig übermüdet war. Beim zweiten Kind wurden die Gäste dann auch mal nur von meinem Mann empfangen und keiner bekam mich und das Baby zu Gesicht.

Oft geben Hebammen ihren Wöchnerinnen einen wohltuende Bauchmassage oder, wenn sie eine Zusatzausbildung, zum Beispiel für eine Fußreflexzonenmassage haben, wirst du auch von diesen Goodies Gebrauch machen dürfen. Wie lange und wie oft ein Hausbesuch stattfindet, hängt ganz von eurer Situation ab und wird individuell entschieden.

Auch die U1, ebenso wie die Abnahme vom Stoffwechseltest (GUTHRI-Test) bei deinem Baby, oder eine Blutentnahme bei dir können zur Betreuung gehören.

Manche Untersuchungen, wie der Hüftultraschall oder U-Untersuchungen ab der U2 dürfen Hebammen jedoch nicht durchführen und du musst dazu die Kinderärztin oder den Kinderarzt aufsuchen.

Wenn du keine Hebamme haben möchtest oder aber auch keine findest, die dich betreuen kann, gibt es ein paar andere Möglichkeiten, dennoch eine „Betreuung“ zu beanspruchen und an die richtigen Fachinfos zu gelangen. Für das große Stillthema sind Still- und Laktationsberaterinnen die richtigen Ansprechpartnerinnen. In vielen Städten werden offene Hebammensprechstunden angeboten, zu denen du, meist mit Anmeldung, eine Hebamme für eine gewisse Zeit treffen und all deine Fragen klären kannst. Vielleicht sind auch eine Online-Betreuung oder Online-Kurse das Richtige für dich – schau doch zum Beispiel auf meiner Meilenstein Akademie vorbei, vielleicht wirst du fündig.

Besuchszeit und Familienhilfe

Nach der freudigen Nachricht, dass euer Baby zur Welt gekommen ist, möchte natürlich jeder den neuen Erdenbürger persönlich begrüßen und ihn mit Liebe überschütten – wie wundervoll, dass dieses Wesen direkt in all die Herzen geschlossen wird. Doch dein Baby ist noch ganz neu auf der Welt, es braucht Zeit, hier anzukommen, genauso wie du als Mama und ihr als Familie Zeit braucht in die neue Rolle zu schlüpfen. Deshalb gehört diese erste Zeit euch alleine. Wie lange diese erste Zeit dauert, ist ganz abhängig von euch und eurem Baby, von der Geburt und wie schnell ihr zusammenfindet.

Die oberste Regel lautet hier deshalb: Tue, was dir guttut. Höre sensibel auf deinen Körper, deine Gefühle und dein Baby. Du darfst in deinem Wochenbett ganz egoistisch handeln und Besuche, auch wenn sie schon vor der Türe stehen, absagen.

Manchen Frauen tut es gut, ein paar Tage nach der Geburt bereits Freundinnen mit Sekt und Kuchen zu einem Mädelsnachmittag bei sich zu haben, andere brauchen wochenlang absolute Ruhe in ihrer Wochenbetthöhle. Auch wenn du zu Ersteren gehörst, bedenke, dass dein Körper viel geleistet hat und Regenerationszeit braucht. Lass deine Freundinnen also leise und nicht allzu lange kommen und dich im Bett oder auf dem Sofa liegend besuchen. Sie bringen Kuchen mit, spülen selbstverständlich danach das Geschirr ab und geben dir neben Frauengesprächen auch noch eine kleine Nackenmassage, weil du verspannt vom Stillen bist. Das ist wundervoll und rundherum eine Wohltat für Körper, Geist und deine Seele. Dein Baby muss dennoch nicht herumgereicht und von jedem abgeküsst werden, es darf weiterhin bei dir bleiben und du musst auch nicht das Gefühl haben, dass dies von dir verlangt wird. Handle einfach so, wie es sich für dich in der jeweiligen Situation intuitiv gut anfühlt – keiner wird dir für irgendwas böse sein.

Dein Baby reagiert sensibel auf die neue Umgebung, auch auf Gerüche. Mit deinem Geruch ist es vertraut, dieser gibt ihm Sicherheit und Geborgenheit. Fremder Körpergeruch oder Parfüm, auch auf deinem Körper, sind in den ersten Wochen nicht empfehlenswert. Dein Baby hat sonst vielleicht nach der Besuchszeit zu viele Eindrücke zu verarbeiten und ihr habt dadurch eine wache Nacht. Sprecht die Thematik der Besuchszeiten schon in der Schwangerschaft zuerst unter euch beiden als Paar und baldige Eltern und dann auch mit eurem Umfeld gut ab.

Auch für die baldigen Großeltern fängt ein neuer und ganz spannender Abschnitt in ihrem Leben an und sie bringen ihre Vorstellungen, ihre Freude aber auch ihre eigenen Ängste mit in eure Schwangerschaft und ins Wochenbett. Es ist wunderschön, wenn du ein gutes und vertrautes Verhältnis zu deinen Eltern und Schwiegereltern hast, getragen und umsorgt wirst und dir dennoch deine (Meinungs-) Freiheit gelassen wird. Dann fällt das Teilen der Schwangerschaft und eures Babys viel leichter.

Bedenke, dass diese ältere Generation meist eine ganz andere Vorstellung davon hat, wie eine Schwangerschaft und eine Geburt ablaufen soll, was gut für dein Baby und dich ist und wie Kindererziehung geht.

Als du geboren wurdest, war es vielleicht noch gang und gäbe, ein Baby alle vier Stunden zu stillen und dann allein ins Bettchen abzulegen – heute wissen wir einfach, wie wichtig der ständige Körperkontakt ist. Wir erwachsenen Kinder haben nun die Rolle, diese neuen Erkenntnisse behutsam und ohne Vorwürfe an unsere Eltern heranzutragen. Sie gaben damals ihr Bestes nach ihrem Wissen und Gewissen, so wie wir das heute mit unserem Baby tun. Unter Umständen könnten sie sich angegriffen fühlen durch all die Neuerungen, die es in Bezug auf den Umgang mit dem Baby und die Kindererziehung gibt.

Es kann durchaus sein, dass deine Schwiegermama nicht begeistert sein wird, wenn sie hört, dass sie ihr erstes Enkelkind die ersten zehn Tage nicht besuchen darf, aber euer Zusammenfinden als kleine Familie steht an erster Stelle. Mein Tipp an euch ist, dass jeder der eigenen Familie die Besuchszeiten mitteilt, da es bei vielen ein

ERFAHRUNGSBERICHT: SINA, 1 KIND

Ich habe die 6 Wochen Wochenbett wirklich ruhig angehen lassen und lag vor allem die ersten 4 Wochen sehr viel im Bett und auf dem Sofa. Mein Freund hat das Kochen und Wickeln meistens übernommen. Wenn ich länger gestanden bin, habe ich einen unangenehmen Druck nach unten verspürt. Deshalb war mir das Liegen sehr angenehm, dabei konnte ich gut regenerieren und mich voll und ganz auf meine Tochter, das Schmusen und Stillen konzentrieren. Manchmal habe ich mich mit dem vielen Liegen aber auch unwohl gefühlt. Ein bisschen Aktivierung dazwischen brauchte ich immer wieder. Viele meiner Freundinnen haben es ganz anders gemacht und waren viel früher schon aktiv und unter Menschen. Ich habe mich in Nachhinein dann manchmal schlecht gefühlt, wenn ich das gehört habe. Hätte ich auch aktiver sein sollen? War ich zu vorsichtig? Mit einem Abstand von 2 Jahren zum Wochenbett denke ich aber, dass man sich von jeglichem Druck von außen befreien darf. Jede macht es so, wie es ihr guttut. Besonders wichtig empfand ich, dass ich gute Unterstützung durch meinen Freund und die Familie hatte und wir darüber schon in der Schwangerschaft viel gesprochen, geplant und zum Beispiel auch vorgekocht haben. Das würde ich jedem empfehlen.

sehr sensibles Thema ist und sie sich vom eigenen Kind nicht so sehr „angegriffen" fühlen, wie vom Schwiegerkind.

Die Mutter der Mutter, also deine Mama, hat meist eine besondere Rolle im Konstrukt der neuen Familie. Auch wenn ihr äußerlich sehr unterschiedlich seid und du kaum Gemeinsamkeiten erkennen wirst, gibt es evolutionsbiologisch einen wichtigen Hack: Ihr Geruch ist deinem am ähnlichsten. Dein Baby wird sich demnach bei ihr sehr wohl fühlen. Wenn ihr ein gutes Verhältnis miteinander habt, sie Wert auf deine Meinung legt und diese dann im Bezug auf den Umgang mit deinem Baby auch berücksichtigt, wird sie dir eine wundervolle Stütze sein. Auch deine Schwiegermutter kann dich natürlich liebevoll unterstützen. Manchmal ist so ein Baby tatsächlich ein Türöffner für eine neue Ebene der Schwiegertochter-Schwiegermutter-Beziehung. Kommunikation und Rücksichtnahme ist hier das oberste Gebot.

Mom-Hack:
Jeder Besucher, der kommt, bringt etwas mit oder erledigt etwas im Haushalt und bleibt auch nur auf einen Kaffee und nicht stundenlang.

Die Besuchszeiten betreffend hat auch dein Partner eine wichtige Aufgabe: Er ist der Türsteher deines Wochenbettraumes. Bei Besuch, der unangekündigt auftaucht, ist er derjenige, der diesen liebevoll und bestimmt wieder wegschicken darf, um dein Wochenbett zu schützen. Auch Besuch, der zu lange auf der Couch verweilt oder gar bedient werden möchte, darf von ihm sanft Richtung Türe bugsiert werden. Das ist keine leichte Aufgabe und kann mitunter für Missgunst ihm gegenüber sorgen. Um solchen Situationen vorzubeugen, ist eine klare Kommunikation vor der Geburt wichtig, aber auch ein „Bitte nicht klingeln, einfach Essen und Geschenke hier abstellen" Zettel an der Türe. Wenn du dein Baby im Krankenhaus gebärst und noch ein paar Tage dort verbringst, ist es oft einfacher, direkt dort Besuch zu bekommen als die ersten Tage zuhause im Wochenbett. Auf der Wochenstation herrscht für dich Ausnahmezustand und du und dein Schlaf sind abhängig von Visiten, einem weinenden Nachbarbaby oder auch dem Besuch der Großfamilie im Zimmer nebenan, an Ruhe ist oft nicht zu denken. Da freust du dich vielleicht über ein paar bekannte Gesichter von eigenen Besuchern. Anders ist es dann aber in den eigenen vier Wänden. Zuhause wird deine Schlafenszeit von deinem Baby und von niemandem sonst bestimmt. Da sollte dann auch der Besuch der eigenen Eltern den so wertvollen Schlaf nicht stören. Dasselbe gilt natürlich auch für eure Stillzeit und das Kennenlernen.

Eine wahrer Engel für dein Wochenbett kann eine professionelle Haushaltshilfe sein, die dich mehrmals die Woche unterstützt. Egal ob putzen, kochen, die Kinder vom Kindergarten abholen oder (auch bei dir) die ein oder andere Träne trocknen. Sie unterstützt die Familie, wo es gerade gebraucht wird und sorgt dafür, dass du dein Wochenbett in vollen Zügen genießen kannst. Gerade auch, wenn die Familie nicht in der Nähe ist, um zu helfen, wenn noch kleine oder auch viele Geschwisterkinder da sind oder wenn du dich nach der Geburt besonders regenerieren musst, ist eine solche Fachfrau ein Geschenk. Oftmals wird diese Art der Hilfestellung nur dann in der Suche und bei der Finanzierung von Krankenkassen unterstützt, wenn der Partner arbeiten gehen muss und die Mama auf sich allein gestellt ist. Je nachdem, in welcher Region du lebst, ist es gut, sich schon frühzeitig in der Schwangerschaft um diesen Service zu kümmern, Anträge auszufüllen und ein erstes Kennenlernen auszumachen. Denn hier sollte unbedingt die Chemie zwischen euch beiden stimmen, immerhin gibst du einen Teil deiner Aufgaben an eine fremde Person ab, die intime Einblicke in euren Alltag erhalten wird.

Liebe geht durch den Magen

Je nachdem, wie groß deine Gefriertruhe ist, lässt sie sich mit allerlei vorbereiteten Leckereien befüllen. Koche von den Mahlzeiten, die sich gut einfrieren lassen, in den Wochen vor der Geburt etwas mehr und friere das dann ein. So hast du für dich und deine Familie einen Vorrat eurer liebsten Gerichte fürs Wochenbett bereit. Gerade Pastasaucen, Suppen oder auch Eintöpfe sind dafür hervorragend geeignet. Praktisch ist auch, Zwiebeln, Knoblauch und Kräuter vorzuschneiden und einzufrieren – so hast du auch nach dem Wochenbett alles griffbereit beim Essen.

Mom-Hack:
Ein Baby im Tragetuch, während du kochst, birgt natürlich auch Gefahren. Achte deshalb unbedingt darauf, dass vor allem die Füßchen nicht mit der Flamme, der Herdplatte oder dem heißen Topf in Berührung kommen können und beim Abschmecken die heiße Soße nicht auf dein Baby tropft!

Super easy vorzubereiten sind Suppen aller Art. Solltest du eine frisch gekochte Suppe bevorzugen, weil sie dir aufgetaut nicht mehr so gut schmeckt, so kannst du auch das Gemüse vorschnippeln, in Gläser füllen, einfrieren und dann zur passenden Zeit daraus eine Suppe kochen.
Das Tolle an fertigen Suppen oder am vorbereiteten Suppenmaterial ist, dass du dir einfach so viele Gläser aus der Gefriertruhe holst, wie du brauchst – pro Person ist ein Glas mit einem Fassungsvermögen von 400 Gramm die richtige Menge. Also lass dir in nächster Zeit alle Gläser (z.B. von Apfelmus) in dieser Größe in deinem Bekanntenkreis geben und sauber ausspülen, dann hast du genug Gefäße zum Befüllen. Die passenden Suppenrezepte findest du auf Seite 70.
Meine Tipps für Kochen und Essen im Wochenbett:

- Koche und esse in den ersten Wochen am besten mit Baby im Tragetuch oder dann, wenn es schläft. Da die meisten Babys noch viel schlafen, gelingt das meist super aber eben nicht unbedingt dann, wenn wir klassischerweise essen würden. Als schnellen Energiekick, zur Überbrückung gibt's dann ein vorbereitetes Energiebällchen (Seite 74).

- Das große Geschwisterkind darf, je nach Alter und Laune, mithelfen oder aber ein Hörspiel hören, solange du kochst oder isst.
- Wenn dein Baby größer ist und gerade nicht schläft, kann es einfach im Tragetuch beim Essen zuschauen oder du legst es ab, so dass es dich sehen kann z. B. in einer passenden Babyschale auf dem Stuhl (ein gutes Beispiel hierfür ist der Triptrap von STOKKE mit Newborn-Aufsatz) oder im Stubenwagen. Vielleicht hast du auch eine andere Vertrauensperson bei dir, die dein Baby tragen kann, damit du dich in Ruhe und entspannt deiner Mahlzeit widmen und Energie tanken kannst.

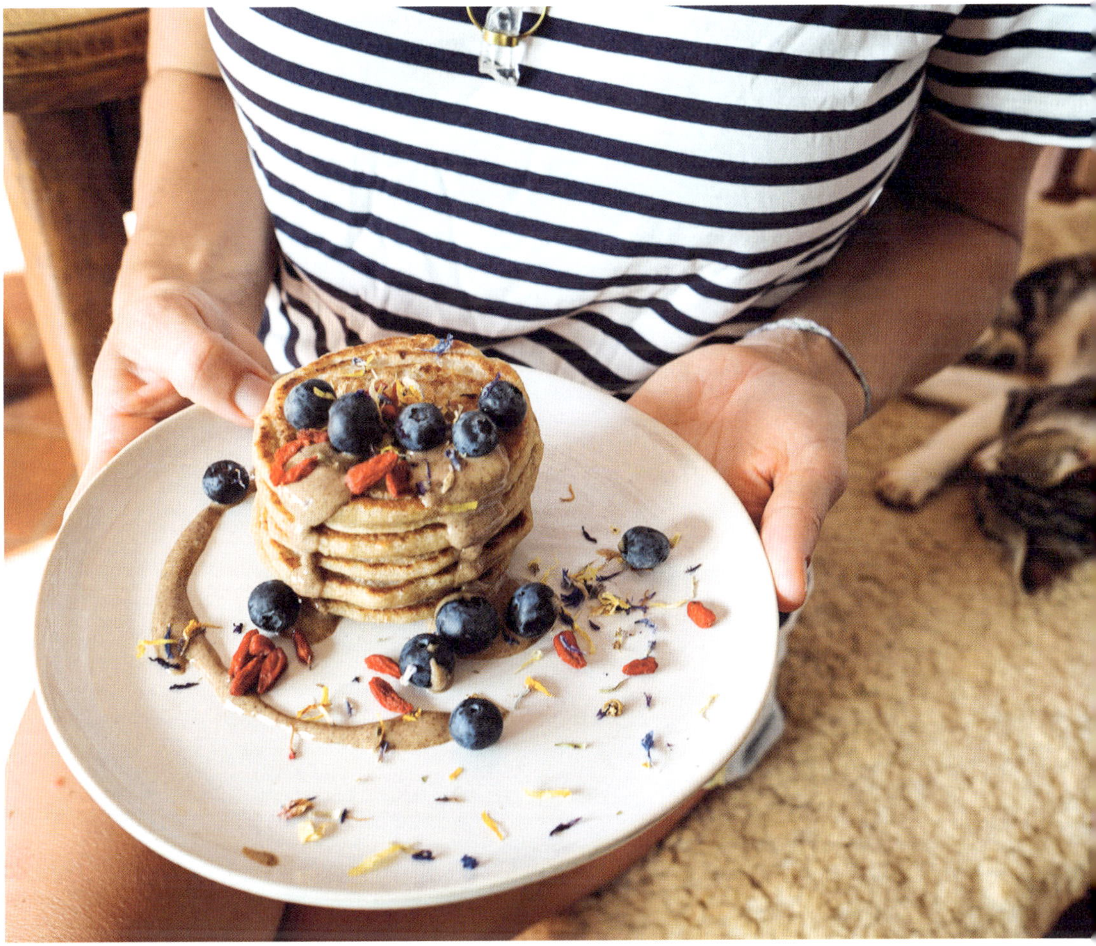

WOCHENBETT-SOULFOOD

Folgende Rezepte kannst du schon gut vor deinem Wochenbett vorbereiten und dann von einer lieben Person aufwärmen lassen. Oder du drückst deinem Partner, deiner Freundin oder einer anderen Person aus deinem Dorf dieses Buch in die Hand und bittest sie, eins der Rezepte für dich zu kochen.

KLASSISCHE, CREMIGE GEMÜSESUPPE

Für 1 Person

- 1 Möhre
- ¼ Lauchstange
- 2 mittelgroße Kartoffeln
- 1 Wurzelpetersilie oder Pastinake
- 1 kleine Süßkartoffel oder ein Stück Kürbis
- 250 ml Gemüsebrühe
- ein Schuss Sahne

Zubereitung:
Wasche das Gemüse, schäle die Kartoffel, schneide alles in Würfel und gebe es dann ins Glas und in die Gefriertruhe. Wenn du die Suppe dann kochen möchtest, machst du den Inhalt des Glases mit ein wenig Öl in einen Topf und dünstest das Gemüse an. Dann fügst du pro Glas Gemüse 250 ml Gemüsebrühe hinzu und lässt es köcheln. Wenn das Gemüse weich ist, musst du es nur noch pürieren, mit Salz und Pfeffer abschmecken und einen Schuss Sahne dazu geben.
Genau so kannst du die Suppe auch schon vorab vorbereiten und nach dem Abkühlen in Gläser füllen und einfrieren. Achte darauf, dass die Deckel gut verschlossen sind.

STÄRKENDE SUPPE

Diese Suppen haben eine lange Tradition und kommen ursprünglich aus China. Im Wochenbett wurden und werden die frischgebackenen Mamas von den (weiblichen) Mitgliedern der Familie gepflegt und mit dieser stärkenden Suppe versorgt. Sie wärmt von innen, ist leicht verdaulich, versorgt dich optimal mit Flüssigkeit und mit allen wichtigen Nährstoffen, die du für dein Baby, deinen Körper, fürs Stillen und besondere Nächte brauchst.

Die klassische Wochenbettsuppe nach der TCM wird mindestens 4 Stunden geköchelt und der Deckel bleibt dabei immer auf dem Topf. Durch diese lange Garzeit werden alle Nährstoffe ausgekocht und gehen in die Flüssigkeit über.

Ich habe 2 Varianten für dich: einmal mit Fleisch und einmal vegetarisch/vegan.

VARIANTE MIT FLEISCH

Für 6 Personen

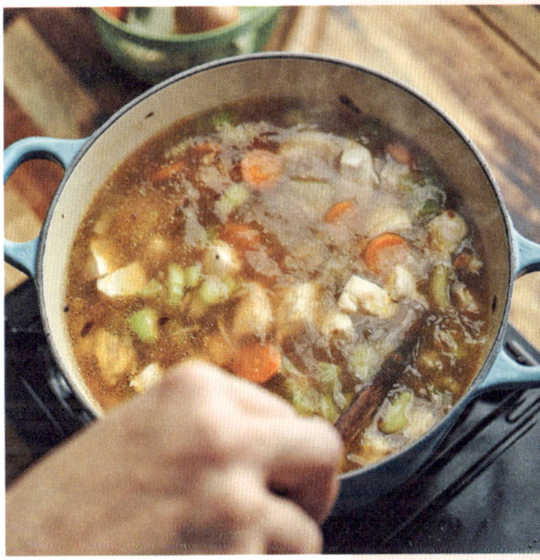

- 1 Suppenhuhn (am besten ein Bio-Huhn, das draußen gelebt und glücklich gepickt hat)
- 2 Liter Wasser
- Salz
- Ca. 0,5 kg Wurzelgemüse (Karotten, Zwiebeln, Knoblauch, Sellerie, Petersilienwurzel, Pastinake, Porree, Petersilie)
- Gewürze (eventuell) Pfeffer, Muskat, Galant, Quendel
- evtl. als Suppeneinlage Leberspätzle, Dinkelflädle, Dinkelgries, oder Dinkelkörner, Suppennudeln

Zubereitung:
Enthäute das Huhn und wasche es unter kaltem Wasser. Gebe das Huhn in einen Topf und fülle diesen mit kaltem Salzwasser auf (das Huhn sollte bedeckt sein), lass alles aufkochen und eine Stunde leicht köcheln. Gebe dann das Gemüse (geputzt und kleingeschnitten) und die Kräuter und Gewürze dazu.
Lass alles so lange weiterkochen, bis das Huhn weich ist, das kann durchaus einige Stunden dauern. Das Fleisch kannst du als Frikassee verwenden oder etwas davon in die Suppe geben.
Die Suppe kannst du mit diversen Suppeneinlagen in einer Tasse servieren, zuvor das Fett abschöpfen. Bitte erwärme sie nicht in der Mikrowelle.

VEGETARISCHE/VEGANE SUPPE

Für 6 Personen

- 2 Liter Wasser
- 0,5 bis 1 kg Wurzelgemüse (die Menge ist einfach abhängig davon, wieviel Einlage du gerne magst)
- Salz
- 1 bis 2 Lorbeerblätter
- 2 Ingwerscheiben
- 1 Zitronenscheibe
- 1 Zweig frischer Thymian
- 2 Wacholderbeeren
- 1 TL Bockshornkleesamen
- Etwas frische Petersilie
- Evtl. extra Suppeneinlage, wie Grießklöschen, Eierstich, Dinkelflädle etc.

Zubereitung:
Das Gemüse zuerst waschen, putzen und ggf. zerkleinern. Nebenbei das Wasser zum Kochen bringen. In einem anderen großen Topf das Olivenöl erhitzen und darin das Gemüse anschwitzen. Dann Ingwerscheiben, Lorbeerblätter, eine Prise Salz, Zitronenscheibe, Thymian, Wacholderbeeren und Bockshornkleesamen dazugeben. Mit dem heißen Wasser ablöschen, die Suppe ca. 4 Stunden auf kleiner Flamme köcheln lassen.

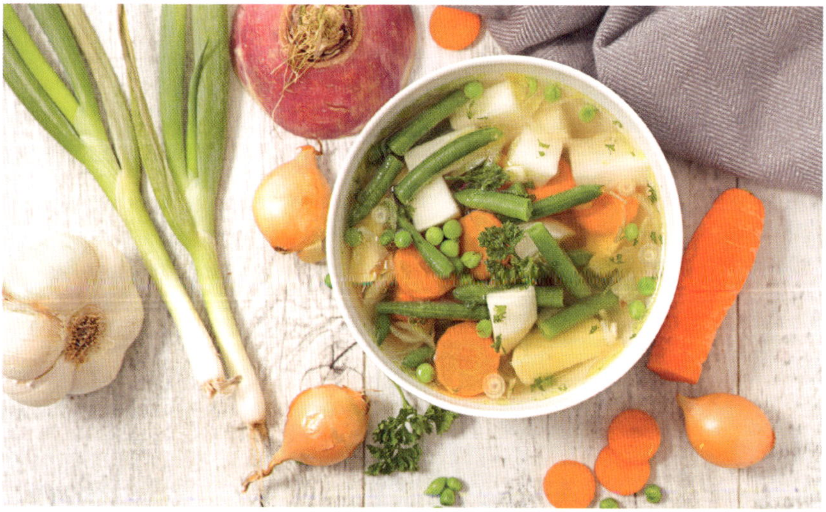

Auch prima vorbereiten und einfrieren lassen sich selbstgemachte Pestos. Wenn du also Lust auf frische Kräuter und Vielfalt in deiner Pasta hast, ist das eine gute Möglichkeit, darauf auch in stressigen Familienzeiten nicht verzichten zu müssen.

PESTO GENOVESE

Für 6 Portionen

- 2 Bund frisches Basilikum
- 25 g geröstete und abgekühlte Pinienkerne (alternativ kannst du auch geröstete Mandeln verwenden)
- 1/2 Knoblauchzehe, in dünne Scheiben geschnitten
- 125 ml Olivenöl
- Salz und Pfeffer
- 60 g fein geriebener Parmesan oder Pecorino

Zubereitung: Alle Zutaten machst du in eine Küchenmaschine und mixt sie, bis eine homogene Masse entsteht. Du kannst das Pesto mehrere Wochen in einem gut verschlossenen Gläschen im Kühlschrank aufbewahren.

WALNUSSPESTO

Für 6 Portionen

- 150 ml Olivenöl
- 150 g Walnüsse
- 30 g fein geriebener Parmesan oder Pecorino
- 1 Knoblauchzehe
- 1 EL Majoran
- Salz und Pfeffer

Zubereitung: Siehe Pesto Genovese.

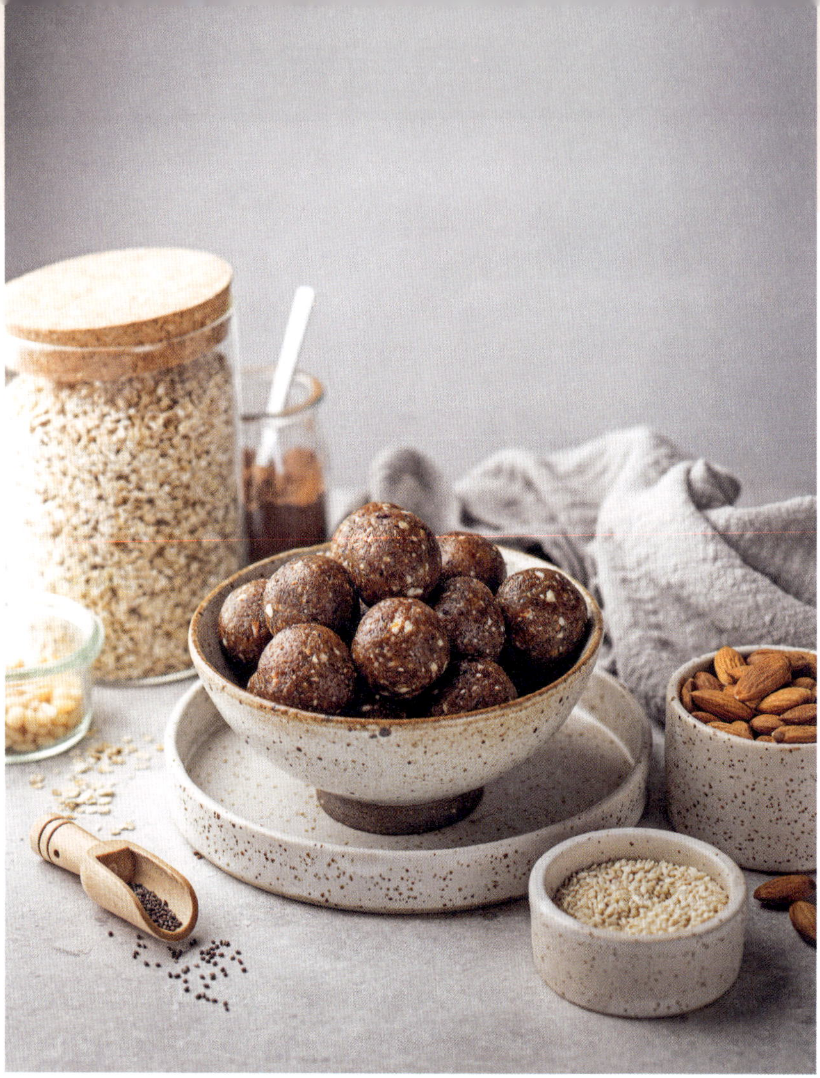

ENERGIEKUGELN

Einfach im Voraus gemacht, lange haltbar, ein tolles Geschenk für eine frischgebackene Mama und für jeden Geschmack wandelbar, z. B. in einer veganen Variante.

Sie enthalten gesunde Omega-3-Fettsäuren und machen dich schnell satt – perfekt für den kleinen Hunger im Wochenbett, auch in der Nacht.

Für circa 20 Kugeln

- 250 g Weizen
- 150 g Gerste
- 100 g Hafer
- eine Handvoll gehackte Cashewnüsse
- 150 g Butter, Kokosfett oder Alsan
- 150 g brauner Rohrzucker oder auch eine Zuckeralternative
- eine Prise Salz
- deine Fantasie

Zubereitung: Mahle das Getreide fein oder lasse dir es im Laden frisch mahlen. Röste das Mehl mit den Nüssen in einer Pfanne, bis es leicht braun wird. Gib dann die Butter dazu und rühre weiter, bis diese ganz geschmolzen ist.

Füge nun den Zucker dazu und nehme nach 10–15 Sekunden die Pfanne vom Herd. Gebe anschließend noch 2–3 Esslöffel Wasser hinzu und forme dann, die noch warme Masse zu Kugeln mit einem Durchmesser von ca. 3 cm.

Die Kugeln kannst du gut in einer Keksdose ca. 14 Tage aufbewahren, im Kühlschrank noch etwas länger.

Variante:
Füge der Teigmasse am Schluss klein gehacktes Trockenobst bei, z. B. Rosinen, Mango oder Aprikosen. Oder auch Kakaonibs, Chiasamen und andere kleingehackte Nüsse. Zum Würzen kannst du gut Zimt, Vanille oder Tonka nehmen. Aber auch Zitronen- oder Orangenschale macht sich darin hervorragend, intensiver wird der Zitrus-Geschmack, wenn du statt Wasser den Zitrusfruchtsaft verwendest.

Wälze die fertigen Kugeln in Kokosflocken, Fruchtpulver, Kakao oder Sesam.

Wenn du die Bällchen lieber ohne „richtigen" Zucker, aber trotzdem süß haben möchtest:

Nimm 100–150 g Datteln und mache daraus in deiner Küchenmaschine eine süße Dattelcreme. Diese kannst du nach dem Anrösten des Mehls einfach hinzugeben. Solltest du eher trockene Datteln verwenden, füge beim Verarbeiten mit der Küchenmaschine nach und nach schluckweise warmes Wasser hinzu.

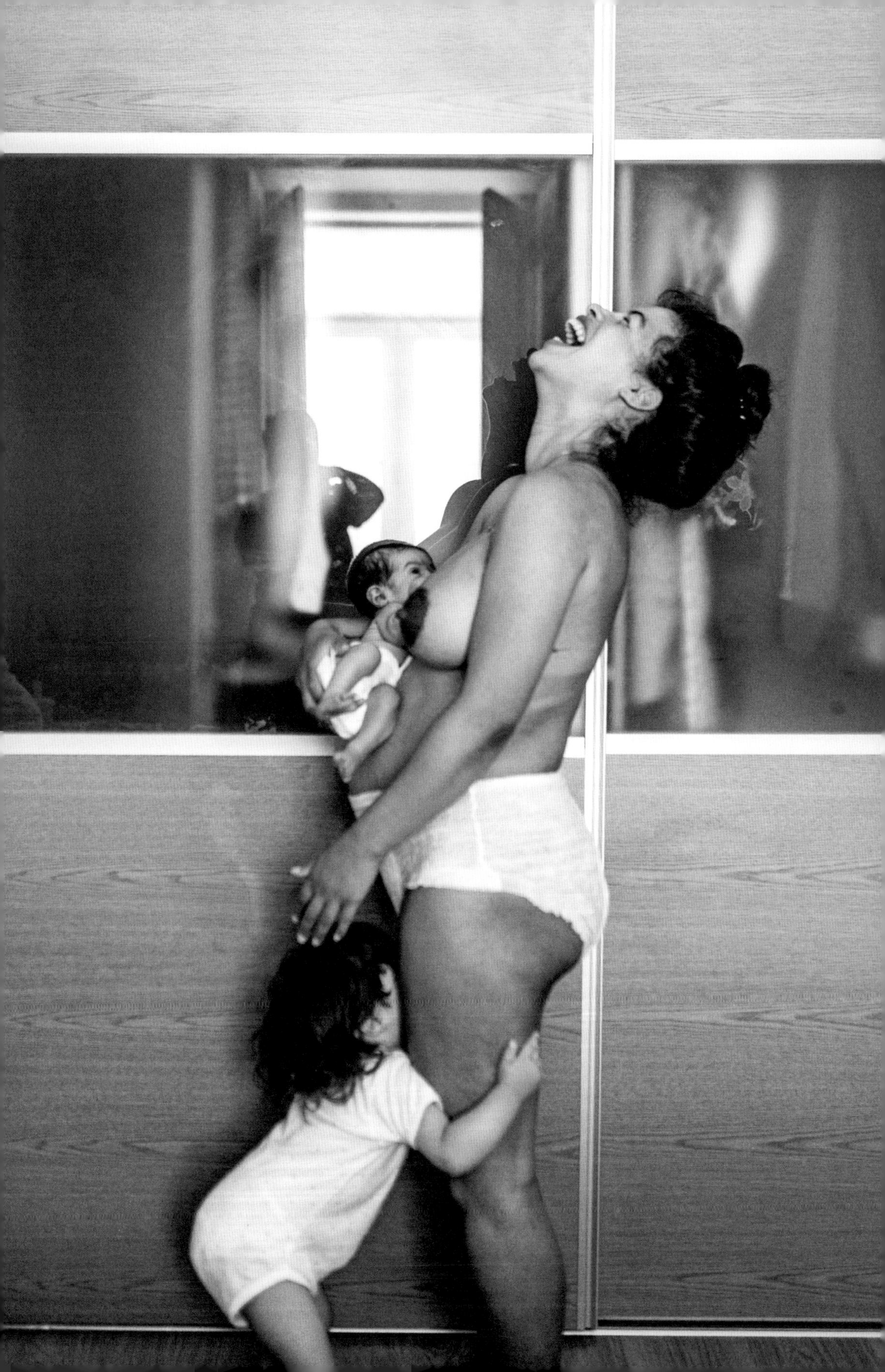

TEIL II

DEIN NEUER MAMA-KÖRPER

Die körperlichen Veränderungen im Wochenbett

Durch die Geburt erlebt unser Körper noch einmal viele Veränderungen, manches fühlt sich schnell wieder „wie immer“ an, anderes braucht längere Zeit oder bleibt für immer etwas anders als zuvor.

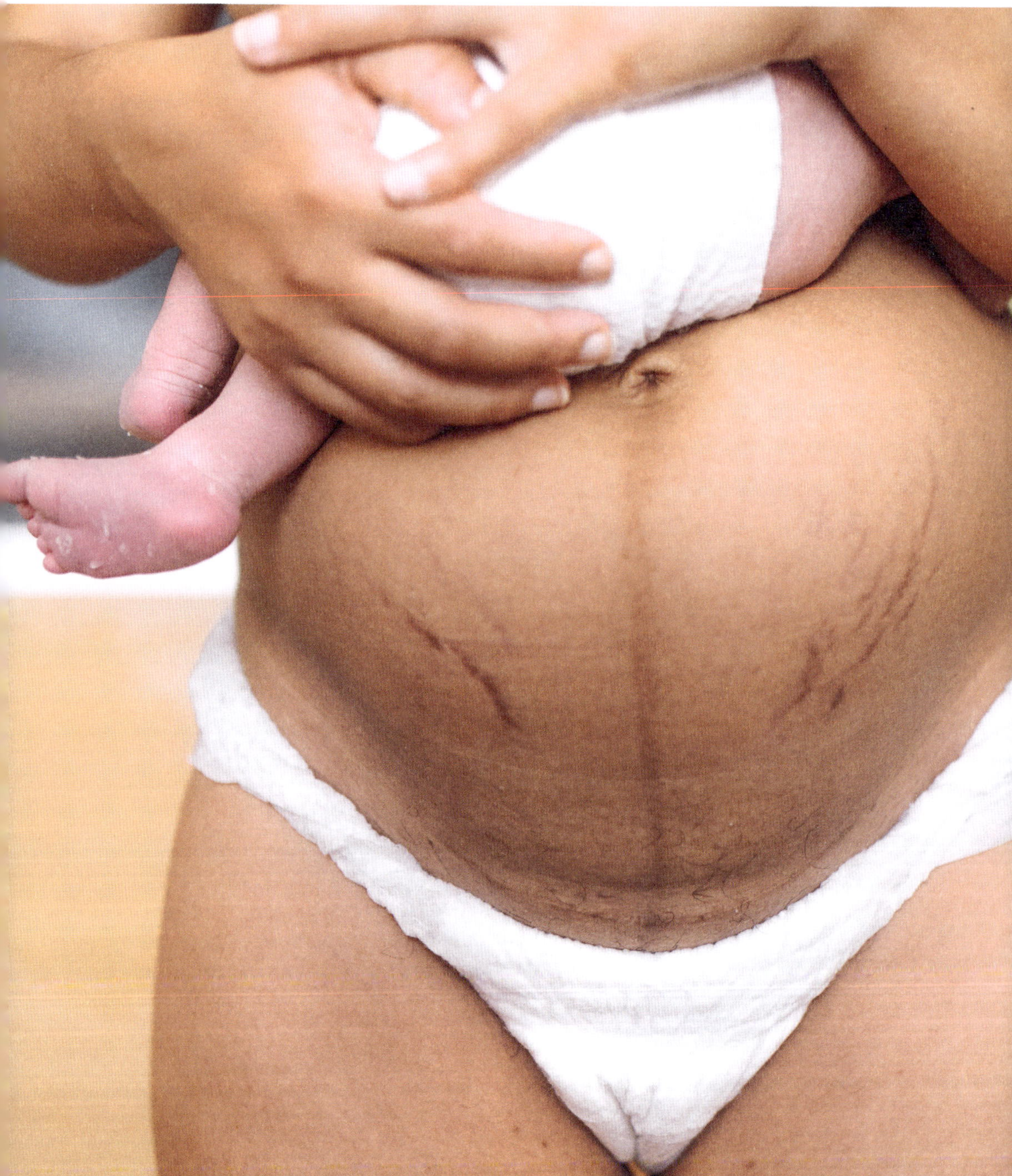

UNTENRUM

Die Platzverhältnisse in deinem Körper ändern sich mit der Geburt deines Babys schlagartig und all deine inneren Organe brauchen Zeit, um wieder ihren alten Platz zu finden. Wie sich all diese Veränderungen auf deine Ausscheidung auswirken und welche Erste-Hilfe-Tipps ich für dich habe, findest du in diesem Kapitel.

DEINE BLASE – KEIN PLATZPROBLEM MEHR

Nach der Geburt hat deine Blase eine ungeahnte neue Freiheit – es ist nämlich wieder richtig viel Platz da, den sie auch ausnutzt. Das bedeutet, dass deine Blase sehr voll werden kann, ohne dass du es erst einmal bemerkst. Gegen Ende der Schwangerschaft musstest du wahrscheinlich super häufig zur Toilette und es tut gut, nun nicht mehr ständig zur Toilette zu müssen. Allerdings ist unser Gespür für eine volle Blase noch nicht wieder ganz vorhanden und wenn du dann musst, muss es meist sehr schnell gehen. Ich empfehle dir deshalb, alle 2 bis 3 Stunden, auch ohne das Gefühl „zu müssen", auf die Toilette zu gehen, denn dein Beckenboden ist vielleicht noch nicht wieder so stark, um den Druck einer vollen Blase standzuhalten. Der Weg zur Toilette kann dann plötzlich weiter sein, als gedacht.

Wassereinlagerungen werden in den ersten Tagen nach der Geburt ausgeschwemmt und du wirst staunen, wie viel du pieseln musst, um all das Wasser in deinem Körper loszuwerden! Ohne Babybauch und Wassereinlagerungen stellt sich für dich ein ganz anderes Körpergefühl ein.

Um einer Harninkontinenz, auch in späteren Jahren, vorzubeugen, ist es wichtig, dass du nach ein paar Tagen direkt mit leichten Beckenbodenübungen loslegst. Das geht sowohl im Bett liegend, als auch zum Beispiel beim Zähneputzen.

Mehr dazu kannst du auf Seite 114 lesen.

DEIN DARM – SO KLAPPT'S AUF DEM STILLEN ÖRTCHEN

Der erste Stuhlgang nach der Geburt darf ein paar Tage auf sich warten lassen, da du vielleicht direkt vor oder auch während der Geburt Stuhlgang hattest. Wenn er jedoch länger als 3 Tage ausbleibt, solltest du einen Blick darauf werfen, woran das denn liegen könnte.

Das erste Mal nach der Geburt ein großes Geschäft zu erledigen, kann sich seltsam anfühlen und unangenehm sein, vielleicht hast du auch Sorge, dass deine Nähte deiner Geburtsverletzung beim Drücken wieder aufgehen. Doch keine Angst: Diese Sorge ist unbegründet.

Verstopfung im Wochenbett ist für dich nicht nur lästig, sondern kann auch unangenehm und schmerzhaft werden. Du bist nicht die einzige, der es so geht, ganz viele Frauen leiden unter diesem Problem – es ist also ganz normal!

Es gibt viele Gründe, weswegen Frauen an sogenannter Obstipation im Wochenbett leiden können und manche davon kannst du selbst positiv beeinflussen: In der Zeit des Wochenbetts wirst du viel liegen, weshalb dem Darm deine körperliche Aktivität fehlt, um ihn bei seiner Arbeit zu unterstützen. Durch die Geburt deines Kindes gibt es nun zudem viel mehr Raum in deinem Bauch und die inneren Organe brauchen einige Tage, um ihren „alten" Platz wiederzufinden und sich an die neuen Raumverhältnisse anzupassen. Natürlich spielen auch wieder die Hormone eine große Rolle: Durch die Umstellung ist der Darm träger und arbeitet nicht mehr so effektiv.

Hebammen-Tipp:
Lasse dir auf der Toilette viel Zeit und nutze ein paar Lagen Klopapier oder einen Waschlappen, um am Dammbereich etwas Gegendruck auszuüben – das tut gut und hilft über deine Ängste hinweg.

Um deinen Darm dennoch in Schwung zu bringen, achte darauf, dass du ausreichend Wasser trinkst, am besten 3 Liter am Tag. Nimm außerdem viel ballaststoffreiche Nahrung zu dir, dazu gehören Vollkornprodukte, Obst (z. B. Äpfel, Birnen und Beeren), Trockenobst, Gemüse (z. B. verschiedene Kohlarten, Möhren, Kartoffeln, Kürbis und Spinat) aber auch Hülsenfrüchte (z. B. Linsen, Kichererbsen, Soja). Zusätzlich kannst du ab und zu ein Glas naturtrüben Apfelsaft trinken – du wirst sehen, das wirkt oft wahre Wunder. Auch Leinsamen und Weizenkleie eignen sich wunderbar, um deine Verdauung anzuregen. Es ist jedoch wichtig, dass du zusätzlich dazu viel trinkst, da die kleinen Körnchen zu quellen beginnen und dazu viel Flüssigkeit benötigen. Nutze Vollkornmehl und Produkte aus Vollkorn, anstatt die hellen Produkte aus Weißmehl. Schaue sorgsam, ob dein Baby auf eines der Lebensmittel mit Bauchschmerzen oder Blähungen reagiert – vor allem an Kohlsorten und Hülsenfrüchte solltest du dich langsam herantasten. Gut geeignet, um die Verdauung anzukurbeln, sind auch die Energiekugeln fürs Wochenbett – diese kannst du immer wieder in großen Mengen vorbereiten, oder dir auch schenken lassen. Das Rezept findest du auf Seite 74.

Ein weiteres Wundermittelchen ist Milchzucker, den du einfach in Joghurt oder ein Glas Wasser einrühren und genießen kannst – verwende dafür täglich 30 g Milchzucker.

Sobald du dich wohl und stabil fühlst, kannst du dich auch wieder mehr bewegen und so die Darmmobilität zusätzlich unterstützen.

Im frühen Wochenbett darfst du schon im Bett die ersten leichten Rückbildungsübungen machen, welche deine Darmtätigkeit bereits positiv beeinflussen.

Lass dich mit einer Bauchmassage im Uhrzeigersinn von deiner Hebamme oder deinem Partner verwöhnen, das unterstützt die Verdauung, schenkt deinem Gebärkörper Anerkennung und dir ein paar Wohlfühlminuten.

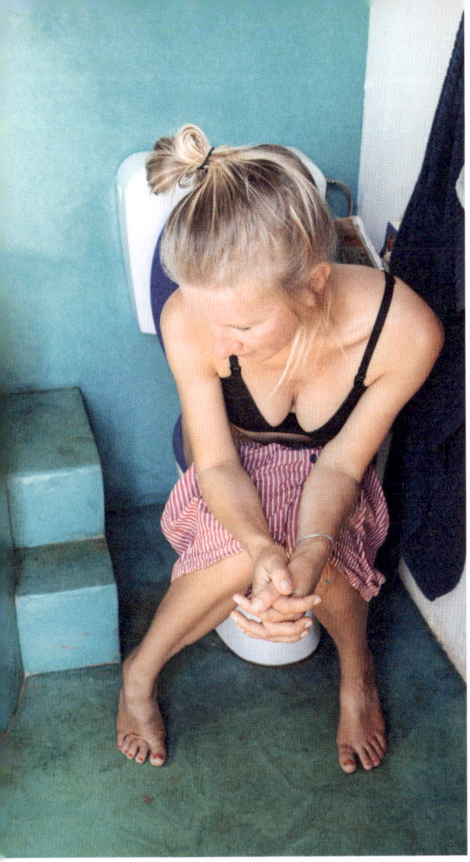

HÄMORRHOIDEN – KEIN P(R)OBLEM

Hämorrhoiden sind ein Thema, über das niemand gerne spricht, es wird also höchste Zeit, das Tabu zu brechen, denn es leiden viele Wöchnerinnen unter diesen unangenehmen Gefährten. Vielleicht warst du schon vor der Schwangerschaft oder der Geburt davon betroffen, vielleicht kamen sie auch mit der Geburt zum Vorschein. Ein harter Stuhlgang oder Verstopfungen, und der zusätzliche Druck deines Kindes im Bauch begünstigen die Entstehung von Hämorrhoiden.

Wer aber ebenfalls wieder eine große und wichtige Rolle spielt, sind (natürlich) deine Hormone, vor allem Gestagen und Progesteron haben einen Einfluss auf die Entstehung von Hämorrhoiden. Durch die Vermehrung dieser Hormone werden deine Gefäße erweitert und Hämorrhoiden können entstehen.

Das Gefäßpolster und der Schließmuskel sorgen normalerweise dafür, dass der After verschlossen bleibt und sich nur dann öffnet, wenn du das auch willst. Sind die Venen hinter dem After, ähnlich wie bei einer Krampfader, vergrößert und drücken aus dem After heraus, dann nennt man diese Hämorrhoiden. Dazu kommt es immer dann, wenn Gefäßpolster und Schließmuskel stark belastet und durch die Hormone weich gemacht sind.

Meistens entstehen diese Ausstülpungen durch den Druck bei der Geburt oder bei zu starkem Drücken beim Stuhlgang. Leider bleiben sie dann auch erst einmal vor dem Afterausgang und sorgen für ein unangenehmes Gefühl.

Hämorrhoiden können eine ganze Reihe an unangenehmen Symptomen verursachen, dazu gehören starker Juckreiz, Brennen, Bluten und Nässen - die Ausprägung der jeweiligen Symptome ist dabei abhängig von der Größe und der Anzahl der Hämorrhoiden.

Vorbeugend kannst du versuchen, dich zu bewegen, viel zu trinken, wenig zu sitzen und so harten Stuhlgang und damit starkes Pressen auf der Toilette vermeiden.

Pflege und Hygiene sind bei Hämorrhoiden das A und O! Spüle deinen After nach jedem Toilettengang mit klarem Wasser ab und tupfe ihn sanft trocken. Super hilfreich sind dabei auch Bidets oder Po-Duschen. Wenn du die Hämorrhoiden nach der Hygieneeinheit mit Vaseline einge-

ERSTE HILFE BEI HÄMORRHOIDEN

- Kühle deinen After z. B. mit Quark aus dem Kühlschrank, den du auf ein Wattepad gibst und auf die betroffene Stelle legst
- Fette die betroffenen Stellen mit Vaseline ein
- Mache ein lauwarmes Sitzbad mit entzündungshemmenden Gerbstoffen wie Eichenrinde (max. 2 x tgl.), Eichenrinde erhältst du als Extrakt in der Apotheke, eine Anleitung dazu findest du auf Seite 95
- Verwende frische Aloe Vera aus dem Kühlschrank: einfach eine Scheibe abschneiden und auflegen
- Verwende Salbe und Zäpfchen aus der Apotheke
- Nutze dicke Einlagen als Polsterung

cremt hast, kannst du immer wieder vorsichtig versuchen, sie zurück, hinter den Afterschließmuskel zu schieben.
Wenn dein Leiden bereits fortgeschritten ist, kann es sein, dass dein Po wund wird, da Aftersekret austreten und deinen Po reizen kann. Nutze saugfähige Slips aus Baumwolle, die das Sekret aufnehmen.

APPLAUS FÜR DEINE GEBURTSORGANE

Die Pflege und Fürsorge deiner Geburtsverletzungen, deiner Gebärmutter und deines Beckenbodens sind elementare Bestandteile des Wochenbetts. Warum das so ist und wie du dich für den baldigen Alltag stärken kannst, erfährst du in diesem Kapitel.

Deine Gebärmutter – ein wahres Wandelwunder

Deine Gebärmutter hat in der Schwangerschaft wahre Wunder geleistet, sie hat dein Baby versorgt und beschützt. Dabei hat sie sich um ein unglaubliches 40-Faches vergrößert, um sich nun wieder auf ihre Ausgangsgröße zurückzubilden. Dies geschieht innerhalb von ein paar Tagen, sodass sie dann wieder als walnussgroßer Muskel hinter deinem Schambein sitzt. Unterstützt wird sie dabei vom Hormon Oxytocin, das u.a. beim Stillen ausgeschüttet wird.
Das Kontrahieren deiner Gebärmutter hat noch eine andere Funktion: Die Durchblutung in diesem Bereich wird so reduziert und die Stelle, an der die Plazenta gehaftet hat, wird kleiner. Das bewirkt dann, dass

dein Wochenfluss nachlässt. Dein Körper sorgt also ganz automatisch dafür, dass du nicht zu viel Blut verlierst – clever, oder?

Für uns frischgebackenen Mamas bedeutet das, dass wir Nachwehen, vor allem beim Stillen, haben können. Diese können wirklich unangenehm bis schmerzhaft sein. Manche Frauen spüren die Nachwehen stärker und manche weniger stark bis gar nicht. Mit jedem weiteren Kind werden die Nachwehen tendenziell mehr. Und ganz egal, wie du geboren hast, sie sind da und sie sind sehr wichtig!

Doch niemand sollte im Wochenbett Schmerzen haben und verspannt sein, wo doch alle Kräfte für sich selbst und das neugeborene Baby gebraucht werden. Es gibt Schmerzmittel, die stilltauglich sind und die du bei starken Nachwehen einnehmen kannst. Außerdem hilft es sehr, deinen Rücken mit zu wärmen (z. B. mit einer Wärmflasche) – das kann die Anspannung deiner Gebärmutter lösen. Auch im naturheilkundlichen Bereich gibt es viele Mittel, die gegen Verkrampfungen und (wie man so schön sagt) „Frauenleiden" helfen.

Deine Gebärmutter wird sich also schnell wieder in ihren Urzustand begeben – dies dauert in der Regel 10 bis 14 Tage. Deine Hebamme kann fühlen, wie groß deine Gebärmutter noch ist. Je niedriger die obere Kante deiner Gebärmutter zu tasten ist, desto weiter hat sie sich schon zurückgebildet.

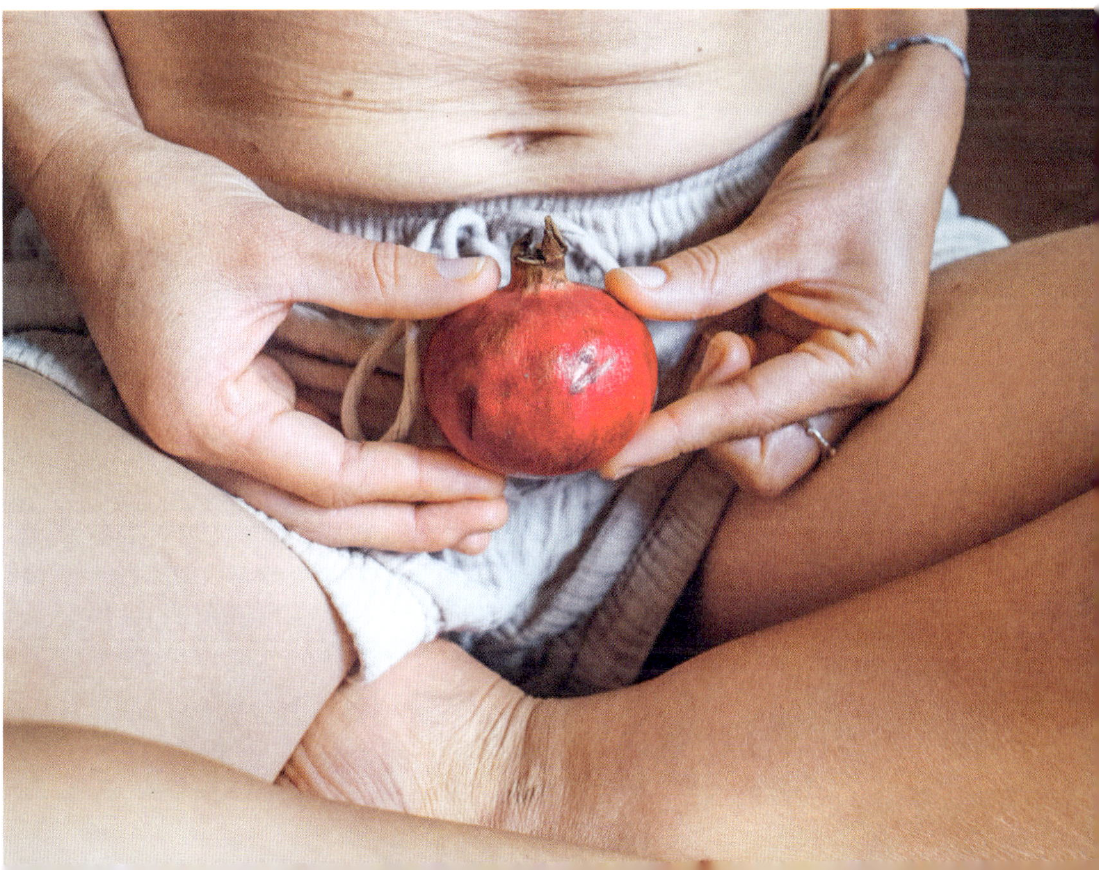

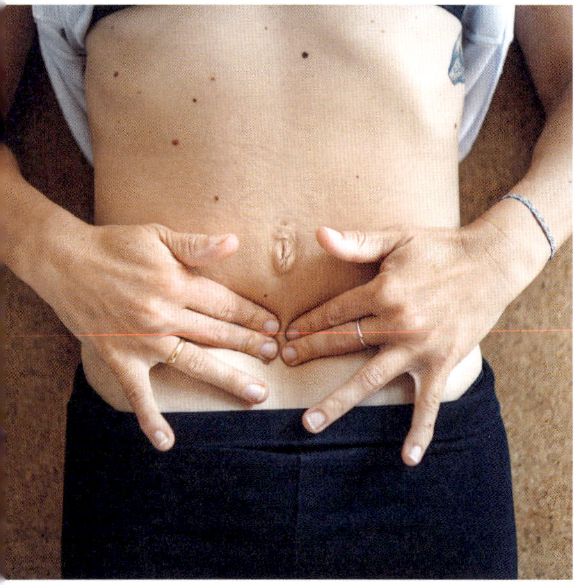

Jeder Körper und jedes Setting sind individuell und so gibt es auch bei der Rückbildung einige Faktoren, die zu Abweichungen führen können, beispielsweise die Größe deines Kindes, ob du ein oder mehrere Babys geboren hast, die Menge des Fruchtwassers und auch das Stillverhalten.
Hebammen „messen" den Höhenstand in Querfingern: Direkt nach der Geburt wird die Gebärmutter 1 bis 3 Querfinger unter deinem Bauchnabel zu spüren sein. Dieser schnelle Abstieg ist vor allem den starken Geburtskontraktionen zu verdanken. Die Nachwehen sind doch etwas leichter und daher steigt die Gebärmutter am ersten Tag nach der Geburt wieder bis kurz über deinem Nabel. Anschließend wird sie sich jeden Tag um circa einen Querfinger zurückbilden.

Wichtig beim Messen der Gebärmutter ist, dass deine Blase vor dem Tasten immer geleert wird, da eine volle Blase die Gebärmutter nach oben schiebt. Du kannst die Größe mit etwas Übung auch selbst ertasten: Lege dich dafür flach auf den Rücken und taste mit den Fingerspitzen nach einer harten Kugel unterhalb deines Nabels. Hast du sie gefunden, schaust du, wie viele Finger zwischen deinen Nabel und den Beginn deiner Gebärmutter passen.

Lochien – alles im Flow

Nach der Geburt deines Babys wird die Plazenta, der Mutterkuchen, geboren. Dieser haftete in der Schwangerschaft an der Gebärmutter, wo sich nun, nach der Geburt, eine Wundfläche befindet. Aus dieser großen Wunde blutet es, bis die Fläche nach 2 bis 8 Wochen verheilt ist. Diese Blutung ist der Wochenfluss, die Lochien. Auch hier ist es ganz egal, ob du dein Baby spontan oder per Kaiserschnitt geboren hast – in beiden Fällen tritt der Wochenfluss ein. Wenn du stillst, unterstützt das die Ausschüttung von Oxytocin, du hast demnach wahrscheinlich mehr Nachwehen und dein Wochenfluss ist in der Regel etwas schneller vorbei.
Die Lochien bestehen aus Blut, Gebärmutterschleimhaut, Schleim und Wundflüssigkeit. Teilwiese sind auch Bakterien enthalten, weshalb Hygiene beim Wechseln der Binden und der Intimpflege sehr wichtig ist. Die Behauptung, der Wochenfluss sei infektiös, ist allerdings falsch, er ist lediglich ein guter Nährboden für Bakterien.

Durch das Kontrahieren der Gebärmutter wird die Blutung verringert und mit der Zeit verändert sich nicht nur die Menge, sondern auch die Farbe der Lochien. Innerhalb der Wochenfluss-Zeit gibt es unterschiedliche Stadien, die bei jeder Frau unterschiedlich lange ausfallen.

In den ersten Tagen nach der Geburt ist der Wochenfluss stark, frischblutig und rot. Manchmal wirst du auch Klümpchen ausscheiden, sogenannte Koagel – also geronnenes Blut. Bis zu einer Größe einer Walnuss ist das normal, bei größeren Koageln solltest du deine Gynäkologin oder deinen Gynäkologen aufsuchen, denn es kann sich dabei auch um Plazentareste handeln.

Im nächsten Stadium wird die Blutung weniger und bräunlich, nach circa 2 Wochen gelblich und schleimig und zuletzt dann sehr schwach und weißlich.

Die Menge des Wochenflusses wird immer wieder variieren, je nachdem wieviel du dich bewegst und stillst. Das ist völlig normal und muss dich nicht beunruhigen. Trotz der unterschiedlichen Längen der 4 Stadien gibt es wichtige Anzeichen, bei denen du lieber eine Ärztin oder einen Arzt aufsuchen solltest: zum einen, wenn dein Wochenfluss ganz plötzlich versiegt – am Morgen noch stark und blutig ist und am Nachmittag kein Tröpfchen mehr kommt, zum anderen, wenn die Blutung plötzlich ganz stark wird. Außerdem, wenn du ein Krankheitsgefühl wie Fieber, Schüttelfrost und Abgeschlagenheit entwickelst oder dein Wochenfluss fischartig oder plötzlich ganz anders riecht. Lochien haben einen physiologischen Eigengeruch und riechen stark nach Eisen. Es wird dann mittels Ultraschalles geschaut, ob eine Blockade das Abfließen verhindert oder ob sich noch ein Stück Plazenta in der Gebärmutter befindet.

In den ersten Tagen nach der Geburt wirst du von den großen „Surfbrettbinden" sicherlich 2 bis 3 übereinander benötigen. Wechsel sie alle paar Stunden und gieße auch gerne auf der Toilette klares und kühles Wasser mit einer Wasserflasche oder einem Messbecher über deinen Intimbereich. Das reinigt, kühlt und erfrischt ganz wohltuend. Mit den Tagen wirst du weniger Binden benötigen und

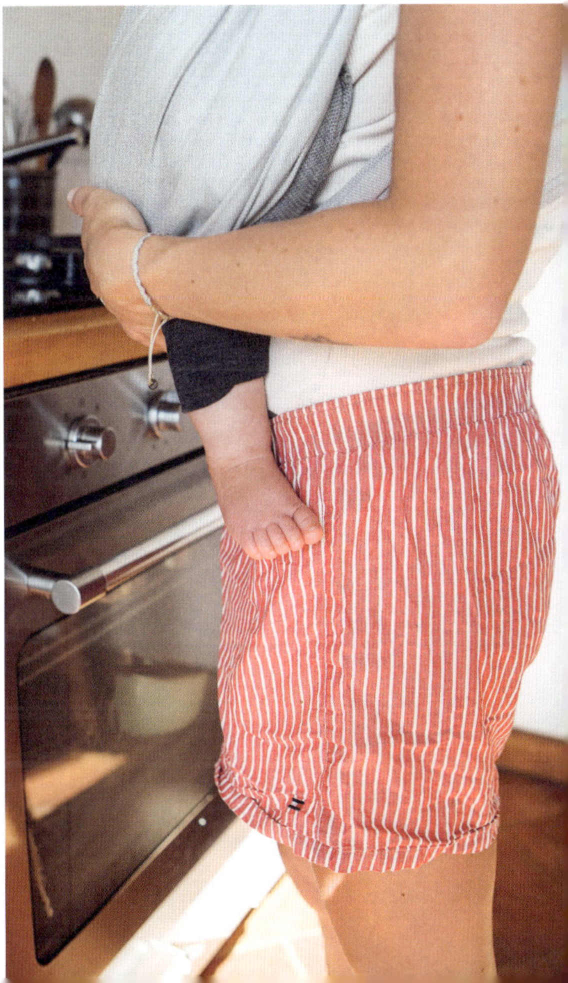

auch bald eine andere Größe. Achte beim Kauf unbedingt darauf, Binden ohne Plastik und Kleber zu kaufen, oder wähle generell eine nachhaltigere Alternative für den Wochenfluss. Wunderbar eignet sich zum Beispiel Periodenunterwäsche mit der höchsten Saugstufe. Diese Alternative ist umweltfreundlich, da du sie einfach nur waschen musst und so Müllberge vermeidest, super angenehm für deinen Intimbereich und du hast kein „Windelgefühl". Die gibt's in sportlichen Varianten oder auch mit Spitze. Du kannst dich damit also auch im Wochenbett weiblich und sexy fühlen.

Blutverlust: Wie viel Blut ist normal?

Oft haben wir beim Gedanken an eine Geburt ein Bild im Kopf, das sehr blutig ist. Doch tatsächlich bluten wir, wie du inzwischen weißt, erst mit dem Ablösen der Plazenta und meist auch gar nicht so viel, wie wir uns ausmalen oder als es auf einem weißen Laken oder im Geburtspoolwasser aussieht.

In der Regel beträgt der Blutverlust während der Geburt zwischen 250 und 500 Milliliter. Im Vergleich: Beim Blutspenden geben wir in 5 bis 10 Minuten 500 Milliliter.

Was bedeutet es jedoch für unseren Körper, wenn wir doch mehr bluten? Woher kommt ein erhöhter Blutverlust und was können wir tun, um schnell wieder, wortwörtlich, auf die Beine zu kommen?

Wenn du mehr als 500 Milliliter in den ersten 24 Stunden nach der Geburt bluten solltest, wird in Fachkreisen von postpartaler Blutung gesprochen. Ein Liter Blutverlust und mehr kann eine lebensbedrohliche Situation darstellen und ist weltweit der häufigste Grund für Müttersterblichkeit nach der Geburt.

Je nach Grund und Ausprägung der Blutung erfolgt dann eine Behandlung. Gründe können zum Beispiel eine Plazenta Praevia (deine Plazenta liegt dabei ganz oder teilweise vor dem Muttermund) sein, eine innerliche Geburtsverletzung, langanhaltende Wehentätigkeit oder eine Mehrlingsgeburt.

Aber auch Vorerkrankungen wie eine Gerinnungsstörung können zu erhöhtem Blutverlust führen. Im Notfall wirst du mit Blutkonserven und Eiseninfusionen versorgt und musst ein paar Tage stationär überwacht werden, bis es deinem Kreislauf wieder besser geht.

Wichtig ist, wenn du nach der Geburt bemerkst, dass du stark blutest, direkt eine Fachperson hinzuzuziehen und den Grund für die Blutung abklären zu lassen. Auch wenn du dir unsicher bist, lass lieber einmal mehr nach dir schauen, um auf der sicheren Seite zu sein – scheue dich nicht davor, Hilfe einzufordern.

Für eine weitere Geburt ist das Risiko einer erneuten Blutung erhöht, vor allem wenn die Plazenta manuell gelöst wurde und der Blutverlust mit Blutkonserven ausgeglichen wurde, oder eine Gerinnungsstörung besteht.

Je nach deiner eigenen, körperlichen Kondition wirst du auch einen geringeren Blutverlust bemerken. Anzeichen dafür sind Schwindel, Schlappheit, Blässe und natürlich ein niedriger Hb- (Hämoglobin)

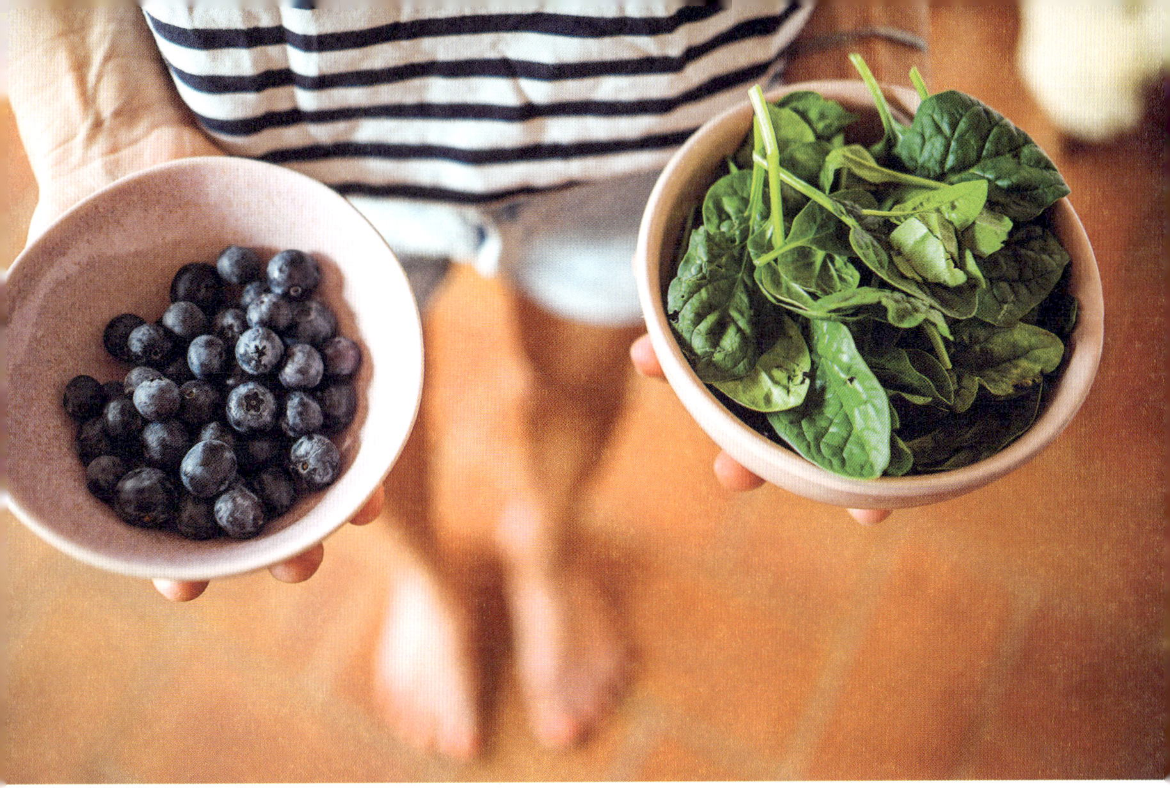

oder Ferritin-Wert. Lass unbedingt bei Verdacht beide Werte prüfen, um einem Eisenmangel auf die Spur zu kommen oder ausschließen zu können. Nach nur etwa 4 Wochen hat dein Körper deinen Blutverlust ganz alleine wieder ausgeglichen – du kannst ihn dabei unterstützen: Egal wie hoch dein Blutverlust war, wirkt Ruhe und eine ausgewogene, regelmäßige und eisenreiche Ernährung im Wochenbett unterstützend. Als Merkhilfe gilt: Gemüse und Obst, das dunkelgrün oder dunkelrot ist, ist reich an Eisen.

Zudem kannst du dich mit Eisenpräparaten in sämtlichen Formen versorgen, aber achte auf deinen Stuhlgang – dieser kann durch Eisenpräparate härter werden (schlecht für die Hämorrhoiden) – und auf andere Nebenwirkungen. Eisenpräparate werden sowohl in Tablettenform, als auch als Globuli oder Tropfen angeboten. Viele Frauen leiden bei der Einnahme von Eisenpräparaten unter Verstopfung, manche auch unter Durchfall, wieder anderen wird es davon flau. Wechsel bei Nebenwirkungen das Präparat und die Zeit der Einnahme. So kann beispielsweise die Einnahme vor dem Schlafen das flaue Gefühl komplett auslöschen. Für die bessere Eisenaufnahme im Körper solltest du immer Lebensmittel mit viel Vitamin C parallel dazu essen oder trinken. Es eignet sich prima, eine Eisentablette mit einem Glas Orangensaft einzunehmen.

Kaffee, Tee, Milch, Cola und Rotwein hemmen hingegen die Aufnahme von Eisen.

Zusätzlich dazu kann dein Körper durch Eiseninfusionen unterstützt werden. Dies kann ein Heilpraktiker, deine Hebamme oder auch dein Hausarzt übernehmen.

EISEN-FRÜHSTÜCKS-SMOOTHIE

- 200 g (Soja-) Joghurt
- 50 g Haferflocken
- 2 El Chiasamen
- 100 g TK-Beeren
- 50 g Spinat
- 1 Banane
- 1 Schluck Orangensaft, je nach Gusto, ob der Smoothie eher fester oder flüssiger sein soll

Zubereitung:
Einfach ab in den Mixer, genießen und nebenbei den Eisenspeicher füllen und die Verdauung anregen.

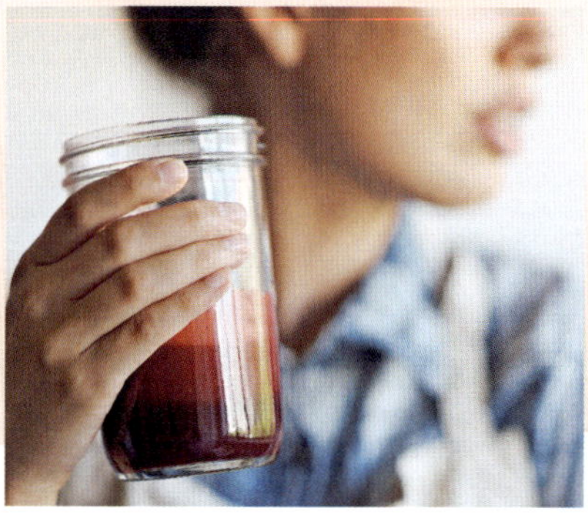

Vulva und Vagina – dein Schatzkästchen

Manche Frauen haben sich noch nie unten mit einem Spiegel angeschaut und untersucht und deshalb auch keine Vergleichsmöglichkeit. Manche haben auch einfach wenig Kontakt zu ihrem Geschlechtsorgan, das ein neues Leben auf die Welt bringen wird.

Wenn du dieses Kapitel nun vor der Geburt liest, nimm dir gleich heute noch einen Spiegel zur Hand und ziehe dich für eine Weile zurück, um dich kennenzulernen und zu bewundern.

Auch die Begriffe für unsere weiblichen Geschlechtsorgane sind oft nicht ganz klar: Als Vulva wird der äußere Bereich bezeichnet, der Schamlippen, Klitoris und auch das Dammgewebe umfasst. Die Vagina wird oft Scheide genannt und ist ein dehnbares, etwa 10 Zentimeter langes Organ, das sich zwischen Vulva und der Gebärmutter befindet. Dieser Teil nimmt den Penis beim Geschlechtsverkehr auf und für die Geburt ist er das letzte Wegstück durch den Geburtskanal.

Schon in der Schwangerschaft hast du sicher eine Veränderung des Aussehens deines Intimbereichs bemerkt, nicht nur die Farbe deiner Schamlippen ist dunkler geworden, auch dein Venushügel kann, durch Wassereinlagerungen, etwas geschwollen aussehen. Dein Körper hat nun ein Baby geboren und wird danach wieder

normal funktionieren, kleine optische Veränderungen am äußeren Erscheinungsbild deiner Vulva, wie zum Beispiel eine stärkere Pigmentierung der Schamlippen können aber bestehen bleiben – und genau diese machen dich so einmalig und erinnern dich daran, was du Großartiges geleistet hast!
Deine Vagina dehnt sich während der Geburt um das Zehnfache aus und leistet wahrlich Großes. Das kann sie deshalb so gut, weil sie ein Muskel ist und dadurch sehr elastisch. Entgegen dem Mythos bildet sie sich schnell wieder zurück und bleibt nicht für immer so weit und gedehnt. Dennoch dauert dieser Prozess einige Wochen bis Monate und durch regelmäßige Rückbildungsübungen kannst du ihn unterstützen.
Das Gefühl kann auch ein anderes sein als vor der Geburt, aber auch das ist nur eine Frage der Zeit, bis sich alles wieder „normalisiert". In den ersten Tagen fühlt sich der Bereich von Vulva und Vagina verletzlich und offen an. Deine Beckenbodenmuskulatur wurde extrem gedehnt und alles fühlt sich irgendwie haltlos an. Dein Partner kann dies vielleicht durch mehr Weite beim Geschlechtsverkehr spüren und durch hormonell bedingte fehlende Feuchtigkeit deiner Vagina. Schon nach ein paar Tagen wird sich das Gefühl deutlich verbessern und nach ein paar Wochen wird es kaum mehr anders als vor der Geburt sein.
Der Scheidenkanal kann auf Dauer verlängert sein, dies ist aber äußerlich nicht sichtbar, dein Partner wird es auch nicht spüren. Du kannst es feststellen, wenn du ein Tampon oder eine Menstruationstasse einführst und der Weg sich anders und länger anfühlt. Dies hat jedoch keinerlei Auswirkungen auf eine weitere Schwangerschaft oder dein Sexleben.

Wenn die Geburt Spuren hinterlässt

Bei einer Geburt leistet der weibliche Körper Großes und dieser Kraftakt kann auch immer wieder zu kleinen oder auch größeren Geburtsverletzungen führen. Manchmal spüren wir einen Riss direkt während der Geburt, und manchmal auch erst, wenn unsere Glückshormone nachlassen. Darüber zu reden ist ein sehr intimes und sensibles Thema für viele Frauen, die davon betroffen sind. Doch bei einer Spontangeburt ist es nichts Ungewöhnliches, eine Verletzung zu haben. Diese Verletzungen müssen sich aber ganz und gar nicht negativ auf dein Körperbewusstsein und deine Partnerschaft auswirken.
Das Gegenteil ist oft der Fall: Gerade wenn dein Partner bei der Geburt zugeschaut hat, wird er unglaublich stolz auf diesen Bereich deines Körpers sein und genau das darfst du auch!
Ob Geburtsverletzungen entstehen oder nicht, ist von vielen Faktoren abhängig und einige davon sind nicht beeinflussbar. So spielt die Größe deines Babys eine Rolle, die Schnelligkeit und Intensität der Geburt, die Position, in der du dein Baby gebärst und deine Gewebestruktur. Andere Faktoren kannst du wiederum beeinflussen, die Vorbereitung des Dammes und des ganzen Geburtsbereiches zum Beispiel.

Lass uns nun einmal ganz genau beleuchten, was es denn bedeuten kann, eine Geburtsverletzung zu haben, und wie wir die Heilung und den Umgang damit unterstützen können.

Um ein besseres Körperbewusstsein zu einwickeln, ist es wichtig, dass du regelmäßig, am besten einmal täglich, einen kleinen Spiegel zur Hand nimmst und dich untenrum genau anschaust. Das erste Mal nach der Geburt kostet dieser Blick etwas Überwindung, wofür aber vor allem unser Kopfkino verantwortlich ist. Mit dem regelmäßigen Blick in den Spiegel, kannst du den Heilungsverlauf beobachten. Vielleicht fühlst du dabei auch große Hochachtung vor dem, was dein Körper alles geleistet hat. Bleib in Verbindung mit deiner Vulva, auch wenn sie etwas verändert aussieht. Auch sie braucht Zeit, sich zu regenerieren und es ist normal, dass sie, auch ohne Verletzungen, nach der Geburt in der ersten Zeit etwas anders aussieht – das ist ja auch kein Wunder, wenn man bedenkt, welchen Kräften und welcher Dehnung sie ausgesetzt war.

Wahrscheinlich wirst du ganz erstaunt sein, wie gut und heile doch alles aussieht, obwohl sich dein Intimbereich nach der Geburt so empfindlich und verletzlich angefühlt hat.

Ich möchte dich ermutigen, dass du auch ganz vorsichtig mal deine Schamlippen auseinander ziehst, um Nähte, die du vielleicht innerlich hast, anschauen und das Gewebe beurteilen zu können.

„Geburtsverletzung" ist der allgemeine Name für eine Vielzahl von möglichen Verletzungen, beginnend bei einer leichten Schürfung bis hin zu einem Dammschnitt. Bei einer vaginalen Geburt können also Verletzungen im Bereich von Schamlippen, Vagina, Klitoris, innerer Beckenbodenmuskulatur, Damm, Muttermund und Schließmuskel vorkommen. Dabei wird zwischen spontanen Verletzungen und einem Eingriff, also einem Dammschnitt, unterschieden.

Viele Frauen spüren nach der Geburt ein Wundsein im Geburtsbereich, da es zu kleinen Faserrissen im Gewebe durch die extreme Dehnung und die wirkenden Kräfte kommt. Manchmal kann sich das auch wie starker Muskelkater anfühlen. Das Wundgefühl wird aber von Tag zu Tag besser werden und nach ein paar Tagen ganz verschwunden sein.

Oft treten auch, unabhängig von Verletzungen, im Intimbereich Blutergüsse auf, da Blutgefäße bei der Dehnung des Gewebes verletzt wurden. Das Blut fließt dann ins umliegende Gewebe und dort bildet sich dann ein Hämatom. Der Bereich ist oft blau und dick, empfindlich und manchmal schmerzt es auch sehr, wenn du zum Beispiel darauf sitzt. Kühlung, Entlastung und Arnica helfen dabei, dass der Bluterguss innerhalb der nächsten Tage verschwindet.

Unsere Geburtshormone sorgen zwar dafür, dass das Gewebe weich und dehnbar ist, dennoch kann es zu Schürfungen im Bereich von Damm und Scheide, vor allem der Schamlippen, kommen. Diese Verletzungen brennen oft in den ersten Tagen beim Pipi-Machen aber brauchen in der Regel keine Naht oder Behandlung von dir.

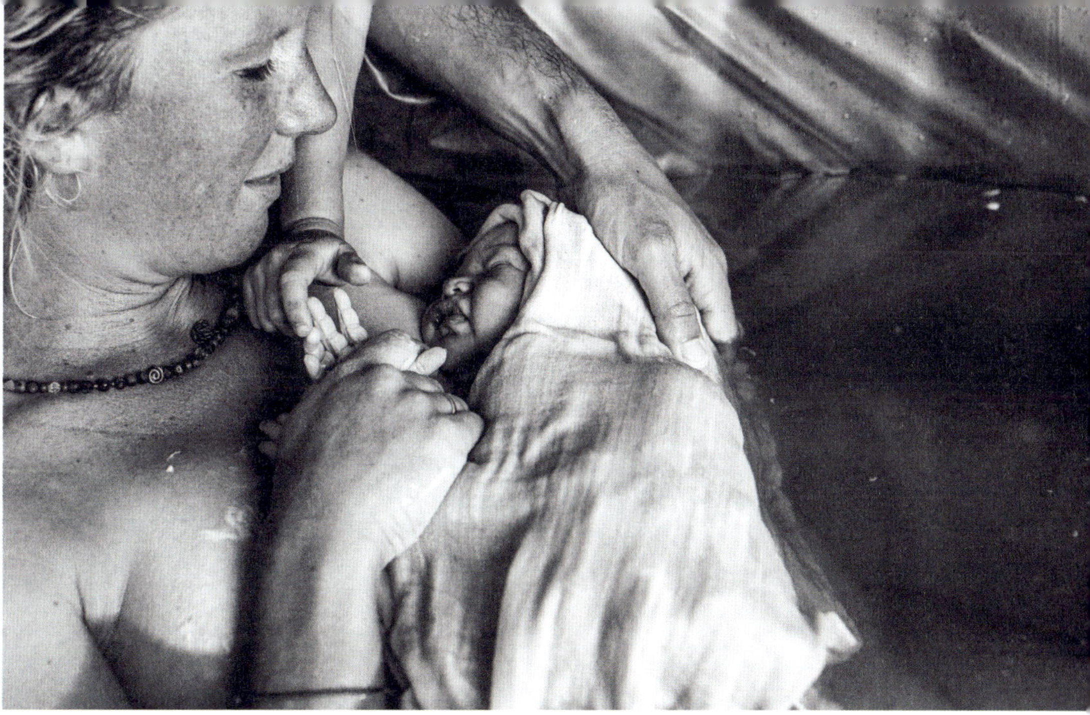

Die bekannteste und wohl auch gefürchtetste Verletzung ist der Dammriss, aber keine Sorge, nur sehr wenige Frauen erleiden einen schweren Dammriss. Zumeist sind es leichtere Dammrisse, die schnell und komplikationslos verheilen.
Dammrisse sind in unterschiedliche Grade eingeteilt und werden dementsprechend auch unterschiedlich behandelt:
1. Grad: Oberflächliche Risse im Bereich der Damm- oder/und Vaginalhaut, die in der Regel ganz komplikationslos abheilen. Meist wird hier keine Naht gemacht und wenn doch, findet sie mit einer örtlichen Betäubung statt.
2. Grad: Die oberflächliche Dammmuskulatur reißt ein und in den meisten Fällen ist hier eine Naht erforderlich.
3. Grad: Der Bereich des äußeren Schließmuskels ist betroffen und reißt teilweise ein. In seltenen Fällen wird die Verletzung unter Vollnarkose genäht.
4. Grad: Hier reißt der Schließmuskel komplett ein und die Darmschleimhaut ist ebenso betroffen. Diese Verletzung ist äußerst selten und kann in Ausnahmefällen auch Folgekomplikationen wie Stuhlinkontinenz oder Infektionen mit sich bringen. Oftmals wird die Versorgung unter Vollnarkose durchgeführt und ein Allgemeinchirurg hinzu gerufen.

Wenn von einem Dammriss gesprochen wird, ist meist der Dammriss ersten oder zweiten Grades gemeint.
Außerdem kann es zu Rissen im Scheiden- oder Labienbereich kommen. Diese werden, je nach Ausprägung, auch mit einer kleinen Naht versehen.
In ganz seltenen Fällen kann es zu innerlichen Rissen im Bereich des Muttermundes oder der inneren Beckenbodenmuskulatur kommen. Diese Verletzungen werden oft unter Vollnarkose genäht.

Die medizinische Versorgung der Geburtsverletzung findet kurz nach der Geburt statt und auch eine Hebamme kann bei einer außerklinischen Geburt deine Verletzung nähen. Nur bei komplizierten Nähten oder schweren Verletzungen wird eine Verlegung in die Klinik notwendig. Wenn es dir gut geht, darfst du danach direkt wieder nachhause.
Eine Episiotomie, ein Dammschnitt, wird von der dich begleitenden Hebamme oder dem anwesenden Gynäkologen durchgeführt. Es ist also ein aktiver Eingriff, um deinem Baby ab einem bestimmten Zeitpunkt der Geburt mehr Raum zu geben. Das ist manchmal nötig, damit dein Baby schneller zur Welt kommt, weil die Geburt zu anstrengend für dein Kind ist und die Herztöne nicht mehr optimal sind oder, weil eure Geburt durch eine Zange oder Saugglocke unterstützt wird und mehr Platz benötigt wird. Heutzutage ist es aber nicht mehr die Regel, immer eine Episiotomie bei dieser Art der Geburtsunterstützung zu machen.
Der Dammschnitt wird möglichst kurz gemacht, immer mit deinem Einverständnis und während einer Wehe. Da ist das Gewebe des Damms auf Spannung und oft spüren Frauen keinen Schmerz, sondern eher eine Entlastung, da die Spannung weniger wird. Meistens wird eine mediolaterale Episiotomie gemacht, dein Damm wird schräg eingeschnitten, um möglichst weit weg vom Schließmuskel zu sein. Seltener gerade, also Richtung 6 Uhr.

ERFAHRUNGSBERICHT: MARIE, 1 KIND

Ich konnte meine Tochter auf natürlichem Wege zur Welt bringen, worüber ich überaus dankbar bin. Allerdings erlitt ich Schürfwunden und bekam einen Dammschnitt. Die Ärzte mussten lange nähen, daher hatte ich wirklich Angst, wie die Naht wohl aussehen wird und ob sie mich einschränken würde – in meinem Kopf war die Naht riesengroß. Zum Glück konnte ich meiner Hebamme im Wochenbett meine Gedanken anvertrauen, sie schaute sich alles an und gab mir einen Handspiegel, damit ich auch einen Blick auf die Naht werfen konnte. Ich war einfach nur erleichtert, dass alles so gut aussah und nach ein paar Tagen schon wieder richtig verheilt war, fast so wie vor der Geburt. Viel liegen und kühlen, Sitzbäder und warmes Wasser in einer Kanne für nach dem Toilettengang waren so wohltuend und haben der schnellen Heilung bestimmt geholfen.

Für die Nähte wird meist Fadenmaterial genutzt, das sich nach circa 2 bis 4 Wochen selbst auflöst. Wenn du jedoch einen störenden Knoten spürst oder die Naht sich zu fest anfühlt, bitte deine Hebamme oder deine Gynäkologin, einen Blick darauf zu werfen und gegebenenfalls die Knoten zu durchtrennen. Schon nach ein paar Tagen sind die Wundränder so gut adaptiert und miteinander verbunden, dass die Nähte wieder entfernt werden können.

Die Debatte, ob es besser ist, das Gewebe zu schneiden oder natürlich einreißen zu lassen, ist nach wie vor in vollem Gange. Der Schnitt ist manchmal besser dosierbar, also möglichst klein, jedoch kann die Wundheilung etwas komplizierter sein. In früheren Zeiten war eine Episiotomie im Krankenhaus normal und wurde bei jeder Geburt vollzogen, um mehr Platz zu haben und um größere Verletzungen zu vermeiden.

> ***Hebammen-Tipp:***
> *Wenn du nach Wochen noch immer Schmerzen hast, sich die Naht dick und knubbelig anfühlt oder du Schmerzen beim Geschlechtsverkehr hast, lass deine Naht von deiner Gynäkologin untersuchen.*

Der Riss ist natürlicher und die Adaption der Wundränder und das Zusammenwachsen gelingt besser. Denn wenn das Gewebe reißt, dann immer an der schwächsten Stelle und so werden weniger Blutgefäße und Muskeln verletzt. Manchmal reißt das Gewebe dabei jedoch mehr ein, als nötig wäre. Der natürliche Weg beinhaltet aber auch die Chance, ganz von einer Verletzung verschont zu bleiben.

Die Dammschnittrate in Deutschland beträgt momentan circa 20 %, die Dammrissrate circa 2 %. Vor einigen Jahren waren es noch 60 % Dammschnittrate – es ist also ein deutliches Umdenken zu spüren. Von Geburtsverletzungen generell sind mehrheitlich Frauen mit dem ersten Kind betroffen und bei allen weiteren Kindern sinkt die Wahrscheinlichkeit einer Verletzung deutlich. Manchmal reißt allerdings einfach die alte Narbe wieder auf, da sie eine Schwachstelle im Dammbereich darstellt.

Fürsorge und Pflege für dein Schatzkästlein

Dein Körper braucht nach der Geburt und besonders mit Verletzungen viel Zeit, sich zu regenerieren. Das Schonen und die Ruhe helfen, dass die Verletzungen gut abheilen können – und mit Schonen ist tatsächlich Liegen gemeint, nicht Sitzen oder Stehen! Denn sobald Druck auf den Bereich des Dammes kommt, ist dieser wieder besonders belastet. Du wirst selbst auch gut spüren, dass Liegen dir guttut.

Natürlich darfst du hin und wieder aufstehen, aber die ersten Tage solltest du vorrangig in der horizontalen Ebene im Bett oder auf dem Sofa verbringen. Ein gutes Team an lieben Menschen, das sich um dich und dein Baby im Wochenbett kümmert, ist deshalb absolut wichtig.

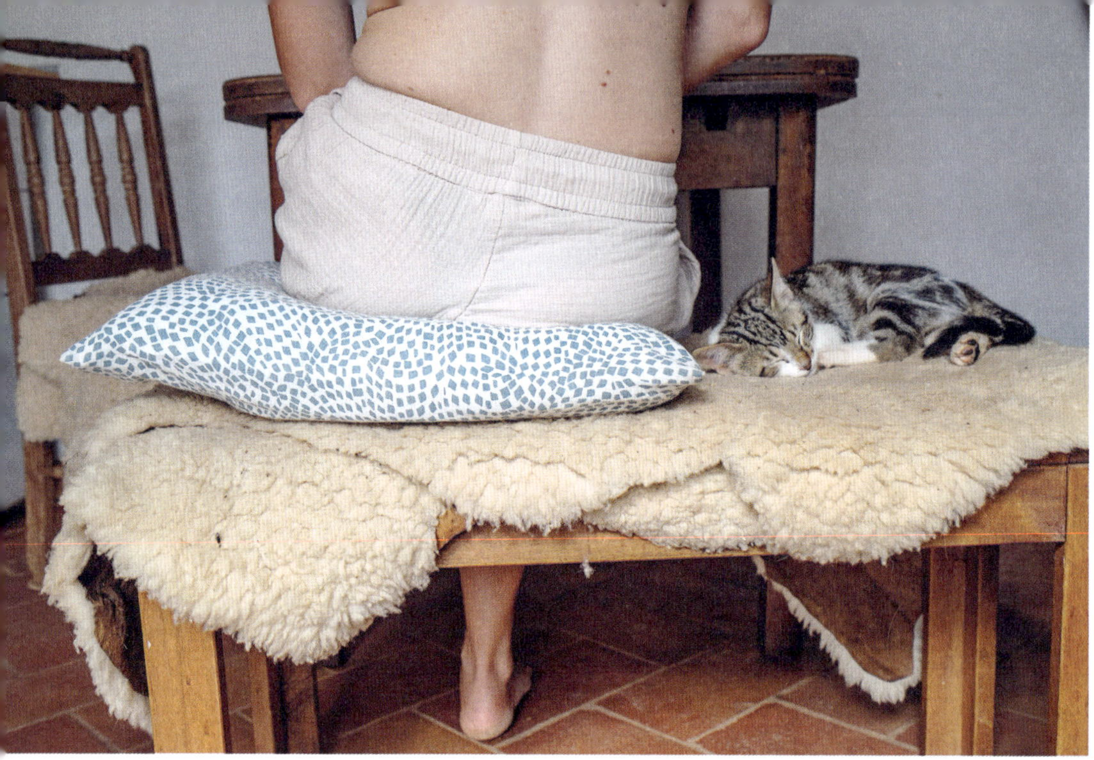

Stillen kannst du dann am besten im Liegen auf der Seite, Bauch-an-Bauch, oder in der Lay-Back-Position, in der dein Baby auf deiner Brust liegt.
Wenn du zum Essen sitzen möchtest, setze dich auf ein weiches Kissen und auf eine Pobacke, um so die andere Seite und deinen Dammbereich zu entlasten. Immer wieder werden Lochkissen empfohlen, auf die du dich weich setzten kannst, die ein Loch haben, in der deine Verletzung Platz findet. Der Druck in diesem Loch nach unten ist allerdings sehr hoch, weswegen viele Hebammen davon abraten. Wichtig ist auch, dass du unbedingt darauf achtest, den Schneidersitz und andere Sitzarten, die das Gewebe auf Spannung bringen, zu vermeiden.
Keine Frau soll im Wochenbett Schmerzen haben, denn diese Zeit ist auch so schon herausfordernd genug. Vor allem wenn man sich nicht so bewegen kann, wie man es für sich selbst brauchen würde. Deshalb ist es durchaus in Ordnung, Schmerzmittel für deine Geburtsverletzungen einzunehmen. Ibuprofen ist während der Stillzeit das empfohlene Schmerzmittel (Hinweis: beachte die Packungsbeilage und erkundige dich nach Neuerungen bei *www.embryotox.de*). Bitte denke aber daran, dass die Verletzungen, auch wenn du schmerzfrei bist, da sind und weiterhin geschont werden wollen.
Homöopathisch kannst du auf Arnica zurückgreifen. Erkundige dich bei deiner Hebamme, Heilpraktikerin oder in der Apotheke, welche Dosierung bei Globuli für dich die passende ist. Du kannst dir auch Arnica-Gelee besorgen, im Kühlschrank aufbewahren und 3-mal täglich dünn auf deine Naht auftragen oder Arni-

ca-Wundtücher nutzen. Arnica wirkt schmerzlindernd. Weitere wichtige Tipps, um deine Wundheilung zu unterstützen:

1. Mach dich nackig: Nicht nur Oben-ohne sondern auch Unten-ohne ist top-modern im Wochenbett. Luft hilft, den Intimbereich zu heilen. Lege dich daher immer wieder ohne Unterhose und Slipeinlage auf den Rücken und stelle deine Beine an. Oder aber du legst dich auf den Bauch und unterstützt so gleichzeitig die Rückbildung deiner Gebärmutter. Vielleicht lässt es die Zeit und dein Baby ja zu, dass du dies bei einem guten Buch tun kannst.
Je nachdem, wie stark dein Wochenfluss noch ist, kannst du ein Handtuch oder eine wasserfeste Unterlage unter deinen Po legen. Außerdem solltest du auf Binden mit Plastik verzichten, sondern welche nutzen, die luftdurchlässig sind, sowie deine Einlagen regelmäßig wechseln, damit sich in der feucht-warmen Umgebung keine Infektion ausbreiten kann.

2. Einmal Spülen bitte: Damit deine Wunde nach dem Toilettengang sauber ist, kannst du deinen Intimbereich abspülen. Dafür eignet sich eine leere Flasche oder eine Kanne. Fülle dafür Wasser in dein Spülbehältnis, spüle dich nach jedem Toilettengang damit ab und tupfe alles anschließend vorsichtig trocken. Zur Heilungs- und Hygieneunterstützung kannst du jeder Wasserfüllung noch einen Teelöffel Calendula-Essenz hinzufügen. Calendula wirkt antibakteriell und abschwellend und tut deshalb deiner Verletzung besonders gut.

Hebammen-Tipp:
Um Schmerzen und Brennen beim Pinkeln zu vermeiden, lohnt es sich, parallel zum Pinkeln mit Wasser abzuspülen um den Urin zu verdünnen oder einfach während dem Duschen zu pieseln.

3. Auch dafür ist ein Kraut gewachsen: In Beinwell, das früher auch Wallwurz genannt wurde, da es eine heilende, also wallende Wirkung hat, steckt wirklich so einiges. Eine Beinwellsalbe bekommst du in der Apotheke. Du kannst sie auf deine Wunde mehrmals täglich dünn auftragen.

4. Nimm Platz: Sitzbäder können unglaublich guttun. In angenehm warmes Wasser mit circa 37 Grad Celsius gibst du dafür einen der folgenden Zusätze, die antibakteriell, abschwellend oder heilungsfördernd wirken:

- Eichenrinde
- Tannolact
- Kamille
- Schwarztee
- Calendula
- Spezielle Sitzbadzusätze mit Kräutern und Salzen (zum Beispiel von Ingeborg Stadelmann)

Nutze für dein tägliches Sitzbad eine passende Schüssel oder kleine Wanne und setzt dich nach der Vorbereitung für 10 bis 15 Minuten hinein. Wenn du kein passendes Behältnis hast, kannst du auch eine Plastiktüte eng über die Klobrille spannen und dort dein Sitzbad einlassen. Selbstverständlich kannst du dich auch

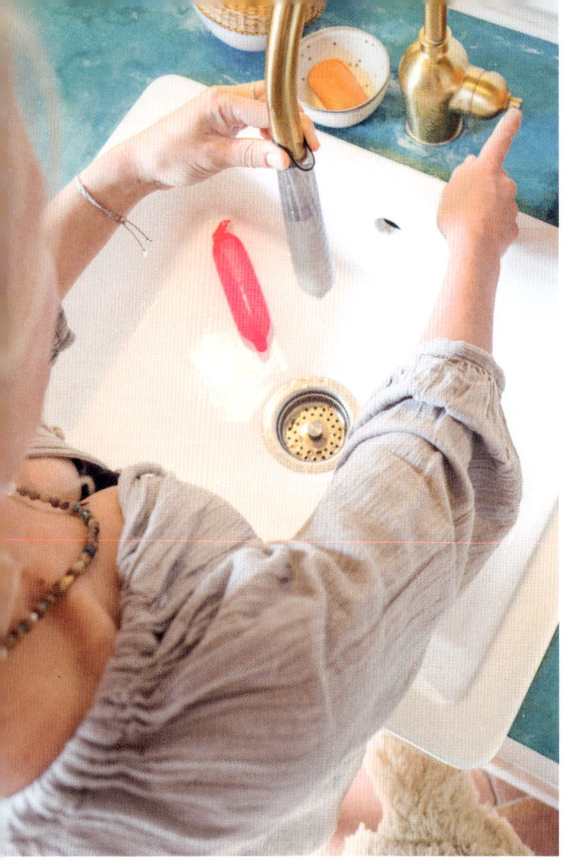

einfach in deine Dusch- oder Badewanne setzen.
Teste unbedingt immer vor dem Sitzbad die Temperatur des Wassers, um deine empfindsame Haut nicht zu verbrennen – denn das kann sehr schmerzhaft sein.
Wenn du kein Fan von Sitzbädern bist, kannst du zur Erfrischung und Heilungsförderung auch Regenerationssprays verwenden (zum Beispiel das Recover-Spray von into life).

5. Ice, ice baby: Eisbinden kühlen deine Verletzung oder deinen blauen Fleck und wirken abschwellend. Wenn du zusätzlich Calendula-Essenz (z. B. von Weleda) nutzt, wirken sie auch entzündungshemmend. Du kannst dir Eisbinden mehrmals am Tag auf deine Geburtsverletzung auflegen und 10 bis 15 Minuten dort belassen. Lasse sie unbedingt ca. 2 Minuten antauen, um einen Gefrierbrand an der empfindlichen Haut zu vermeiden.

Hebammen-Tipp:
Lasse dir nach der Geburt ein paar Eisbinden vorbereiten, sodass du sie zuhause direkt fertig und griffbereit hast!

Für die Herstellung benötigst du dicke, plastikfreie Wochenbettbinden, abgekochtes Wasser und bei Bedarf Calendula-Essenz. In 200 ml Wasser darfst du nun 2 Teelöffel Calendula-Essenz einrühren und die Flüssigkeit dann auf die Binde träufeln. Diese Menge an Wasser reicht für circa 5 Binden. Danach kommen sie für mindestens 4 Stunden in das Gefrierfach. Anschließend dann kannst du sie direkt verwenden.
Hast du schon mal von Eiskondomen gehört? Klingt erstmal seltsam, ist aber total easy herzustellen und sorgt bei Schwellungen für Abhilfe: Fülle ein Kondom mit Wasser, verschließe es sicher und ab damit ins Gefrierfach. Auch hier kannst du problemlos einige bereits vor der Geburt vorbereiten. Teste vor der Nutzung vorsichtig, ob sie zu kalt direkt aus dem Gefrierfach sind und du sie noch ein paar Minuten antauen lassen möchtest. Wickel immer ein dünnes Mulltuch darum, um deinen Intimbereich vor einem Gefrierbrand zu bewahren und lege die Eiskondome dann auf deine verletzte Stelle.

6. Muckis für den Beckenboden: Schon im frühen Wochenbett kannst du mit leichten Rückbildungsübungen für deinen Beckenboden anfangen, denn wenn du Geburtsverletzungen hast, ist das ein Hinweis darauf, dass deine Beckenbodenmuskulatur besonders belastet wurde. Welche Übungen sich dafür eignen, findest du auf Seite 114.

7. Wellness für die Naht: 4 Wochen nach der Geburt kannst du auch damit anfangen, deine Naht zu massieren und zwar nach dem gleichen Schema, wie du deinen Damm für die Geburt vorbereitet hast. So geht's:

- Häufigkeit: 2 bis 3 Mal pro Woche
- Dauer: 5 bis 10 Minuten
- Utensilien: ein natürliches Öl, ein spezielles Dammmassageöl oder Narbensalbe (brauche als erstes die Reste auf, die du von der Schwangerschaft noch hast)
- Vorgehen: in kreisenden Bewegungen mit Zeige- und Mittelfinger, der Daumen gibt von innen den Gegendruck

Die Massage macht deine Naht elastisch, die Haut geschmeidig und du kommst deinem Intimbereich wieder näher und schenkst ihm etwas Aufmerksamkeit.

Um die körperliche Heilung deines Schoßraums zu unterstützen, gibt es eine wunderbare Möglichkeit, die du vielleicht schon aus der Geburtsvorbereitung kennst: Yoni- oder Vaginal Steaming – also ein Dampfbad für deine weiblichen Organe.

Yoni Steaming ist ein sehr altes Heilritual, das in vielen Ländern eine lange Tradition hat. Es unterstützt die Rückbildung der Gebärmutter, hilft den Organen wieder an ihren ursprünglichen Platz zu finden,

ERFAHRUNGSBERICHT: JOSEPHINE, 3 KINDER

Ich hatte vor den Geburten einen sehr starken Beckenboden. Durch diesen „Vorteil" hatte ich das Glück, dass er danach auch schnell wieder stark wurde. Außerdem habe ich ein paar Tage nach der Geburt direkt wieder leichte und sanfte Beckenbodenübungen gemacht und meine „richtige" Rückbildung nicht vernachlässigt.

Eine starke Mitte ist so wichtig für den Mama-Alltag. Von Kind zu Kind musste ich allerdings immer mehr ganz aktiv meinen Beckenboden trainieren und es hat immer länger gebraucht, bis ich ein stabiles Gefühl hatte.

YONI STEAMING

Zum Yoni Steaming brauchst du eine Toilette, eine Schüssel, heißes Wasser, Kräuter (Kräuter, die gut für das Wochenbett und die Heilung sind, sind zum Beispiel Ringelblumen, Schafgarbe, Beifuß, Rosenblüten, Rosmarin oder Lavendel), eine warme große Decke und eine halbe Stunde Zeit.

- Stelle die Schüssel in die Toilette und lege eine Hand voll Kräuter in die Schüssel.

- Gieße dann das kochende Wasser hinein.

- Setze dich unten ohne auf die Toilette und wickle dich so in deine Decke ein, dass der Dampf nicht entweichen kann und du es schön warm hast.

- Achte unbedingt darauf, dass der Dampf nicht zu heiß ist und du dich nicht verbrennst. Teste die Temperatur, bevor du dich auf den Dampf setzt.

- Erlaube dir, dich zu entspannen, lass dich vom Dampf nähren. Fühl, wie er deine Haut berührt und streichelt und lehn dich einfach zurück.

wirkt schmerzlindernd und unterstützt Risse und Wunden dabei, zu heilen. Außerdem hilft dir das Ritual dabei, im Alltag mit Kindern Raum und Ruhe für dich zu finden, aufzutanken und gleichzeitig mit deinem Schoßraum in Kontakt zu kommen. Du kannst damit beginnen, sobald der Wochenfluss ein bisschen weniger geworden ist. In manchen Traditionen wird auch direkt nach der Geburt mit dem Yoni Steaming begonnen. Ich empfehle gerne, ein bisschen zu warten und erstmal als Familie zusammen zu finden. Wenn es sich gut für dich anfühlt, dann kannst du das Ritual täglich für 30 Tage machen. Wenn sich das jedoch überfordernd anfühlt, dann tu es einfach so oft, wie du Zeit dafür findest. Einmal die Woche ist besser, als gar nicht. Hattest du einen Kaiserschnitt, dann warte bitte ungefähr 6 Wochen, bis du mit dem Steamen beginnst. Es gibt ganz wundervolle Hocker aus Holz mit einem Loch extra zum Steamen. Du kannst aber auch so vorgehen, wie oben im Kasten beschrieben.

Die Kaiserschnittnaht

Eine Kaiserschnittnarbe ist nach einigen Wochen des Heilungsverlaufes oft nur noch als dünner und etwas heller pigmentierter, 10 bis 15 Zentimeter langer Strich an der Schamhaargrenze zu sehen.

Sie ist also ganz dezent und fällt kaum auf, denn heutzutage werden kaum mehr Einzelknopfnähte oder Klammern genutzt, sondern eine sogenannte intrakutane Naht angewandt. Das bedeutet, dass nur die äußeren Enden des Fadens nach der Operation sichtbar sind, die Naht an sich befindet sich unter der Haut und ist nicht von außen erkennbar.

Durch Steri-Strips, spezielle Klebepflasterstreifen, und ein großes, die Naht komplett abdeckendes Pflaster, ist die Wunde nach dem Kaiserschnitt optimal geschützt und du darfst schon nach spätestens 4 Tagen das große Pflaster entfernen. Am besten feuchtest du es gut an oder löst es einfach nach dem Duschen ab. Auch die kurzen Steri-Strips kannst du dann direkt entfernen. Wenn du dich selbst nicht traust, bitte deinen Partner oder deine Hebamme, die Pflaster für dich zu entfernen.

Nun kannst du dir auch diese Naht vor dem Spiegel ganz in Ruhe anschauen. Vielleicht ist sie noch etwas geschwollen oder du hast einen grün-blauen Fleck oder es gibt blutverkrustete Stellen. Das ist alles ok und normal – schließlich hat dein Baby durch diese Stelle an deinem Bauch den Weg auf die Welt gefunden, das hinterlässt natürlich Spuren. Aber keine Sorge: Nach und nach wird der blaue Fleck nach unten wandern und verblassen und auch die Schwellung wird verschwinden.

Die Naht an sich ist zuerst noch etwas wulstig und sieht vielleicht auch etwas knubbelig aus. Wenn du darüberstreichst, kann es auch sein, dass sie sich hart anfühlt. Das kommt daher, dass sich unter der Haut Wundflüssigkeit befindet, welche aber nach und nach vom umliegenden Gewebe aufgenommen wird – dann wird sich die Naht nicht mehr hart und wulstig anfühlen. Ein Jucken an der Naht bedeutet, dass sie abheilt und ist daher ein positives Zeichen.

Deine Naht wird mit selbstauflösenden oder nichtauflösenden Fäden zusammengehalten und zweitere dürfen dann nach

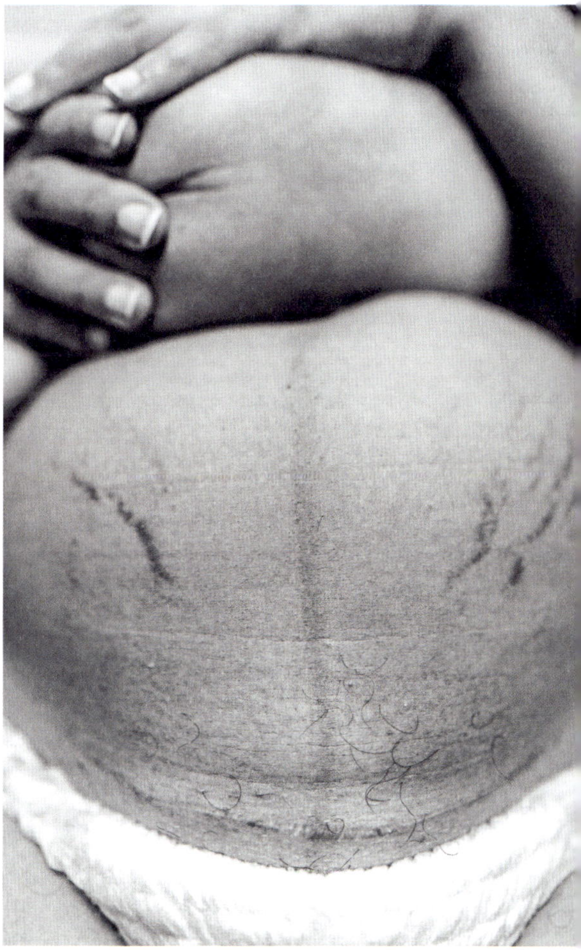

7 bis 10 Tagen entfernt werden. Dies kann deine Hebamme oder deine Gynäkologin machen und du wirst dabei nur ein leichtes Ruckeln verspüren.
Meistens wird aber selbstauflösender Hautfaden verwendet. Dieser muss nicht entfernt werden, jedoch können die Knoten an den Nahtenden abgeschnitten werden, sodass es für dich angenehmer ist und diese nicht verkrusten oder in die Haut mit einwachsen. Das Auflösen dieses Fadens dauert ungefähr 4 Wochen und ist nicht merklich für dich. Du wirst erstaunt sein, wie die Naht schon ein paar Tage nach der Bauchgeburt aussieht und wie sicher sie sich anfühlt.
Manchmal entzündet sich die Naht auch, dann sollte deine Gynäkologin einen Blick darauf werfen. Anzeichen dafür sind sowohl starke Rötungen, heiße Stellen, Fieber und allgemeines Krankheitsgefühl, als auch der Austritt von Blut, Eiter oder Wundflüssigkeit.
Der Bereich oberhalb deiner Naht wird sich ein paar Wochen, bei manchen Frauen auch bis zu einem Jahr, taub und pelzig anfühlen, da bei der Operation die Nerven in der Bauchdecke durchtrennt wurden und ihre Zeit brauchen, wieder zusammen zu wachsen.
Ein Kaiserschnitt ist eine tiefe Bauchoperation und für viele Frauen ist die Narbe an sich, und auch die damit verbundenen Erinnerungen an die Geburt, etwas, womit sie sich erst einmal auseinandersetzen müssen. Dieser Bereich ihres Körpers, diese Narbe, gehört nun zu ihr, genauso wie die einmalige Geschichte der Geburt ihres Babys. Das alles zu verarbeiten erfordert viel Geduld, Liebe zu sich selbst und dauert einige Zeit und vielleicht auch einige Tränen und Verarbeitungsschmerzen.
Körperlich ist es wichtig, dir Ruhe zu geben, damit alle Schichten der Naht verheilen können. Ab und an aufzustehen tut jedoch gut und regt den Kreislauf an. Spüre in dich hinein, wieviel sich für dich persönlich richtig anfühlt. Ein längerer Spaziergang ist in den ersten 2 Wochen allerdings nicht empfehlenswert.

Hebammen-Tipp:
Um deine Wunde in den ersten Tagen zu schützen und um Feuchtigkeit aufzufangen, kannst du eine dicke Binde auf die Naht legen und erst dann deine Hose darüber ziehen – das fühlt sich geschützt und angenehm an.

Viele Frauen fragen sich, wieviel und wann sie nach einer Sectio, also einem Kaiserschnitt, tragen dürfen. In der Wochenbettzeit solltest du es vermeiden, schwere Sachen, und dazu gehört auch die Babyschale, zu tragen oder dich ruckartig zu bewegen. Du kannst gut in deinen Körper spüren, wieviel sich für dich richtig anfühlt – so ist das Tragen deines Babys kein Problem, das Heben der Einkaufstasche aber schon. Wenn du spürst, dass du zu viel getragen hast, gönne dir und deinem Körper schnellstmöglich eine Ruhepause.
Achte auf gute Ernährung und trinke viel Wasser, damit dein Körper sich gut erholen und zu Kräften kommen kann. Die

Energie kann er dann ganz für den Heilungsprozess nutzen und du hast Kraft, um dich zu mobilisieren und dein Baby zu versorgen.

Auch die Pflege und damit verbundene Hygiene der Bauchnaht ist ein wichtiges Thema nach dem Kaiserschnitt, folgende Hinweise solltest du beachten:

1. Dresscode: Zu Beginn ist es noch sehr unangenehm, wenn ein Hosenbund auf die Narbe drückt, also ziehe weite Klamotten an, wo nichts an der Narbe reibt und diese reizt.

2. Shower-Time: Da Baden die Naht noch zu sehr aufweichen würde, ist Duschen die bessere Wahl, um dich frisch zu machen. Danach solltest du deine Naht vorsichtig trocken tupfen.

3. Sun is out: Vermeide direkte Sonneneinstrahlung, da die Pigmentierung der Naht noch beeinträchtigt ist und UV-Strahlen die Regeneration deiner Haut stören könnten.

4. Babyweich: Nachdem die Naht verheilt ist, kannst du mit der Narbenpflege beginnen und so die Haut elastisch und geschmeidig machen.

Ein bis zwei Mal täglich kannst du deine Kaiserschnittnarbe ab circa 4 Wochen nach der Geburt massieren. Dein Gynäkologe oder deine Hebamme wird dir nach der Nahtkontrolle grünes Licht dafür geben. Die Massage fördert die Durchblutung des Narbengewebes und lässt deine Narbe nach und nach flacher und blasser werden. Wulstige Stellen werden sich auflösen und die Haut elastisch werden.

Für die Massage gibst du etwas natürliches Öl, oder auch spezielles Narbenöl oder -creme auf deine gewaschenen Finger und massierst die Narbe mit kreisenden Bewegungen und von außen zur Narbe hin. Achte darauf, die Naht bei der Massage nicht auseinander zu ziehen und bei Ölen bitte unbedingt auf die Inhaltsstoffe und die Qualität der Produkte.

Ganz viel Liebe für deinen Bauch

Dein Körper hat in der Schwangerschaft und mit der Geburt Großartiges geleistet. Nun ist es Zeit, ihm etwas zurückzugeben. In keiner anderen Situation muss er sich so schnell auf Neues einlassen. Von jetzt auf gleich verändern sich die Hormone, die Schwerkraft, die Größenverhältnisse im Körper.

Zuerst wird in der Schwangerschaft die Gebärmutter um ein Vielfaches größer, deine inneren Organe finden nach und nach einen neuen Platz, dein Beckenboden hat die Verantwortung, nicht nur dich zu stützen, sondern fortan auch dein Baby zu tragen und dann bei der Geburt vom Halten ins Öffnen und Loslassen zu kommen. Vieles braucht nach der Geburt Zeit für die Regeneration, aber ab dem ersten Tag im Wochenbett kannst du deine Gebärmutter und den Abfluss des Wochenflusses mit einer wohltuenden Bauchmassage unterstützen.

Außerdem ist so eine Massage ein wichtiger Helfer, wenn du unter Obstipation leidest, um deine Verdauung anzuregen. Sie hilft außerdem, deine Haut und Bauchmuskulatur zu straffen und deinem Körper die Wertschätzung zu schenken , die er verdient.

WOHLTUENDE BAUCHMASSAGE FÜR DIE RÜCKBILDUNG UND BEI VERSTOPFUNG

Plane die Bauchmassage fest in deinen Mama-Alltag ein und gib die Aufgabe gerne ab. Fühle in dich hinein, wann der richtige Zeitpunkt ist, an dem du dich entspannen kannst. Spüre, wie die Massage sich HEUTE richtig für dich anfühlt und was dein Körper braucht. Wiederhole die einzelnen Schritte, sooft es dir guttut und gönne dir nach der Massage noch eine Weile Ruhe, um sie nachwirken zu lassen.

Anleitung in 7 Schritten für dich oder deinen Masseur:

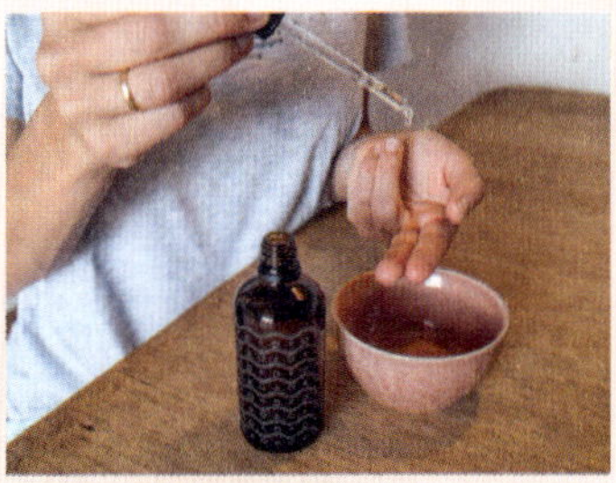

1. Das Öl vorbereiten:
Wärme das Öl in deinen Händen an oder gebe ein paar Tropfen in eine Schale mit heißem Wasser und „fische" das angewärmte Öl dann wieder heraus.

2. Die erste Berührung:
Lege deine eingeölten Hände auf den Bauch, atme einige Male tief ein und aus, schaue wieviel Druck dich zur Ruhe kommen lässt.

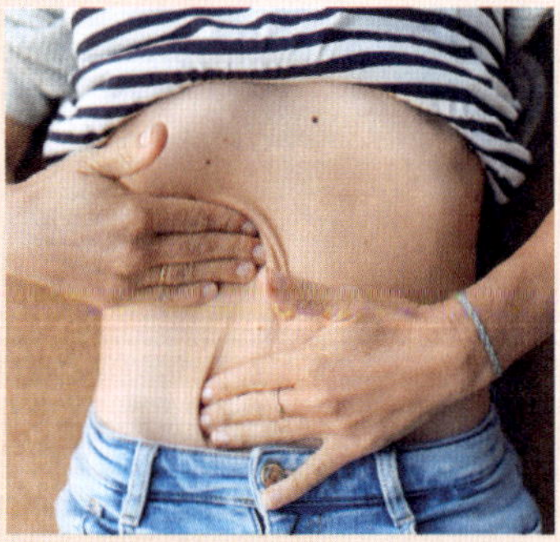

3. Sonne und Mond:
Deine linke Hand kreist im Uhrzeigersinn, also mit dem Darmverlauf, um die Sonne (deinen Bauchnabel), beim Darmausgang (also unten) kann der Druck immer etwas verstärkt werden. Die rechte Hand macht dasselbe gegenüberliegend. Auf circa 9 Uhr darf die rechte Hand dann immer über den linken Arm hüpfen. So kreisen nun also die Monde um die Sonne.

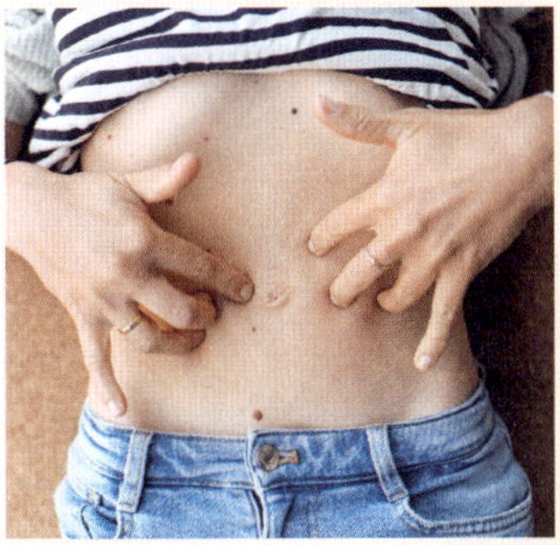

4. Viele kleine Sterne:
Klopfe dann mit deinen Fingerspitzen den gesamten Bauchraum ab und rege so die Durchblutung an.

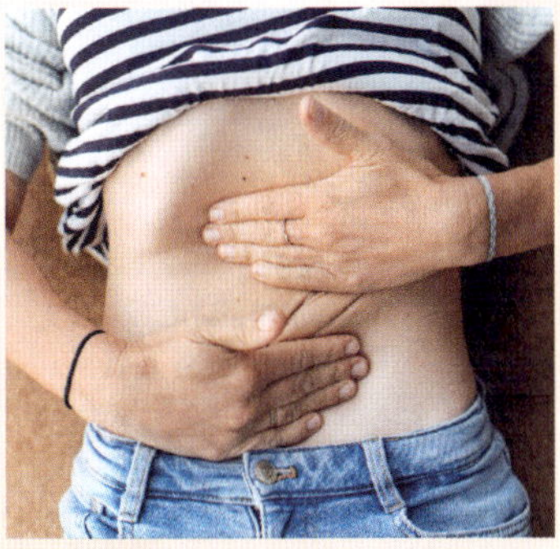

5. Teig kneten:
Schiebe anschließend mit deinen Handballen von beiden Seiten die Bauchhaut auf die andere Seite und ziehen sie dann mit den Fingerspitzen wieder zurück. Beginne oberhalb des Nabels und wandere dann langsam nach unten. Achte gut darauf, dass es sich wohltuend anfühlt.

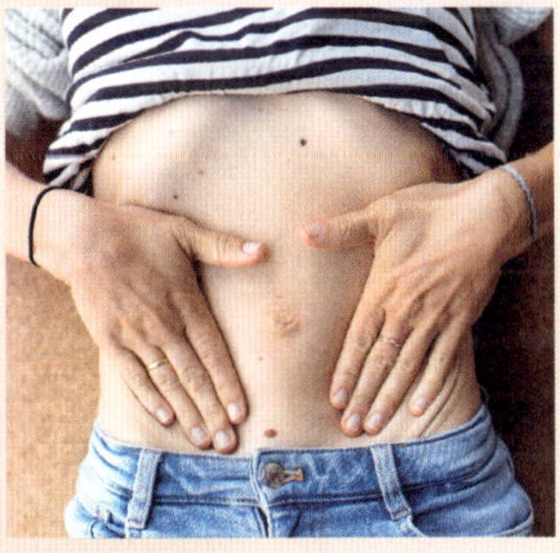

6. Buchseiten glattstreichen:
Lege nun beide Hände flach auf den Bauch, sodass deine Daumen auf dem Nabel liegen. Nun glättest du sanft den Bauch nach außen.

7. Abschluss: Lege dann nochmals deine Hände auf dem Bauch ab und atme erneut ein paarmal tief ein und aus.

EIN AUSFLUG IN DIE AROMATHERAPIE

Ätherische Öle im Wochenbett (von Jutta Luhn)

Als Mama ist Gesundheit ein wichtiges Thema für dich und du bist nun besonders sensibilisiert, da du nicht nur für dich selbst, sondern auch für das Wohlergehen deines Babys verantwortlich bist. Der Wunsch einer natürlichen und artgerechten Lebensgestaltung lässt dich sicher auch über die Art und Weise gesundheitlicher Prävention nachdenken. Du suchst nach möglichst natürlichen und nebenwirkungsfreien Alternativen, um die Gesundheit deiner Familie zu stärken und zu schützen. Ätherische Öle bieten dir genau dafür großartige Möglichkeiten. Sie sind hochkonzentrierte pflanzliche Essenzen mit einer komplexen Chemie, was sie wiederrum so vielseitig einsetzbar und dabei gleichzeitig nebenwirkungsfrei macht. Ätherische Öle können dich und dein Kind natürlich und sanft auf eurem neuen gemeinsamen Weg begleiten. Neben der Anwendung in akuten Situationen stärken sie ganz allgemein die Gesundheit auf vielen Ebenen: Sie stärken, lösen, aktivieren, beruhigen und gleichen aus.

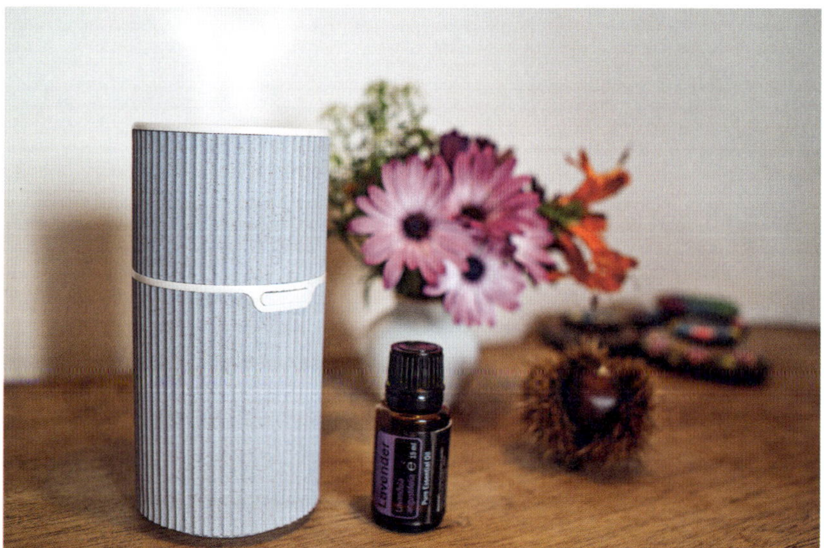

Bevor du konkrete Tipps erhältst, möchte ich dir die Anwendungsgrundlagen erläutern. Bitte lies dir diesen Abschnitt unbedingt durch, denn du solltest wissen, wie du die Öle anwenden und welche Öle du meiden solltest.

Wichtig ist: Bei meinen Ausführungen gehe ich von 100 % naturreinen ätherischen Ölen allerbester Qualität aus. Bitte benutze niemals Duftöle oder Öle mit synthetischen Zusätzen oder Alkohol.

Die Anwendung
Ätherische Öle sind hoch konzentrierte pflanzliche Essenzen und gehören besonders in der Stillzeit und für Babys und Kleinkinder nur verdünnt angewendet. Du kannst ätherische Öle über folgende drei Varianten anwenden:

1. **Aromatisch** - So gelangen die aromatischen Verbindungen über das Riechsystem in dein Gehirn. Dort überwinden sie die Blut-Hirn-Schranke und kommen dann in den Blutkreislauf.
2. **Topisch** - Damit ist das Auftragen auf der Haut zu verstehen. Ätherische Öle überwinden die Hautbarriere und werden auch so in deinen Blutkreislauf gelangen.
3. **Innerlich** - Diese Anwendungsform solltest du eher weniger nutzen, weil es so zu höheren Dosierungen kommt und in der Stillzeit die ätherischen Öle so auch in die Muttermilch gelangen.

So bewahrst du deine ätherischen Öle richtig auf
Achte bitte darauf, dass du nach der Anwendung eines ätherischen Öles die Flasche sofort wieder verschließt. Ätherische Öle sind leicht flüchtige Stoffe. Es wäre schade, wenn sie dadurch einfach so „verduften". Je weniger sie mit Sauerstoff in Berührung kommen, desto besser. Außerdem lieben es ätherische Öle dunkel. Es geht ihnen gut, wenn du sie bei Zimmertemperatur aufbewahrst. Achte darauf, sie nicht der direkten Sonneneinstrahlung auszusetzen oder sie auf einem Heizkörper zu platzieren.

Noch ein paar Grundlagen zur Anwendung
Nutze bitte keine Duftlämpchen. Die sehen mit ihrem Kerzenlicht zwar schön aus, können aber das Öl viel zu stark erhitzen, so dass es nicht mehr voll wirken kann. Außerdem können Rückstände in der Schale verbrennen und diese Dämpfe einzuatmen ist schädlich für dich und dein Baby.

Verwende die sogenannten heißen Öle niemals ohne Verdünnung auf der Haut.

Als heiße Öle werden folgende Öle bezeichnet:

- Nelke
- Zimt
- Cassia
- Thymian
- Oregano

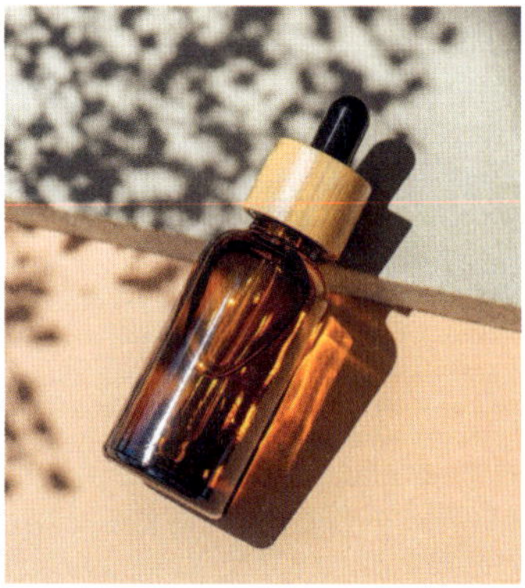

Ätherische Öle sind in ihrer Intensität sehr verschieden. Meide in den ersten sechs Monaten deines Babys die Anwendung von Kräuter- und Gewürzölen.
Sie sind zu intensiv für dich und dein Kind. Es gibt genügend Alternativen, mit denen du euch wunderbar unterstützen kannst. Zitrus-, Nadelholz- und Blütenöle sind deutlich sanfter und besser geeignet für Mama und Kind.
Wende ätherische Öle stets tropfenweise an. Sie sind hoch konzentriert und du benötigst selten mehr als einen Tropfen.
Mit einem Neugeborenen im Arm und Haus, solltest du sehr sorgsam mit Aromen umgeben. Der Riechsinn ist der erste voll funktionstüchtige Sinn, wenn ein Mensch geboren wurde und spielt damit eine zentrale Rolle bei der Orientierung eines Neugeborenen. Um dein Kind nicht zu überfordern, solltest du die Öle stets so anwenden, dass du die entsprechenden Körperstellen wieder zügig abdecken kannst, bspw. mit Strümpfen, Shirt oder einer Decke.
Nun lass uns schauen, wie du die wohlriechenden Essenzen konkret einsetzen kannst.

ANKOMMEN

Weihrauch ist das Öl der Wahrheit und findet nicht grundlos in vielen spirituellen Zeremonien Verwendung. Es ist ein Öl, das beim Zentrieren hilft, Ängste lösen kann, Vertrauen weckt und unterstützt, Körper, Geist und Seele in Einklang zu bringen. Es ist ein sehr sanftes Öl und kann daher dein Baby beim Ankommen unterstützen. Gib einen Tropfen in deine linke Hand, verreibe ihn dort und lege nun deine linke Hand ganz sanft um den Kopf deines Babys. Schenke deinem Kind damit Ruhe, Geborgenheit und Energie.

GEBURTSVERLETZUNGEN

Mit einem Sitzbad mit ätherischen Ölen von Lavendel, Weihrauch oder Römischer Kamille unterstützt du die Wundheilung und Hautregeneration. Gib 6 Tropfen Öl (du kannst eines der genannten Öle allein oder eine Kombination verwenden) zuvor in 1 EL fette Milch. Sie fungiert als Emulgator, so dass sich Wasser und ätherische Öle auch gut mischen.

RÜCKBILDUNG

Folgende Öle unterstützen die Rückbildung der Gebärmutter und straffen das Gewebe. Nutze sie in einer Ölmischung (mische dafür 1 EL Trägeröl, z. B. Mandel-, Jojoba-, Kokos- oder Olivenöl mit 5 Tropfen ätherischem Öl) und massiere damit deinen Bauch.

- Zypresse
- Wacholderbeere
- Geranie
- Grapefruit
- Muskatellersalbei

STIMMUNGSTIEF

Die enorme Umstellung durch den Akt der Geburt kann sich auch in mentalen Tiefs bis hin zu Depressionen äußern.

In diesem Fall ist eine Anwendung über das Riechsystem zu bevorzugen. Damit dein Baby den Aromen nicht zu sehr ausgesetzt ist, empfiehlt es sich, eine Öl-Mischung in eine Flasche zu machen und immer wieder direkt aus dieser Flasche zu inhalieren. Gib dafür die Öle unverdünnt in eine Braunglasflasche, rieche an der Öffnung und verschließe die Flasche hinterher wieder gut. Wähle aus den Ölen aus, die dir zur Verfügung stehen und die dich ansprechen. Deine Intuition gibt dir die richtigen Signale. Beachte beim Mischen, dass du weniger Tropfen von den schweren Ölen wie Muskatellersalbei und Geranie nimmst, dafür mehr der leichten Öle wie Grapefruit oder Zypresse.

Du kannst dafür folgende Öle verwenden:

- Lavendel
- Weihrauch
- Geranie
- Bergamotte
- Muskatellersalbei

ÜBERFORDERUNG

In der neuen Rolle ankommen, ist gar nicht so einfach. Vielleicht fühlt es sich ganz anders an, als du es dir vorgestellt hast. Nutze die enorme Wirkung ätherischer Öle auf die Ausschüttung von Botenstoffen und stärke deine emotionale Balance.

Dafür ist es wichtig, die Öle regelmäßig anzuwenden. Sie können zwar in akuten Momenten das Nervensystem beruhigen und entsprechende körperliche Reaktionen abschwächen, doch nur eine längerfristige Anwendung wird dir helfen, eine emotionale Balance herzustellen – denn dein Körper lernt von der Anwendung der Öle.

Mache dir zur Routine, morgens im Bad deine Füße mit erdenden und beruhigenden Ölen einzureiben.

Diese Öle eigenen sich besonders dafür:

- Lavendel
- Bergamotte
- Vetiver
- Orange
- Muskatellersalbei

Wenn du das Gefühl hast, nicht gut geerdet zu sein, dann kann es auch eine gute Unterstützung sein, dein Sakralchakra mit Ölen und Energie zu versorgen. Gib dazu etwas Öl auf den Steiß, verreibe es dort und lass deine flache Hand noch einige Sekunden auf dem Steiß ruhen. Fühlst du dich nicht in deiner Mitte, hast das Gefühl, nur noch zu funktionieren und irgendwie neben dir zu stehen? Dann verwende ätherische Öle auf deinem Bauch und deinem Scheitelpunkt. Gib einen Tropfen pures Öl von Weihrauch oder Copaiba auf deinen Scheitelpunkt.

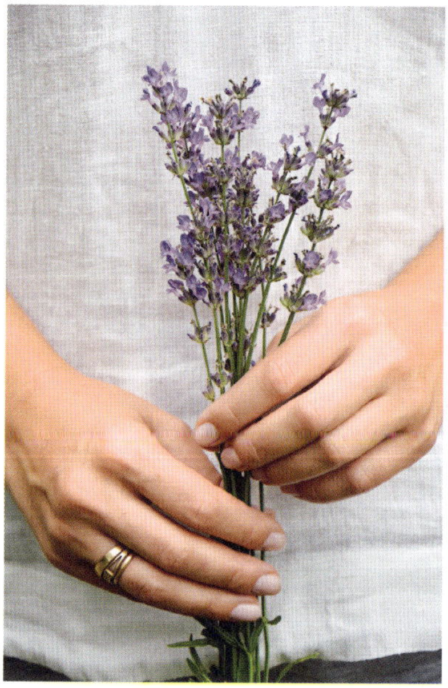

Reibe deinen Bauch entweder mit diesen Ölen verdünnt oder den beiden Ölen pur ein. Bleibe mit einer Hand unterhalb des Bauchnabels liegen und gib den Mittelfinger der anderen Hand auf deinen Scheitelpunkt. Halte diese Verbindung wenn möglich eine Minute lang. Schließe die Augen und atme ruhig.

UNRUHE BEIM BABY

Dein Baby und du, ihr habt Enormes geleistet und die Verarbeitung braucht seine Zeit. Du kannst dein Baby und dich mit folgenden Ölen unterstützen, zur Ruhe zu kommen.

- Lavendel
- Weihrauch
- Copaiba
- Rose

Mische 10 ml Trägeröl mit zwei Tropfen ätherischem Öl und trage diese Mischung auf den Fußsohlen auf.

GEBÄRMUTTER TONISIEREN

Deine Gebärmutter leistete in den vergangenen Monaten eine Menge. Neben der Rückbildung solltest du auch an ihre Stärkung denken. Mit einer täglichen Stimulierung der Reflexpunkte mit einem Tropfen Muskatellersalbeiöl in einem Teelöffel Trägeröl tust du ihr etwas wirklich Gutes. Massiere sanft die Reflexpunkte, die sich um die inneren Fußknöchel und die Handgelenke befinden.

VERSPANNUNGEN

Das Tragen ist ganz wunderbar für Mama und Kind. Doch es kann auch zu Verspannungen führen. Reibe in diesem Fall die betroffenen Körperpartien mit einer Mischung aus 10 ml Trägeröl und 4 Tropfen folgender ätherischer Öle ein:

- Lavendel
- Lemongras
- Zypresse

Geh bei der Auswahl ätherischer Öle intuitiv vor. Dein Geruchssinn ist direkt mit deinem limbischen System gekoppelt, dem Steuerzentrum deiner Emotionen. Dein Geruchssinn wird dir die richtigen Hinweise geben.

Die Bauchmassage kann auch von deinem Partner oder einer dir nahestehenden Person ausgeübt werden. Lass dich und deinen Körper verwöhnen – du hast es dir wirklich verdient!
Eine Bauchmassage nach der Geburt ist vor allem in den ersten Tagen sehr intim, denn wir fühlen uns körperlich leer und verletzlich. Achte also darauf, dass du dich wohl fühlst und dich der Massage hingeben kannst. Oft ist deshalb ein guter Zeitpunkt, wenn dein Baby schläft und du eine warme Dusche genossen hast und im Anschluss massiert wirst oder dich selbst massierst.
Wenn du dich entspannst, spüre in dich hinein und mach dich frei von der Vorstellung, wie dein Bauch nach der Geburt auszusehen hat, sondern nimm ihn an und danke ihm für das, was er Großartiges geleistet hat. Gerade direkt nach der Geburt kann dies eine Herausforderung sein und etwas Übung brauchen, also gib dir auch da Zeit und sei geduldig mit dir.
Nicht jeden Tag brauchen wir und unser Körper die gleiche Massage und Berührung, gerade wenn wir unter Obstipation leiden, spüren wir deutlich, dass einmal eine intensivere Massage guttut, das nächste Mal jedoch unangenehm ist.
Als Vorbereitung wählst du ein Massageöl aus. Dies kann einfach ein natürliches Haushaltsöl, wie z.B. Olivenöl, Kokosöl oder Mandelöl sein, ein spezielles Wochenbettbauchmassageöl, oder aber du mischt dir selbst dein Öl:
Nutze dafür als Basis ein neutrales Öl, wie Mandel oder Jojobaöl und füge deine persönlichen Essenzen hinzu. Am besten wählst du dafür Öle in Bio-Qualität. Vor der Massage solltest du oder auch deine massierende Person unbedingt Ringe und andere störende Schmuckstücke ablegen, eure Handys auf Lautlos schalten und Entspannungsmusik leise im Hintergrund anmachen.
Lege dich auf eine bequeme Unterlage, ein Sofa oder lasse dich direkt im Bett massieren. Lege dir ein Kissen unter deine Knie, um dich ganz entspannen zu können.

In der Mitte stark

Dein Körper und dein Beckenboden haben mit der Schwangerschaft und Geburt viel geleistet und dürfen nun erst einmal ruhen und regenerieren. In den ersten Tagen wirst du besonders spüren, dass dein Beckenboden stark gedehnt und belastet wurde, aber auch dass deine Bauchmuskulatur anders ist, als du es gewohnt bist.
Beim Bewegen und Drehen wirst du vielleicht besonders bemerken, dass deine Bauchmuskeln durch den wachsenden Bauch nach außen gedrängt wurden und sich ein Spalt gebildet hat, die sogenannte Rektusdiastase. Dieser Spalt kann auch dafür sorgen, dass man einige Wochen nach der Geburt so aussieht, als wäre man in einem früheren Monat schwanger. Abgesehen davon wirst du durch eine Rektusdiastase keinerlei Schmerzen oder Beschwerden haben. Bleibt der Spalt länger als ein Jahr ausgeprägt bestehen, kann das zu Becken- oder Rückenschmerzen führen, denn eine stabile Mitte hat eine wichtige Haltefunktion für den ganzen Körper.

Dein Bauch besteht von außen nach innen aus deiner Haut, einer Fettschicht, den Faszien (Bindegewebsstruktur) und der Muskulatur. Die geraden Bauchmuskeln verlaufen von oben, beginnend an deinem Brustkorb, über den Bauch nach unten bis zu deinem Becken. In der Schwangerschaft weichen diese Muskelstränge nun nach außen, um Platz für deinen wachsenden Bauch zu machen. Nach der Geburt wird die Diastase dann sichtbar und der verbleibende Spalt ist zwischen 3 und 10 Zentimetern breit und bis zu 15 Zentimeter lang.

Du kannst sie tasten, indem du dich mit angewinkelten Beinen auf den Rücken legst, deine Hand auf Nabelhöhe hast und mit dem Ausatmen den Kopf in die Anspannung hebst. Nun fühlst du anhand deiner Finger die Breite des Spaltes in der Tiefe des Gewebes. Gemessen wird in Querfingern und so kannst du immer wieder den aktuellen Stand deiner Rektusdiastase checken. Nach der Geburt passen manchmal 4 Querfinger in den Spalt und mit Übungen zum Ende des ersten Lebensjahres oft nur noch ein Querfinger oder gar keiner mehr.

Wenn die Bauchdecke nach der Geburt noch sehr weich und die Diastase noch sehr offen ist, sieht dieser Bereich bei Anspannung übrigens wie ein Kamelhöcker aus und ist super leicht zu erkennen und zu tasten.

Mit der Zeit und mit gezielten Übungen für die schräge Bauchmuskulatur werden sich deine Bauchmuskeln wieder annähern. Wie lange der vollständige Ver-

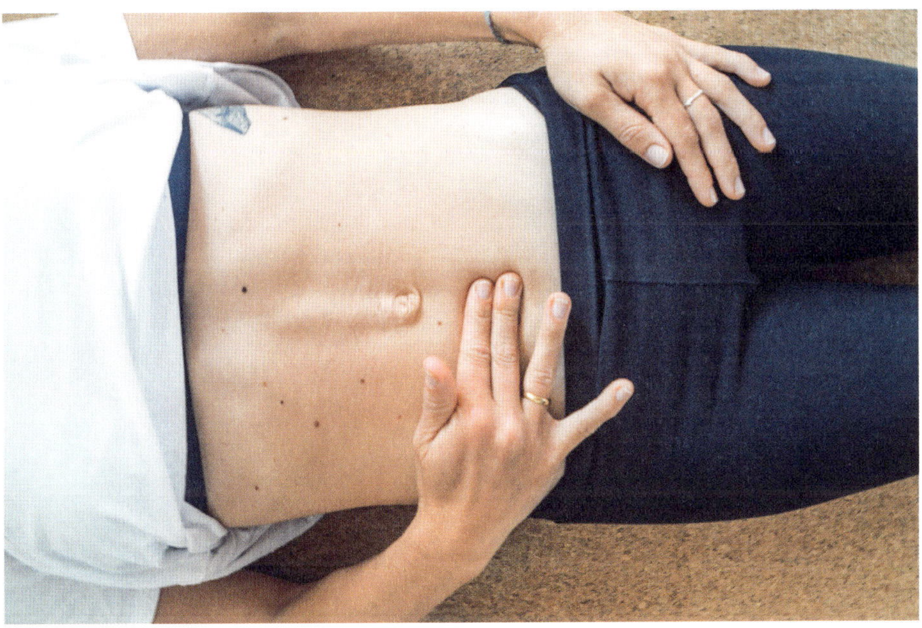

ERSTE ÜBUNGEN FÜR DEINE BAUCHMUSKULATUR

- **Stillzeit-Übung:** Wenn sich das Stillen gut eingespielt hat und du entspannt stillst, ziehe deinen Bauch nach innen und halte die Spannung für einige Sekunden. Die Übung kannst du pro Stillmahlzeit bis zu 20 Mal wiederholen. Dieselbe Übung kannst du ebenso beim Geben der Flasche oder beim Zähneputzen machen.

- **Bein-Anziehen:** Lege dich auf den Rücken und winkle deine Beine an. Ziehe nun ein Bein zu deiner Brust und streck es dann. Stelle es ab und wechsle die Seite. Wiederhole die Übung 5 Mal pro Seite und steigere dich auf 8 Mal pro Seite.

- **Brücke:** Ausgangsposition ist hier auch die Rückenlage mit angewinkelten Beinen. Deine Arme liegen neben deinem Körper. Nun hebst du deinen Po nach oben, ziehst gleichzeitig deinen Bauchnabel nach innen und spannst deine Bauchmuskeln an. Dein Oberkörper bildet eine Linie. Halte für 5 Sekunden und wiederhole bis zu 10 Mal.

ALLTAGSTIPPS

- Trage nur dein Baby, sonst nichts. Wenn du dein Baby für längere Zeit trägst, verwende eine ergonomische Tragehilfe.

- Drehe dich beim Niesen und Husten ein. Hebe nur über die Seite und mit angespanntem Beckenboden.

- Arbeite an einer aufrechten und geraden Körperhaltung.

- Bei allen gemachten Übungen soll die Beckenboden-Bauchspannung nach innen und oben gehen.

- No Go: Sit-Ups und alle anderen Ubungen bei denen du gerade „zusammenklappst" – diese trainieren nämlich die „falschen" Muskeln und führen zu einer Verschlimmerung des Spalts.

schluss dauert, ist von Frau zu Frau, von Körper zu Körper unterschiedlich und auch davon abhängig, wieviel Zeit du für die Übungen investierst.

Achte in der ersten Zeit darauf, dass du dich nur über die Seite ablegst und aufsetzt, um deine geraden Bauchmuskeln nicht zu sehr zu belasten. Erst wenn deine Rektusdiastase wieder (fast) vollständig verschlossen ist, kannst du mit Übungen für die geraden Bauchmuskeln beginnen. Vorher sind nur Übungen für die schräge Bauchmuskulatur sinnvoll, um die Schließung zu unterstützen.

Mit den richtigen Übungen wird deine Körpermitte schon bald wieder ihre Funktion zurückerhalten, dich tragen und stützen.

Besonders ein Muskel braucht nach der Geburt deine Aufmerksamkeit, und das ab der ersten Schwangerschaft ein Leben lang: dein Beckenboden. Vor der ersten Schwangerschaft und Geburt machen wir uns meist wenig Gedanken über ihn, denn er tut seine Arbeit zuverlässig und wie automatisch. Er ist unsere stabile Körpermitte, sorgt für einen aufrechten Gang, lässt uns kontinent bleiben und hält all unsere inneren Organe beisammen. Durch die Schwangerschaft darf er nun auch unser Baby halten, um sich dann bei der Geburt zu dehnen und zu öffnen und es auf die Welt hinauszulassen. Beim Husten, Lachen und Niesen wirst du merken, dass der Muskel nicht so schnell auf den plötzlichen Druck im Bauchraum reagieren kann und du das ein oder andere Tröpfchen Urin verlieren wirst.

Durch die extreme Dehnung und den Druck bei der Geburt braucht er nun unsere Hingabe und Aufmerksamkeit, um wieder stark und stabil zu werden und dich vor Folgeerscheinungen, wie Harn- oder Stuhlinkontinenz zu bewahren. Ein starker Beckenboden sorgt übrigens auch für ein intensiveres Lustempfinden beim Sex – es lohnt sich also doppelt, ihm viel Zuwendung zu geben und täglich zu trainieren. Und das kann auch ganz nebenbei geschehen.

Der Beckenboden besteht aus 3 Muskelschichten, die unsere 3 Körperöffnungen umschließen: unsere Harnröhre, unsere Vagina und unseren After. Das Besondere dabei ist, dass diese Muskelschichten abwechselnd längs und quer verspannt sind und so für besonders viel Stabilität sorgen. Du kannst dir den Beckenboden wie ein kleines Trampolin vorstellen, das an 4 Punkten festgemacht ist: deinem Schambein, dem Kreuzbein und deinen beiden Sitzbeinhöckern.

Die innerste Schicht ist die stabilste Schicht, sie hält alle Organe in uns und ist im gesamten inneren Beckenraum, vom Schambein bis zum Kreuzbein, verspannt. Also vereinfacht gesagt, von vorne nach hinten.

Die mittlere Schicht verläuft fächerförmig vom Schambein zu den Sitzbeinknochen und umschließt die Harnröhre und die Vagina. Also von links nach rechts.

Die äußerste, unterste Schicht hat die Form einer 8, verläuft wieder von vorne nach hinten und umschließt alle 3 Körperöffnungen.

Das Faszinierende an diesen 3 Schichten ist nicht nur die Stabilität, sondern, dass sie außerdem extrem flexibel und elas-

ERSTE ÜBUNGEN FÜR DEINEN BECKENBODEN

1. **Beinkreisen:** Stelle dich in einer Alltagssituation, zum Beispiel beim Zähneputzen, auf ein Bein und zeichne mit dem anderen Bein kleine Kreise, dadurch wird dein Beckenboden aktiviert.

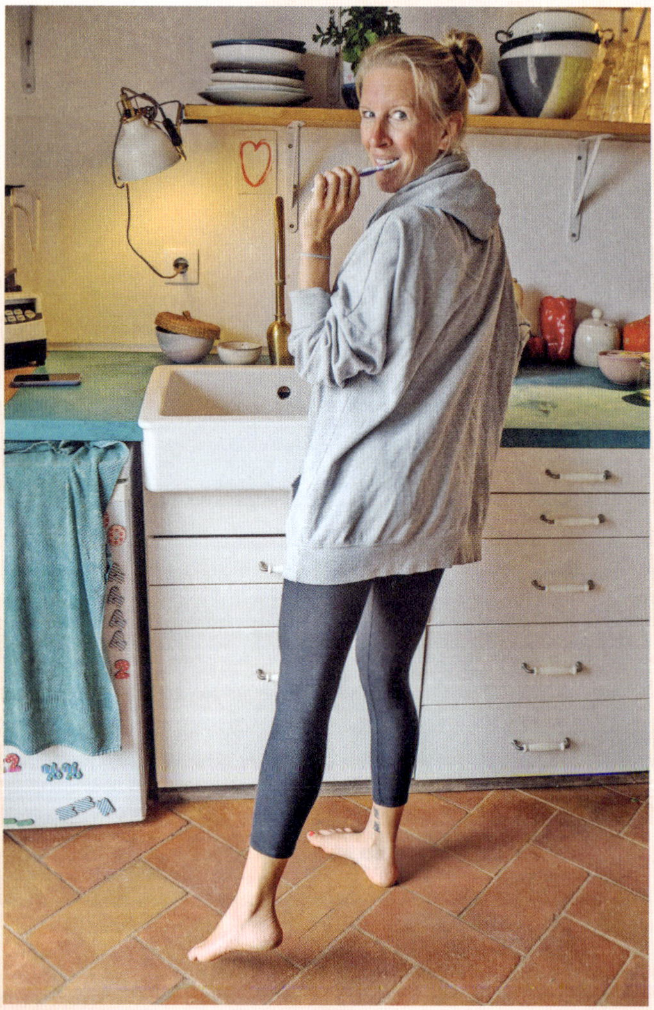

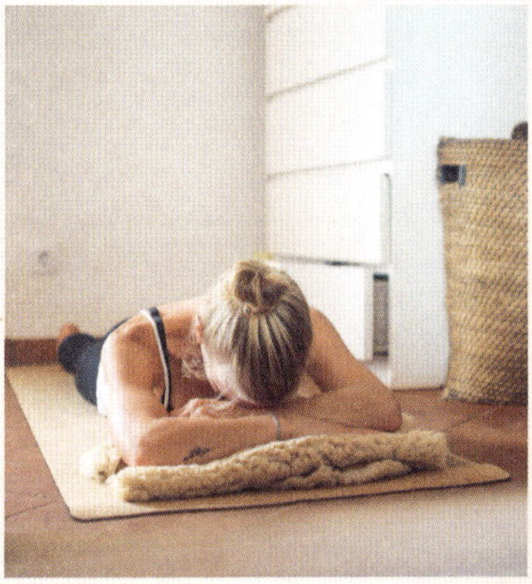

2. Bauchlage: Lege dich 2 bis 3 Mal täglich in Bauchlage, deinen Bauch und deinen Kopf platzierst du auf einem kleinen Kissen, um den Druck auf die Gebärmutter etwas zu verstärken und deine Brüste zu entlasten. Beim Einatmen bist du nun ganz entspannt und mit dem Ausatmen ziehst du dein Schambein Richtung Bauchnabel und spannst den Beckenboden an. Wiederhole das Anspannen bis zu 20 Mal und bleibe danach noch ein paar Minuten weiter in Bauchlage. Diese Übung unterstützt die Rückbildung deiner Gebärmutter, das Abfließen des Wochenflusses und stärkt gleichzeitig den Beckenboden.

3. Rückenlage: Lege dich entspannt hin, stelle deine Beine auf und lege eine Hand auf deinen unteren Bauch. Mit der Einatmung bist du entspannt und dein Bauch hebt sich, mit der Ausatmung ziehst du dein Schambein zum Bauchnabel und spannst den Beckenboden an. Wiederhole die Übung 6 bis 8 Mal.

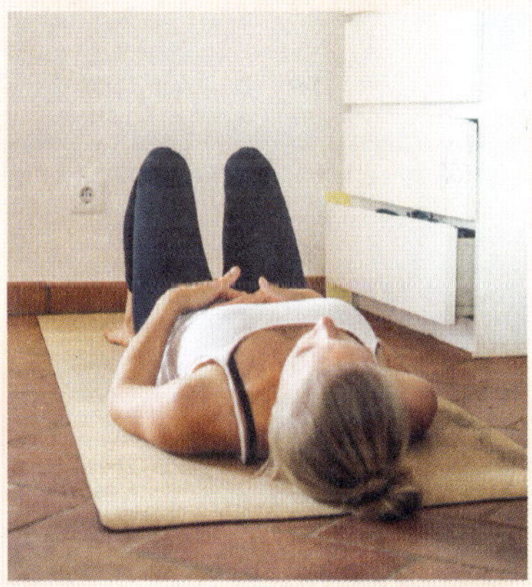

Abwandlung in Seitenlage: Anstatt deine Hand auf den Bauch zu legen, wie bei der vorherigen Übung, stellst du sie als Faust vor deiner Brust auf. Mit der Ausatmung schiebst du die Faust in die Unterlage und hebst leicht deinen Kopf an. Wiederhole die Übung auch auf der anderen Seite.

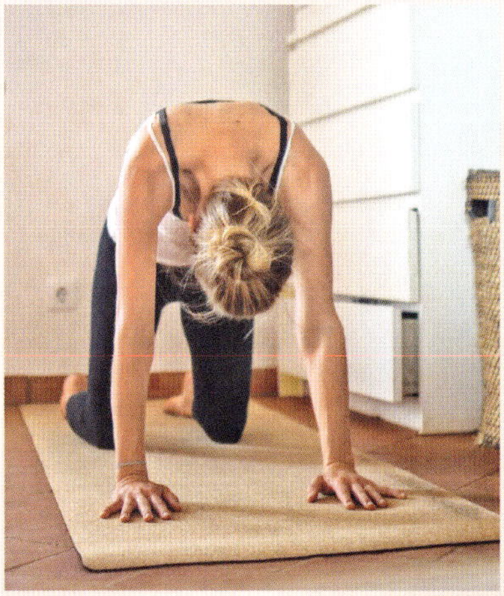

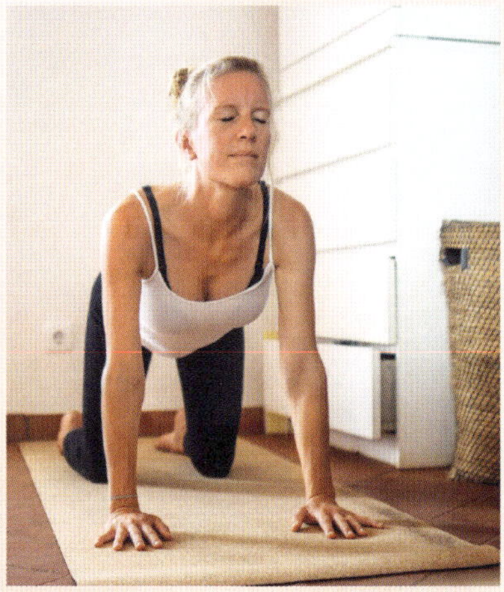

4. Katze-Kuh: Begib dich in den Vierfüßlerstand. Beim Einatmen ist dein Rücken in Neutralstellung, er hängt nicht durch, aber du machst auch keinen Buckel. Mit dem Ausatmen machst du einen richtigen Katzenbuckel, ziehst dein Schambein Richtung Bauchnabel und spannst den Beckenboden an. Wiederhole die Übung 8–10 Mal.

5. Ganz nebenbei:

- Niese und huste auf die Seite und mit überkreuzten Beinen.
- Spanne beim Treppensteigen deinen Beckenboden an.
- An jeder roten Apel spannst du den Beckenboden an, hältst ihn für 5 Sekunden und entspannst wieder. Wiederhole die Übung bis die Ampel grün wird.
- Unterstütze deine Rückbildung und die Stärkung deines Beckenbodens mit einem Yoni-Ei, oder einem anderen, vaginal einführbaren Gewicht.
- Baue Yoga- oder Pilates-Einheiten in deinen Alltag ein, diese entspannen und fördern durch die Balance-Übungen ganz automatisch deine Beckenbodenmuskulatur

tisch sind. Sie sind mit einer Faszienschicht ummantelt und können wunderbar aneinander vorbei gleiten. Diese Flexibilität ist wichtig, denn deine Muskulatur soll zwar stark und stabil sein, aber gleichzeitig flexibel bleiben, um den Alltag bestmöglich mit dir zu meistern. Auch für die Geburt ist die Elastizität natürlich wichtig, um sich gut öffnen zu können und sogar, um Verletzungen zu vermeiden. Dazu kannst du dir erneut dein inneres Trampolin vorstellen, das zwar gut gespannt sein muss, um dich zu halten, aber nicht zu sehr, weil sonst das Springen unmöglich wird.

Schon in den ersten Tagen nach der Geburt kannst du die ersten Übungen im Liegen machen. Danach folgen Übungen im Alltag, zum Beispiel beim Zähneputzen oder auch während dem Stillen und schließlich, nach 6 bis 8 Wochen kannst du dann mit dem Rückbildungskurs und intensiveren Beckenboden- und Kraftübungen starten.

Es gibt kaum Übungen, die sich so leicht und unsichtbar in den Alltag einpflegen lassen, wie Übungen für deinen Beckenboden. Wenn du nur immer wieder den Beckenboden anspannst, hältst und wieder lockerlässt, tust du ihm schon viel Gutes zur Stärkung.

Die Anspannung deines Beckenbodens kannst du bei den Übungen immer wieder variieren: Mal spannst du ihn direkt komplett an, mal fährst du in drei Etappen deinen „Aufzug" nach oben und auch wieder nach unten. Wenn du die ersten Wochen nach der Geburt deinen Beckenboden noch nicht wahrnehmen kannst, ist das auch ganz normal, vor allem wenn du vorher keine Übungen gemacht hast und eigentlich gar nicht so richtig weißt, wie er sich denn anfühlen müsste. Hilfreich ist dann für dich, dir bei jedem Anspannen vorzustellen, wie der „Aufzug" nach oben oder unten fährt, oder dass du mit dem Beckenboden Rosinen von einem Teller einsammelst. Durch diese visuelle Vorstellung fällt das Üben leichter und auch das Spüren deines Beckenbodens ist greifbarer. Und ja, auch der Beckenboden kann Muskelkater bekommen, gehe deshalb in den ersten Tagen ganz achtsam damit um.

Bevor du mit den Übungen von Seite 114 startest, ist es noch wichtig zu erklären, wie du während des Trainings atmest, um die Anspannung zu unterstützen:

Zu Beginn kann die Atmung etwas irritierend und eine Herausforderung sein. Sie ist aber extrem wichtig, um nicht bei den Übungen gegen den Beckenboden zu arbeiten.

Mit dem Einatmen durch die Nase ist dein Beckenboden entspannt. Dein Zwerchfell wird durch das Füllen der Lunge mit Luft nach unten geschoben, der Beckenboden geht ganz physiologisch mit.

Mit dem Ausatmen wird deine Lunge wieder von der Luft geleert, dein Zwerchfell zieht nach oben und dasselbe macht auch dein Beckenboden. Er bekommt hier also keinen Druck vom Zwerchfell, sondern gleicht seine Bewegung an. Um die Übungen besonders nachhaltig zu machen, kannst du deine Ausatmung mit einem lauten „Pfff" oder „Haaa" unterstützen. Dies aktiviert nochmals intensiver deine Bauchmuskulatur.

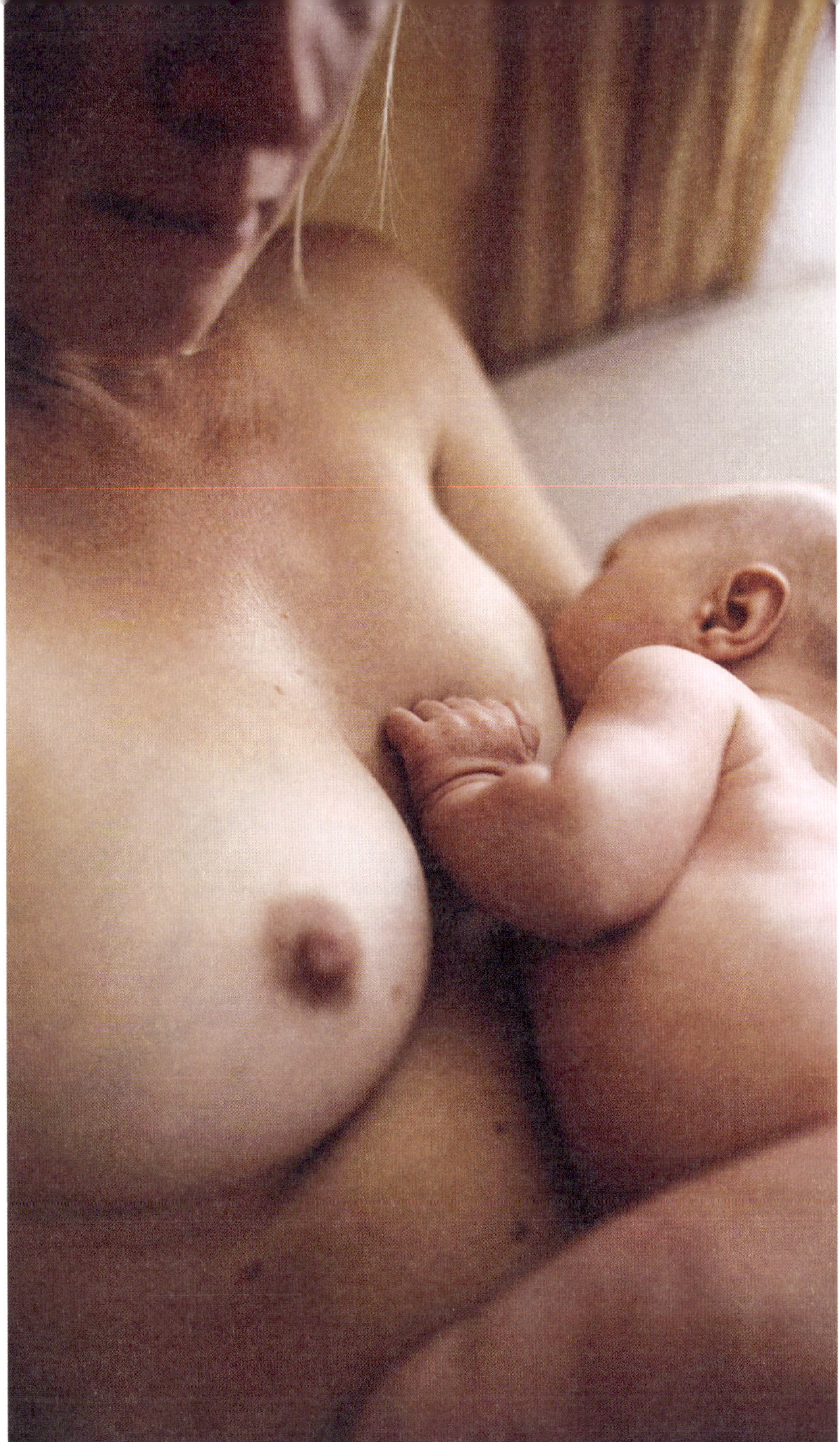

OBENRUM

Viel Geduld, Gehalten-Werden und Liebe braucht es oft für die ersten Wochen eurer Stillbeziehung und manchmal dauert alles länger, als gedacht, bis das Stillen wie von allein klappt. Nach der Geburt ändert sich so viel und dennoch solltest du und dein Baby eigentlich direkt wissen, wie das mit dem Stillen funktioniert – so ist zumindest unsere und die gesellschaftliche Anforderung an die Mamas. Der Stillstart ist aber durch die großen Veränderungen gar nicht so einfach und körperlich und seelisch oft sehr herausfordernd.

BEDÜRFNISSE STILLEN

Etwa 98 % aller Frauen können, auf die rein körperliche Ebene reduziert, stillen. In der Schwangerschaft oder auch vorher wollen 90 % aller Schwangeren. Tatsächlich stillen nach der Geburt circa 70 % der Mamas voll. Je älter die Kinder werden, desto mehr fällt diese Anzahl: Nach 2 Monaten stillen noch ungefähr 55 % und nach 4 Monaten sind es nur noch 40 % der Frauen.

Maßgeblich wichtig für einen guten Stillstart und lange Stilldauer sind nicht nur die Mamis und die Babys, sondern auch die Unterstützung der Partner. Wenn diese sich gut auskennen und unterstützen können, wird sich eure Stillbeziehung leichter gut einspielen, denn eine helfende Hand ist hier viel wert.

Oft höre ich: „Ja, ich will stillen, wenn es klappt". „Klappen" klingt in diesem Kontext ganz einfach, jedoch braucht sowohl dein Baby, als auch du selbst einige Zeit, um sich mit dem Stillen vertraut zu machen, um das effektive Saugen richtig zu erlernen, um Stillpositionen zu verinnerlichen und vieles mehr. Und genau darum geht es nun in diesem Kapitel.

Das Schöne an einer eingespielten Stillbeziehung ist, dass nach der (zum Teil holprigen) Anfangsphase das Stillen zwar irgendwie ganz nebenbei läuft, aber ihr beiden genau diese Zeit ganz intensiv miteinander erlebt. Du musst dann auch nicht mehr nach Uhrzeit, Menge und Dauer des Stillens schauen, das geschieht irgendwann ganz intuitiv.

> ***Hebammen-Tipp:***
> *Stillen ist mehr als Nahrungsaufnahme – das beschreibt schon das Wort „Stillen".*

Wenn wir stillen – übrigens stillen nicht nur wir Mütter unsere Kinder, sondern auch die Kinder stillen uns –, stillen wir das Bedürfnis nach Nähe, nach Sicherheit, wir spenden mit der süßen Milch unseren Kindern Trost in Traurigkeit, Wut und bei Schmerzen. Diese körperliche Verbindung bindet euch auf einer anderen Ebene ganz tief aneinander.

Deine Brust mit vielen Facetten

So schnell, wie sich unser Mama-Körper in der Schwangerschaft ändert, wird er das nicht noch einmal in einer anderen Situation in deinem Leben tun. Er passt sich innerhalb weniger Wochen an immer wieder neue Hormonlagen an, verlagert seinen Schwerpunkt, dehnt und hält und macht Raum für dein Baby. Alles passt sich gleichzeitig so an, dass dein Baby nach der Geburt bestens versorgt werden kann. Deine Brüste beginnen sich äußerlich zu verändern und manchmal geschieht das auch schon ganz zu Beginn der Schwangerschaft. Dafür sind die Hormone Östrogen und Progesteron verantwortlich. Für viele Frauen ist dies sogar das Zeichen, schwanger zu sein. Durch die Hormonumstellung und Veränderung deiner Bruststruktur fühlen sich deine Brustwarzen schon ab der 4. Schwangerschaftswoche empfindlich und sensibel an. Für manche Frauen bleibt diese Sensibilität die ganze Schwangerschaft bestehen, für manche klingt sie auch nach dem ersten Trimester wieder ab. Deine Brüste werden außerdem größer, ebenso der Vorhof. Dieser und auch die Brustwarzen werden dunkler. Die Montgomery-Drüsen, kleine Hubbel auf deinem Brustwarzenvorhof, bilden sich aus und geben mit dem Stillstart ein feuchtigkeitsspendendes Öl ab, welches vor Infektionen schützt und Schmerzen verhindert. Dieses Öl riecht ähnlich wie Fruchtwasser und ist sozusagen das Navi, das dem Baby nach der Geburt hilft, die Brustwarzen zu finden, indem es sich zum ihm bekannten Geruch bewegt.

Auch innerlich verändert sich so manches: Ab dem zweiten Trimester werden nämlich deine milchbildenden Zellen in deiner Brust aktiv und wenn diese einmal in Schwung gekommen sind, startet die Milchproduktion. Deine Brust verwandelt sich also in ein milchbildendes Organ, in dem sich nun die, immer mehr werdenden, Milchkanäle komplex verzweigen. Dadurch kann es sein, dass du ab circa der Mitte der Schwangerschaft die ersten Tropfen Milch entdeckst, zum Beispiel durch Drücken an der Brustwarze beim Duschen. Es kann auch passieren, dass du mitten in der Nacht mit einem nassen T-Shirt aufwachst.

Diese erste Milch ist eher dickflüssig und gelblich und wird Kolostrum genannt. Die Menge, die aus deiner Brust kommt, ist ganz unterschiedlich. Vielleicht benötigst du auch schon zum Ende deiner Schwangerschaft Stilleinlagen, um deine Oberteile vor Flecken durch das Kolostrum zu schützen.

Das Kolostrum ist die wichtigste Nahrungsquelle in den ersten Tagen nach der Geburt für dein Baby. Auch wenn eine Mahlzeit nur aus wenigen Tröpfchen besteht, so sind diese jedoch voll an Vitaminen, Proteinen und Antikörpern und genau richtig für den Magen-Darm-Trakt deines Babys – Kolostrum ist nämlich leichter verdaulich als die später folgende Muttermilch.

Ab der 36. Schwangerschaftswoche kannst du Kolostrum sanft mit der Hand ausstreichen oder auch abpumpen, sammeln und einfrieren. Achte dabei auf gute Hygiene und wasche deine Hände vorher mit Seife. Falls du einen Kaiserschnitt haben solltest, lässt der Milcheinschuss manchmal etwas länger auf sich warten und so

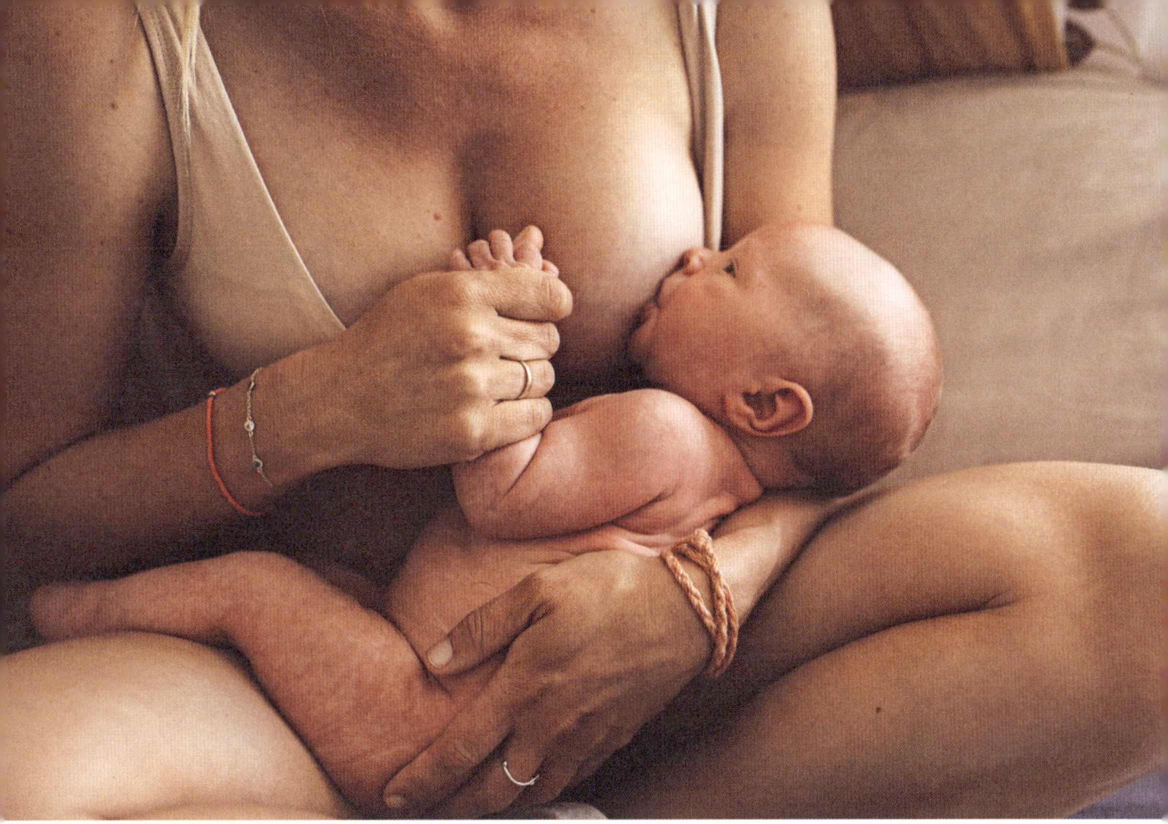

hast du schon etwas Milch für dein Baby bereit. Milch, die du über 24 Stunden sammelst, kannst du zusammen in eine kleine Spritze füllen oder dafür einen Muttermilchbeutel nutzen. Die Beutel kannst du im Drogeriemarkt besorgen und die Spritzen in der Apotheke. Beschrifte dein gesammeltes Werk immer mit dem Datum und achte darauf, dass die Kühlkette auch während dem Transport der gefrorenen Milch zum Geburtsort nicht unterbrochen wird. Dort werden die kleinen Vorräte dann zu gegebener Zeit aufgetaut und du kannst sie deinem Baby geben. Beim Entleeren deiner Brüste werden nur ein paar wenige Tropfen kommen, das ist in der Schwangerschaft ganz normal.

Das Kolostrum-Sammeln kann besonders hilfreich sein, wenn du an Schwangerschaftsdiabetes leidest, denn dein Baby wird nach der Geburt schneller in den Unterzucker kommen. Deshalb wird nach der Geburt bei deinem Baby regelmäßig der Blutzuckerwert kontrolliert und bei Unterzucker dann gestillt oder auch von deinem gesammelten Kolostrum gegeben.

Auch die Größe der Brust ändert sich durch Fettgewebe, dass sich vermehrt ansammelt und du kannst mit ein bis zwei Körbchengrößen mehr als vor der Schwangerschaft rechnen. In der Schwangerschaft darfst du dann circa ein halbes Kilo mehr Busen tragen. Auch dein Unterbrustumfang wird mehr, da dein Körper auch hier Platz für dein Baby macht. Manche Brüste wachsen in den ersten Wochen rasant, und manche wachsen nach und nach, das kann auch bei dir von

Schwangerschaft zu Schwangerschaft ganz unterschiedlich sein. Sobald sich dein bisheriger BH zu eng anfühlt, ist es für dich an der Zeit, den ersten Schwangerschafts-BH zu kaufen. Inzwischen gibt es tolle Kombinationen aus Schwangerschafts- und Still-BH. Jedoch kann es, je nach Wachstum deiner Brust, dennoch sein, dass du mehrmals einen neuen BH kaufen musst. Vermeide beim Kauf BHs mit Bügel, da diese Milchkanäle abdrücken könnten. Achte auf BHs mit breiten Trägern, die deine wachsende Brust gut halten können, und auf atmungsaktives, möglichst natürliches Material mit wenig Nähten. Klips, die du mit einer Hand öffnen kannst oder ein Modell mit geschickt zur Seite schiebbaren Brustausschnitten, sind ideal. Lasse dich unbedingt bezüglich der Größe von fachkundigem Personal beraten, damit dein BH möglichst lange gut sitzt und du ihn auch noch in der Stillzeit nutzen kannst.

Aber ganz egal, wie und wann sich deine Brust während der Schwangerschaft verändert oder ob sie sich nicht merklich ändert, hat dies alles keine Aussagekraft darüber, wie du stillen kannst. Wenn du also keine Änderung feststellst, musst du keine Sorgen haben, dass du nicht stillen können wirst! Ebenso musst du deine Brüste und Brustwarzen nicht durch Rubbeln und Kneifen auf die baldige besondere Belastung vorbereiten. Sie sind von Natur aus perfekt vorbereitet auf dein Baby und die Stillzeit. Was du für dich als Vorbereitung tun kannst ist, dich mit Informationen rund ums Stillen zu versorgen, um etwaig vorhandenen Mythen und Glaubenssätzen entgegen zu wirken und so entspannt in die Stillzeit zu starten. Lese viel darüber, aber schau dir gern auch Videos an, wie eine Stillmahlzeit abläuft, wie du dein Baby beim Stillen richtig hältst und welche Stillpositionen es gibt. Pflege deine Brüste zu jeder Zeit ausschließlich mit warmem Wasser, ohne aggressive Seifen, und tupfe sie sanft trocken. Wenn deine Brust sehr schnell wachsen sollte, kann es zu Dehnungsstreifen kommen. Du kannst sie auch vorsorglich mit einem Pflegeöl behandeln, aber die Brustwarzen dabei aussparen. Nimm gerne dafür dasselbe Pflegeöl, das du auch für deinen wachsenden Bauch nutzt. Auch ein eventueller Juckreiz, der ebenfalls durch das schnelle Wachstum und die Dehnung deiner Brusthaut ausgelöst werden kann, kann durch das Ölen verringert werden.

In den ersten Tagen nach der Geburt erfährt dein Körper nochmals eine große Veränderung: die initiale Milchdrüsenschwellung, umgangssprachlich kennst du sie sicher als Milcheinschuss. Mehr dazu kannst du auf Seite 138 lesen.

Wie stark sich deine Brüste nach der Stillzeit äußerlich verändern, ist von Frau zu Frau unterschiedlich. Nach dem Abstillen dauert es auch noch einige Wochen, bis die Milchbildung gänzlich eingestellt ist. Manch eine Brust bildet sich schnell von allein in den Zustand von vor der Geburt zurück, andere Brüste sehen deutlich verändert aus. Sie können kleiner als zuvor sein oder auch größer bleiben, jedoch weicher und weniger prall. Ebenso können deine Brüste unterschiedlich in ihrer

Größe sein, die eine Brust kann also ein wenig größer, als die andere sein.
Diese Änderungen lassen sich nicht beeinflussen und ganz wichtig: Wir dürfen unseren wertvollen Körper annehmen, mit der neuen Brust, und ihn neu kennen und lieben lernen. Das neue Aussehen mag erstmal ungewohnt sein und vielleicht auch nicht deinen Vorstellungen und Wünschen entsprechen. Doch wenn du dir immer wieder bewusst machst, warum deine Brust nun so verändert ist und was du Großartiges geleistet hast, nämlich ein Menschenleben ernährt, wirst du mit der Zeit dein neues Erscheinungsbild annehmen können. Wenn dich das Aussehen deiner Brüste nachhaltig stark belastet, suche eine Therapeutin auf, die dir in dieser Phase Unterstützung geben kann.

Von den Alveolen in den Baby-Mund
Erst vor knapp 20 Jahren wurde durch Forschungen herausgefunden, was im Innern der Brust während der Stillzeit tatsächlich passiert:
Deine Muttermilch wird in kleinen Säckchen, den Alveolen, ganz im Innern deiner Brust gebildet und dort gesammelt, bis dein Baby zu saugen anfängt. Durch das Saugen wird das Liebeshormon Oxytocin ausgeschüttet, welches die Muskeln, die sich um die Alveolen befinden, zusammenziehen lässt. Durch diesen Druck von außen wird die Muttermilch von den Alveolen in das verzweigte System der Milchkanälchen geleitet und bis zu den Brustwarzen gedrückt. Die Milchkanälchen sind kleine Röhrchen, wenige Millimeter breit, die die Milch hin zu deinen Brustwarzen transportieren. Dort fließt sie dann durch 4–9 Öffnungen in den Mund deines Babys.
In der Schwangerschaft wird bereits etwas Milch in den Alveolen gebildet, allerdings halten die Schwangerschaftshormone die Alveolen davon ab, 800 Milliliter pro Tag zu produzieren, wie es in der Stillzeit dann der Fall ist. Während der Schwangerschaft wird vermehrt Progesteron gebildet, was die Milchbildung hemmt. Mit der Geburt der Plazenta sinkt dann das Progesteron und die Milchbildung, auch Laktation genannt, kann in die Vollen gehen.
Muttermilch passt sich in der Menge und in Bezug auf die Inhaltsstoffe immer an die Bedürfnisse deines wachsenden Babys an. Muttermilch enthält folgende Inhaltsstoffe:

- 87,5 % Wasser
- 12,5 % Makronährstoffe:
  - Circa 7 % Kohlenhydrate als Energiespender
  - Circa 4 % Fette als Sattmacher
  - Circa 1,5 % Proteine als Wachstumshilfe
- Mikronährstoffe:
  - Vitamine für Entwicklung und Immunsystem
  - Mineralien für Knochenwachstum
  - Spurenelemente für den Stoffwechsel
- Weitere Bestandteile: Enzyme, Hormone und Taurin

In den ersten Tagen nach der Geburt, genau wie auch schon in der Schwangerschaft, wird Kolostrum, die Vormilch gebildet. Perfekt angepasst an die ganz neue

Lebenssituation und den kleinen Magen deines Babys. Äußerst nahrhaft, reich an Antikörpern, Proteinen und Vitaminen, braucht dein Baby pro Mahlzeit deshalb auch nur ein paar Tropfen davon, um satt und gewappnet für die Welt zu sein. Kolostrum ist dickflüssig, cremig und gelblich und so kannst du es gut von der klassischen Muttermilch unterscheiden. Durch die Anregung deines Babys an der Brust passt sich die Milch in den kommenden Tagen an und je häufiger du dein Baby stillst, desto schneller setzt dieser Vorgang ein. Die Milch wird mehr, flüssiger und weißlicher. Du wirst diesen Übergang sehen und passenderweise wird die Milch nun Übergangsmilch genannt.
Ab ungefähr dem 10. Lebenstag deines Babys darf es dann die reife Frauenmilch, die klassische Muttermilch, trinken. Die Muttermilch enthält mehr Kohlenhydrate und Fette, dafür weniger Proteine. Wenn dein Baby beim Stillen zu saugen beginnt und dadurch den Milchspendereflex auslöst, darf es zuerst ein paar Schlucke Vormilch trinken. Diese ist wässrig und ein wahrer Durstlöscher mit vergleichsweise wenig Inhaltsstoffen. Danach kommt die Nach- oder Hintermilch. Sie macht dein Baby satt und hat mehr Kohlenhydrate, Fette und Proteine, als die Vormilch. Muttermilch enthält im Übrigen im Vergleich zu Kuhmilch deutlich mehr Milchzucker und ist deshalb leicht und gut verdaulich. Kuhmilch ist für Babys nicht geeignet, da viele Inhaltsstoffe fehlen und die fremden

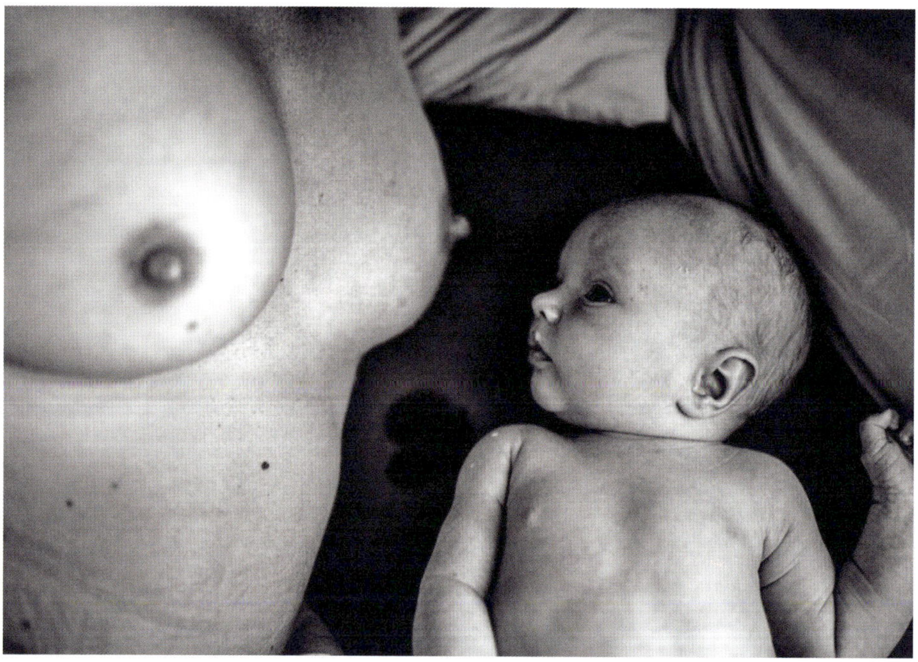

GO ODER NO-GO?

- **Medikamente in der Stillzeit:** In jedem Beipackzettel wirst du lesen, dass dieses Medikament für Stillende nicht geeignet ist, denn aus ethischen Gründen werden Medikamente bei stillenden Frauen und ihren Kindern nicht getestet. Nutze deshalb www.embryotox.de, um Klarheit zu bekommen und halte immer Rücksprache mit deiner Ärztin. In den meisten Fällen ist eine Einnahme ohne Abstillen möglich.

- **Alkohol in der Stillzeit:** Die Empfehlung ist ganz klar: kein Alkohol in der Stillzeit, denn der Gehalt in der Muttermilch ist ähnlich dem im Blut der Mutter. Wenn du dennoch ein Glas Sekt auf einer Feier trinken möchtest, solltest du direkt vorher stillen und dann mindestens 2 Stunden Stillpause einlegen. Oft ist das für Ausnahmen also gut taktbar.

- **Koffein in der Stillzeit:** Wenn du ein Kaffee-Junkie bist und ohne nicht in den Tag starten kannst, oder auch einfach den Geschmack magst, probiere aus, wie dein Baby reagiert. Wenn es unruhig ist, schaue dich nach Alternativen um. Viele Mamas stellen auch schon in der Schwangerschaft auf Getreidekaffee oder koffeinfreien Kaffee um.

Proteine allergische Reaktionen hervorrufen können. Durch das Stillen baut sich dein Baby einen guten Immunschutz auf, vor allem im Darm, wo sich drei Viertel des Immunsystems befinden.

Was landet alles in der Muttermilch?

Die ersten Wochen sind für den Darmtrakt deines Babys sehr anstrengend, die Darmschleimhaut mitsamt passender Darmbakterien muss sich erst noch aufbauen, und dafür gehen schon einmal 3 Monate ins Land. Dein Baby nimmt am Tag umgerechnet so viel Milch zu sich, als würde ein Erwachsener 10 15 Liter Milch pro Tag trinken. Da ginge es uns allen hundeelend – unseren Babys hingegen doch erstaunlich gut. Dass Babys aber viel pupsen, weinen, und auch Krämpfe haben, ist also kein Wunder. Auch die psychische Komponente darf nicht vernachlässigt werden: Wie bei uns auch, verarbeiten Kinder ihre Erlebnisse über den Darm. Wir haben in Stresssituationen Durchfall oder Verstopfung, unsere Babys Blähungen und Krämpfe. Auch die Haltung, häufiges Liegen, ist nicht ideal, um ein großes Geschäft zu verrichten und mit dem Abhal-

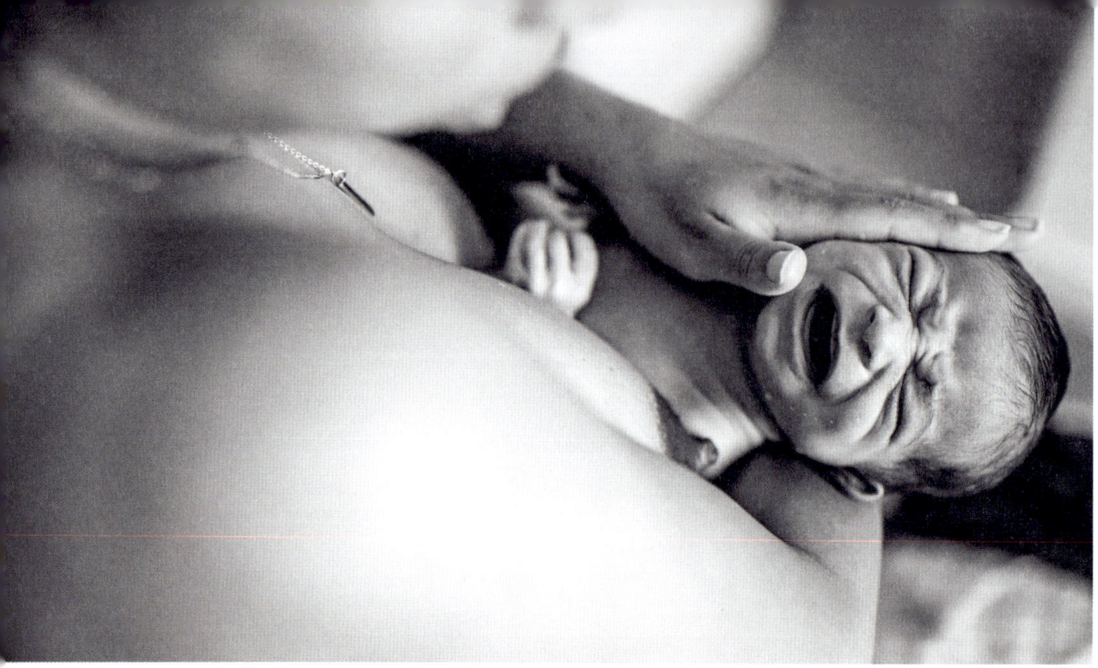

ten lösen sich so manche Winde ganz schnell auf.

Im Internet, in vielen Literaturen und auch im lieb gemeinten Rat von Freundinnen wirst du noch immer viele Lebensmittel finden, die für Stillende ungeeignet sind, weil sie eben zu Bauchschmerzen führen oder einen wunden Po machen sollen. Jedoch gibt es keine wissenschaftlichen Belege dafür, dass gewisse Lebensmittel zum Unwohlsein deines Babys führen können. Oft ist es einfach die Dosis, die das Gift macht. Ein paar Erdbeeren zum Frühstück machen keinen roten Po, 3 Beeren-Smoothies sind aber vielleicht zu viel. Wenn du also das Gefühl hast, dein Baby könnte nach Zwiebeln im Essen besonders viel Bauchweh haben, lasse sie für eine Weile weg, beobachte ein paar Tage ohne Zwiebeln und fange dann wieder an. So kannst du selbst gut überprüfen, welche Lebensmittel in welcher Menge deinem Baby zu schaffen machen und welche nicht. Je älter dein Baby wird, desto „reifer" wird auch der Magen-Darm-Trakt deines Kindes. Dieser ist dann immer besser für allerhand intensive Lebensmittel gewappnet – und dadurch irgendwann bereit für euren Beikost-Start.

Hungerzeichen – jetzt aber schnell oder doch ganz entspannt?

Ob dein Baby nach dem Aufwachen beinahe direkt in höchsten Tönen die nächste Stillmahlzeit anfordert oder erst langsam erwacht, ist eine Charaktersache. Es gibt aber unterschiedliche Hungerzeichen, die frühen und die späten. Je mehr ihr euch kennenlernt, desto besser wirst du die frühen Hungerzeichen erkennen und dein Baby wird auf das letzte, spätere Hungerzeichen, das Weinen, nicht zurückgreifen müssen. Bei den frühen Hungerzeichen fängt dein Baby an zu schmatzen, es dreht und wendet seinen Kopf auf der Suche nach der Brust, macht Saugbewegungen und lutscht an den Händen.

Diese Reflexe sind ein untrügliches Zeichen und du kannst direkt mit dem Stillen beginnen. Wenn die ersten Hungerzeichen nicht erkannt werden, versucht dein Baby anders auf seinen Hunger aufmerksam zu machen. Es beginnt sich unruhiger zu bewegen, fängt an zu „maulen" und weint schließlich. Dies ist dann schon der Alarmzustand deines Kindes, es schüttet Adrenalin aus und ist unter Stress, für ihn kann das Nicht-Gehört-Werden einen lebensbedrohlichen Zustand darstellen. Natürlich weiß dein Baby nicht, dass du nur eben mal noch zur Toilette gehst. Lass es nur nicht mit Absicht so lange warten, bis es zu weinen beginnt, sondern bereite dich bereits mit den ersten Hungerzeichen auf die Stillmahlzeit vor und fange es vielleicht sogar noch im Halbschlaf ab. Du wirst dein Kind am besten kennen und wissen, ob es zu den Kindern gehört, die mit einem langen Geduldsfaden gesegnet sind, oder doch ganz schnell die Phase der späten Hungerzeichen erreichen. Je nachdem kannst du dich wappnen und vorbereiten, um die nächste Stillmahlzeit entspannt angehen zu können.

How to: Stillen

Vor allem für Mamas, die ihr erstes Kind geboren haben, ist es hilfreich, eine Art Leitfaden für die ersten Wochen des Stillens zu haben. Generell geht es dabei nicht um einen zeitlichen Fahrplan, denn dieser ist so individuell wie unsere Kinder, und wird ganz von selbst auf die Entwicklung unserer Babys angepasst. Vielmehr geht es um den Ablauf einer Stillmahlzeit und die Pflege der Brust.

Dein Baby findet deine Brust durch den Geruch, deshalb ist es wichtig, diese nicht mit Seifen, sondern nur mit klarem Wasser zu reinigen beim Duschen.
Vor der Stillmahlzeit musst du deine Brust in der Regel jedoch nicht extra abwaschen und reinigen.
Bereite dir all dein Equipment vor, damit du alles zur Hand hast. Denke dabei auch an dich und stelle dir auch ein Getränk, ein gutes Buch, ein paar geschickte Knabbereien, wie Müsliriegel, Energiebällchen oder ein paar Nüsse parat – auch für die Nacht, denn Stillen kostet dich viel Kraft und Kalorien.

Wärme oder eine Massage vor dem Stillen kann helfen, um deine Brust weicher zu machen und die Milchkanälchen zu entspannen: Ein warmer, nasser Waschlappen, ein Kirschkernkissen oder auch eine warme Wärmflasche sind dafür wunderbar – oder du stellst dich, wenn dein Baby dir die Zeit gibt, ein paar Minuten unter die Dusche, da kannst du Wärme und Massage direkt miteinander verbinden. Achte immer darauf, dass du deine Brusthaut durch die Wärme nicht verbrennst und auch dein Baby kein heißes Wasser abbekommt. Die Brustmassage findest du auf Seite 138.
Lege oder setze dich nun in die Stillposition, in der du stillen möchtest und unterpolstere dich und dein Baby mit Stillkissen und anderen Kissen. Lege dein Baby nun in die richtige Position – immer Bauch an Bauch mit dir. Deine Brustwarze sollte auf Höhe der Nase deines Babys sein. Vielleicht benötigst du nun etwas

Unterstützung beim Aufstellen deiner Brustwarze aber in allen Fällen ist es hilfreich, das erste Tröpfchen Milch nun herauszudrücken.

Deine Brust nimmst du nun in den sogenannten C-Griff, damit dein Baby möglichst viel der Brust und des Vorhofes in den Mund bekommt. Das ist auch später immer das Ziel – dann auch ohne C-Griff! Du hältst die ersten Saugzüge deine Hand weiter in dieser Position, bis du spürst, dass dein Baby richtig gut trinkt. Beim Milcheinschuss ist es manchmal auch hilfreich, den Griff die ganze Stillmahlzeit über zu halten, damit dein Baby den Sog besser aufrechterhalten kann.

Beim C- Griff legst du deinen Daumen und deine restlichen Finger wie ein C hinter oder auch an den Vorhof und drückst sanft zusammen, parallel zum Mund deines Babys. So wird deine Brust in diesem Bereich flacher und dein Baby kann sie besser fassen – vergleichbar mit einem Sandwich, das du erstmal zusammendrücken musst, bevor es in deinen Mund passt.

Nun legst du dieses Sandwich tief in den Mund deines Babys. Durch die Brustwarze-an-Nase-Position wird dein Baby den Kopf leicht in den Nacken legen, um zu trinken, denn das kann es in dieser Stellung am besten. Hilfreich ist manchmal, wenn du mit der Brustwarze, beginnend an der Nase deines Babys, hinunter zum Mund streichst. So öffnen viele Kinder den Mund automatisch ganz weit.

Danach checkst du, ob dein Baby richtig angelegt ist. Gerade in den ersten Tagen kann das Andocken doch recht schmerzhaft sein. Wenn dein Baby dann saugt, verschwindet dieser Schmerz wieder. Sollte das nicht so sein, nimm dein Kind von der Brust ab und lege es erneut an. Bleibt der Schmerz, kann es sich auch um ein verkürztes Zungen- oder Lippenbändchen handeln und dein Baby schafft es nicht, richtig anzudocken. Lasse dies dann durch deine Hebamme oder die Kin-

ANLEGECHECK

- Der Mund ist geöffnet und das Baby-Kinn berührt deine Brust.
- Die Lippen sind nach außen gestülpt.
- Dein Baby hält den Sog aufrecht und saugt.
- Du hast keine Schmerzen.
- Dein Baby trinkt ruhig und ohne Schmatz- oder Klickgeräusche.

derärztin checken und bespreche das weitere Vorgehen. Oftmals wird das kurze Bändchen ambulant durchtrennt und ihr könnt direkt weiter stillen.

Nach dem Anlegen wird dein Baby mit kurzen und schnellen Zügen zu saugen beginnen, um so den Milchspendereflex auszulösen. Wenn die Milch dann fließt, werden die Züge lang und intensiv und du hörst dein Baby schlucken. Seine komplette Kiefermuskulatur arbeitet dann und du siehst, wie die Ohren sich leicht bewegen – auch das ist ein Zeichen für das effektive Saugen.

Die Länge der Stillmahlzeit variiert, wie auch die Häufigkeit. Dein Baby wird pro Brustseite zwischen 5 und 20 Minuten intensiv saugen und schlucken. Sinnvoll ist dann, nach der ersten Brustseite dein Baby aufstoßen zu lassen, zu wickeln und an die andere Brust anzulegen. An der zweiten Seite wird es sich vermutlich nur noch einen kleinen Nachtisch abholen und dann satt sein. Wenn du immer beide Brustseiten stillst, starte abwechselnd mit der rechten und der linken Brust, damit diese gleichmäßig entleert werden. Aber auch nur eine Brustseite zu stillen ist völlig in Ordnung. Wie ihr das handhaben möchtet, wird sich bald herauskristallisieren, kann sich aber auch immer wieder ändern – je nachdem, welchen Bedarf dein Baby hat.

Manche Babys lassen die Brustwarze von selbst los, wenn sie satt sind, andere gehen zum Nuckeln über und finden so in den Schlaf. In den ersten Tagen ist es von Vorteil für die noch empfindlichen Warzen, wenn dein Baby nicht nuckelt, denn dies kann zu wunden Brustwarzen führen oder sie nicht heilen lassen. Dann darfst du deinem Baby helfen abzudocken, wenn es satt ist. Dazu schiebst du vorsichtig deinen kleinen Finger in den Mundwinkel deines Babys und löst so den Sog.

Nun fühlt sich deine Brust deutlich weicher an als vor der Stillmahlzeit.

Du kannst nun die Muttermilch, die sich noch auf deinen Brustwarzen befindet zur Pflege trocknen lassen, und auch sonstiger Brustwarzenpflege nachgehen.

Damit die neu gebildete Milch deine Brust nicht direkt wieder ganz prall werden lässt, kannst du deine Brust nach dem Stillen kühlen.

Was sich dafür eignet, kannst du auf Seite 141 nachlesen.

Das „korrekte“ Anlegen muss von euch beiden erst einmal gelernt werden. Manch ein Mama-Baby-Paar braucht dazu eine Stillmahlzeit, manch anderes mehrere

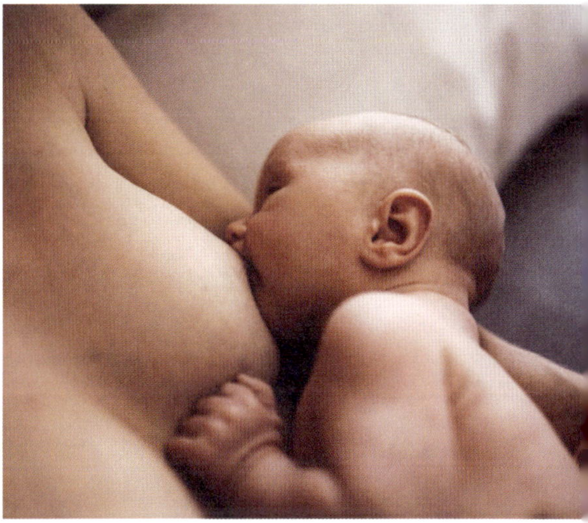

Wochen. Hole dir Hilfe von Fachpersonal, wie deiner Hebamme oder einer Stillberaterin, damit diese dich unterstützen können und dir zeigen, was ihr richtig macht und wo es noch Änderungen geben könnte. Außerdem hält das Internet viele Videos bereit, in denen du anschauen kannst, wie das Anlegen und auch effektives Saugen aussehen soll.

> ***Hebammen-Tipp:***
> *Benutze eine schöne Haarklammer und mache sie dir an die BH-Träger-Seite, die du zuletzt gestillt hast – so weißt du immer, welche Brust als nächstes an der Reihe ist.*

Wenn ihr ein eingespieltes Team seid, und deine Brust sich an die Milchmenge gewöhnt hat, kannst du dein Baby einfach anlegen, und brauchst vor oder nach dem Stillen nichts mehr zu beachten.

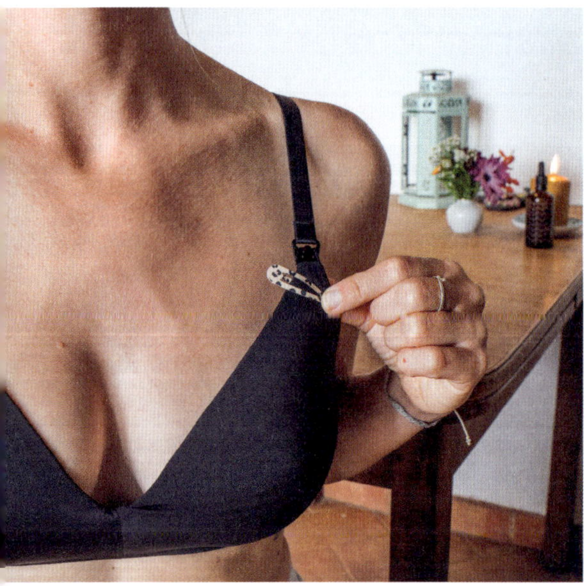

Wenn du das Gefühl hast, dein Baby könnte zu wenig Milch bekommen, lohnt es sich, zuerst mal ein Stilltagebuch zu führen und zu dokumentieren, wann, wie lange und wie viel dein Baby trinkt. Notiere dir außerdem die Ausscheidungshäufigkeit und die Schlafphasen deines Babys. Dadurch bekommst du einen Überblick und kannst so auch Gegenmaßnahmen ergreifen. Trinkt dein Baby gut und ist zufrieden, ist keine Dokumentation auf Papier oder per App notwendig – das hält dich eher davon ab, dich auf dein Gefühl und dein Baby zu verlassen. Manchmal, und das ist gar nicht selten der Fall, kommt beim Notieren auch die Klarheit, dass das Baby oft trinkt, gute Schlafphasen hat und alles in bester Ordnung ist. Falls du jedoch feststellen solltest, dass dein Baby tatsächlich zu wenig oder momentan noch nicht effektiv genug trinkt, wende dich an deine Hebamme oder eine Stillberaterin. Diese können dann mit einem fachkundigen Blick feststellen, ob es noch Änderungen des Handlings bedarf, ob du Tipps für die Milchsteigerung benötigst oder dein Baby Unterstützung beim Anlegen.

So klappt's mit der Milchbildung

Dein Körper braucht nach der Geburt einige Zeit, um sich auf die Basis-Milchmenge, die dein Baby benötigt, einzustellen. Oft haben Frauen rund um den Milcheinschuss zu viel Milch, manche aber auch von Anfang an eher weniger. Beide Seiten

ERFAHRUNGSBERICHT: MARIE, 1 KIND

Ab dem Moment des ersten positiven Schwangerschaftstests, war für mich klar, dass ich stillen möchte und auch so lange wie möglich. Was Stillen wirklich bedeutet, war mir damals noch nicht klar. In den ersten Tagen nach der Geburt war jedes Anlegen, jeder Zug schmerzhaft. Ich hatte blutende Brustwarzen, viel zu viel Milch und 2 Mal einen Milchstau. Multi Mam Kompressen, Quarkwickel und eine warme Dusche inklusive Ausstreichen haben mich durch diese Zeit gerettet. Auch wenn der Start schwierig und kräftezehrend war, bin ich froh, dass wir drangeblieben sind und ich meine 14 Monate alte Tochter immer noch stillen darf. Es ist eins der wundervollsten Dinge auf der Welt und jede Mühe wert.

spielen sich oft ein und es gibt wertvolle Tipps, um die Steigerung und auch die Reduktion positiv zu unterstützen.

In den ersten 2 Wochen nach der Geburt ist es deutlich einfacher, deine Milch zu steigern, wenn dein Körper nachweislich (noch) zu wenig produziert. Erst nach 3 bis 6 Wochen ist der komplexe Prozess der Milchbildung abgeschlossen und die volle Milchbildung erreicht. Davor können die Maßnahmen zur Steigerung, wegen der sich neu einspielenden Hormonlage, viel effektiver wirken, auch weil du noch oft Hebammenbesuch und damit auch Beratung bekommst. Außerdem können zu dem Zeitpunkt manche Maßnahmen, wie regelmäßige Ruhepausen, noch leichter ein- und ausgeführt werden. Genau das ist es, was es braucht: Ruhe, Geduld und stillen, stillen, stillen.

Denn durch das viele Anlegen und häufige Auslösen des Milchspendereflexes, wird deinem Körper signalisiert, dass mehr Milch benötigt wird – also lege dein Baby immer dann an deine Brust, wenn es sich bemerkbar macht

Es sollte dann möglichst 10 bis 15 Minuten effizient saugen und du solltest, wenn es an einer Seite unzufrieden werden oder einschlafen sollte, direkt auf die andere Seite wechseln. Wiederhole das mehrfach pro Mahlzeit. Das nennt man Wechselstillen und deinem Gehirn wird so signalisiert, dass mehr Milch benötigt wird. Die Produktion kommt so in Gang. Wechsel auch immer wieder die Stillposition, um so alle Areale deiner Brust zu entleeren und das Signal für neue Milch zu setzen.

Für dich, deinen Körper und auch deine Psyche ist es wichtig, dass du gut versorgt

DEIN BABY BEKOMMT GENUG MILCH, WENN …

- du es schlucken hörst und siehst.
- es einen milchverschmierten Mund nach dem Stillen hat.
- deine Brust nach dem Stillen weich ist.
- es zwischen 4 und 8 nasse Windeln am Tag hat.
- es mindestens 3 Windeln mit Stuhlgang pro Tag in den ersten 6 Wochen hat (danach ist 10 Mal täglich bis 1 Mal alle 10 Tage bei voll gestillten Kindern normal).
- es nach dem Stillen zufrieden ist und dann länger und tief schläft.
- es kontinuierlich an Gewicht zunimmt (ab der zweiten Lebenswoche bis zum dritten Lebensmonat zwischen 150 und 350 Gramm pro Woche).

wirst – mit gutem und nahrhaftem Essen, mit Getränken und mit Schlafphasen, auch am Tag.

Die meisten Frauen haben während dem Stillen außerdem ein großes Durstgefühl. Lasse dir also Speisen und Getränke ans Bett bringen und verbringe kuschelige Stilltage mit Rundum-Versorgung dort – für den besten Effekt: nackig! Denn dann bildet dein Körper vermehrt das Liebes- und Kuschelhormon Oxytocin, was die Milchbildung anregt und die Milch auch einfacher fließen lässt.

Ein warmes Porridge, gute Fette, wie in Nüssen und Avocado enthalten, oder nährende Suppen sind die idealen Begleiter für die ersten Tage. Ebenso die schon oft erwähnten, geschickten Energiekugeln – das Rezept findest du auf Seite 74.

Als Getränke eignen sich stilles Wasser und Tees. Mit einem milchbildenden Effekt ist ein Stilltee ideal – er sollte auf jeden Fall Bockshornklee enthalten. Andere Kräuter mit milchbildender Wirkung, wie Mariendistel, Dill, Geißkraut und die Klassiker Fenchel, Anis und Kümmel sind in unterschiedlichen Mengen enthalten. Täglich kannst du 3 Tassen Stilltee trinken. Zur Ergänzung eignen sich auch Kapseln mit Bockshornklee: Nimm dazu täglich insgesamt 3 Gramm zu dir, aufgeteilt in 2 bis 3 Gaben.

Eine Brustmassage mit Stillöl wirkt oft Wunder und ist zudem noch äußerst wohltuend. Auch eine Massage deines Nackens und der Schultern löst Verspannungen und lässt die Milch leichter fließen – fordere sie gern bei deinem Partner, deiner Partnerin oder einer anderen, dir nahestehenden Person ein. Spare beim Massieren der Brust die Brustwarzen aus und orientiere dich an der Brustmassage von Seite 138.

Auch das Abpumpen mit einer elektrischen Pumpe kann deine Milchbildung positiv unterstützen. Das ist vor allem dann von Vorteil, wenn dein Baby noch nicht effektiv trinken kann. So kannst du nach jedem Stillen nochmals für ein paar Minuten „nachpumpen" und die Milchproduktion ankurbeln.

Lasse dich und dein Baby regelmäßig von deiner Hebamme oder auch einer Stillberaterin besuchen, damit ihr in dieser Zeit gut begleitet werdet und die richtige Beratung passend zu eurer Gesamtsituation bekommt. Sie werden auch andere Hintergründe für geringere Milchbildung im Blick haben, wie zum Beispiel eine Schilddrüsenüber- oder unterfunktion oder dich in psychisch herausfordernden Situationen, die ebenso zu einer geringeren Milchbildung führen können, durch eine traumatische Geburt etwa, liebevoll begleiten und dir zeigen, ob, wann und wieviel Ersatzmilch du deinem Baby geben musst. Bleib dran, es lohnt sich!

Wichtig: Auslaufen bedeutet nicht gleich, dass du zu viel Muttermilch hast!

Ein kurzer Ausflug zu den Stillpositionen

Langsam, nach und nach wirst du die verschiedenen Stillpositionen kennenlernen. Ein Wechsel dieser ist wichtig, um alle Quadranten deiner Brust zu entleeren. Denn das Kinn deines Kindes massiert diese Bruststelle und die darin liegenden Kanälchen. Dadurch wird die Milchbildung zusätzlich angeregt und das Nachfrage-Angebot-Modell perfektioniert. Wichtig ist, dich und dein Baby gut abzu-

ECHTE MILCHHEMMER

Folgende Faktoren können deine Milchproduktion negativ beeinflussen:

- Stress
- Salbei und Pfefferminze
- In zurückgelehnter Haltung stillen (die Schwerkraft hilft so nicht mit)
- Kühlen

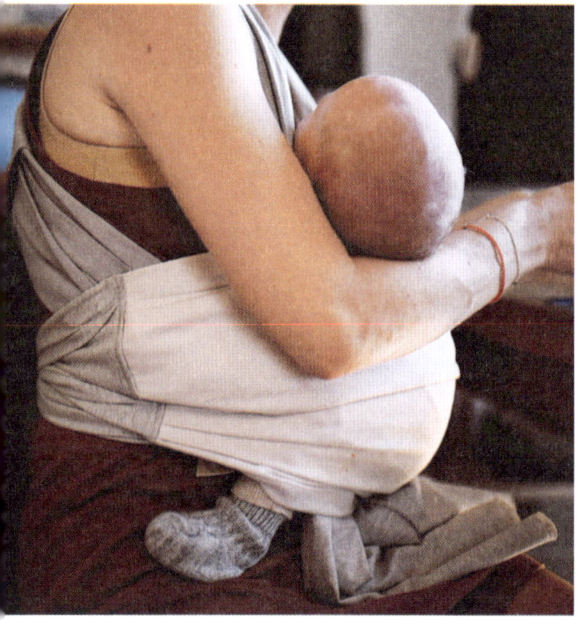

polstern, damit du das Gewicht deines Babys abgeben und dich selbst entspannen kannst. Eine unbequeme Position beim Stillen und andauernde Gewichtsübernahme führen zu Verspannung, Kopfschmerzen und manchmal auch dazu, dass die Milch nicht gut fließen kann. In den ersten Tagen, vor allem auch nach einem Kaiserschnitt oder bei größeren Geburtsverletzungen, eignet sich das Stillen im Liegen besonders gut – entweder auf dem Rücken (wie auch beim intuitiven Stillen) oder in Seitenlage. Polstere deinen Kopf hier gut ab, damit du ihn ohne „Abknicken“ bequem ablegen kannst. In der Nacht oder auch zum Mittagschlaf ist dies die Position der Wahl, denn ihr könnt beide nach dem Stillen einfach liegenbleiben und in den Schlaf übergehen.

Im Sitzen gibt es die klassische Wiegehaltung oder du klemmst dir dein Baby wie einen Fußball unter den Arm – das ist dann der sogenannte Rückengriff oder auch die Footballhaltung. Dabei zeigen die Füße deines Babys Richtung deinem Rücken, du hast einen guten Blick auf den Mund deines Babys und kannst den Kopf richtig führen.

Stillen im Tragetuch ist im Übrigen, besonders, wenn du schon Kinder hast und geübt im Stillen bist, eine tolle und zeitsparende Stillposition.

Intuitives Stillen oder auch die minimalistische Stillposition

Eigentlich sollte man meinen, dass Stillen immer intuitiv ist. Das „intuitive Stillen“ ist aber eine spezielle, ganz ursprüngliche Anlegetechnik und im Großen und Ganzen auch eine Sichtweise auf das Stillen. Sie heißt so, da du, wenn du noch nie in deinem Leben etwas über Stillpositionen gehört oder gelesen hättest, dein Baby in den ersten Tagen und Wochen ganz intuitiv genau so anlegen würdest, wie beim „intuitiven Stillen“.

Laut Studien verhindert das intuitive Stillen wunde Brustwarzen und andere Stillprobleme. Für mich persönlich ist dies die wichtigste „Stillposition“. Jede werdende Mama sollte sie kennen und, wenn es die Umstände der Geburt zulassen, als erste Stillposition nach der Geburt ausprobieren. Denn gerade auch nach einem Kaiserschnitt oder bei größeren Geburtsverletzungen liegen Mütter dann meist auf dem Rücken und ein Drehen zur Seite oder Aufsetzen fällt schwer. Aber auch wenn

euer Stillstart anders war, als du es dir vorgestellt hast und vielleicht mit einigen Problemen einherging, kannst du jederzeit zum intuitiven Stillen übergehen. Diese wieder neu entdeckte Art des Stillens vereinfacht das Anlegen, ist bequem für dich als Mama und senkt die Stillschmerzen der ersten Tage.
Manche Probleme ergeben sich beim Stillen erst durch die Unmengen an Ratgebern und den damit verbundenen Druck, alles genau richtig machen zu wollen, auch in Bezug auf die verschiedenen Stillpositionen. Die perfekte Stillposition für dich und dein Baby ist individuell und wird sich auch immer mal wieder verändern. Für die meisten Stillpositionen sind Hilfsmittel wie ein Stillkissen unbedingt notwendig, um dich gut abzupolstern. Beim intuitiven Stillen brauchst du einfach nur dein Baby und deine Brust.

Hebammen-Tipp:
Im Internet, vor allem auf YouTube, gibt es eine Vielzahl an tollen Videos zum Thema intuitives Stillen. Schaue dich gern schon mal in der Schwangerschaft um, um einen Eindruck zu bekommen, wie das Stillen abläuft.

Ein toller Helfer ist hier das Buch „Intuitives Stillen“ von Regine Gresens, mit dem du dich schon in der Schwangerschaft auf eure Stillzeit vorbereiten kannst. Lese es am besten nicht erst in der letzten Woche, da sind die Gedanken nämlich schon komplett auf die Geburt programmiert.

Beim intuitiven Stillen vertraust du ganz auf den angeborenen Reflex deines Babys und deine mütterlichen Instinkte. Hab keine Angst vor dem Anlegen, sondern sei in Verbundenheit mit dir selbst und deinem Baby. Zum intuitiven Stillen gehört, die Hungerzeichen deines Babys frühzeitig zu erkennen, damit es nicht weinen muss, was meist auch kein Problem ist, denn entweder kuschelst du nah an ihm oder du trägst es im Tragetuch. Wenn ihr im Bett kuschelt, macht das nackt, wann immer es geht. Nacktbonden fördert die Mutter-Kind-Bindung und damit auch das Stillen. Lege dich zum Stillen auf den Rücken und entspanne dich. Wenn es dir angenehmer ist, kannst du deinen Kopf noch mit einem oder mehreren Kissen unterlegen – wichtig ist, dass du dich völlig entspannen kannst. Dein Baby darfst du nun einfach auf deinen Bauch legen. Und nach kurzer Zeit wird es anfangen, deine Brust zu suchen und zu ihr zu robben. Wenn du das Bedürfnis hast, dein Baby etwas zu unterstützen, darfst du das, indem du deine Hand unter die Füße oder den Po legst und es sich so abstoßen kann. Vertraue deinem Kind, es wird sicher nach einer Zeit zur Nahrungsquelle gelangen.
Dort angekommen, wird es die Brustwarze fassen und zu saugen beginnen. Dein Baby hat sich an deinen Körper angepasst und seine Haltung beim Stillen erinnert an einen Frosch: die Arme und Beine sind angewinkelt und dein Baby liegt mit seinem kleinen Körper komplett auf dir auf. Es hat also maximalen Kontakt zu dir, was die Oxytocinausschüttung erhöht.

Durch deine entspanne Position und Zurückhaltung bietest du deinem Baby die Möglichkeit, sich seine angeborenen Reflexe zunutze zu machen, etwa den Kopf zu heben oder auch zu robben, um aus eigener Kraft zur wohlriechenden und warmen Brustwarze zu gelangen. Auch der Saugreflex wird in dieser Position unterstützt. Das alles führt dazu, dass dein Baby zur Nahrungsquelle findet und die Erfahrung macht, sich selbst versorgen zu können.
Beim intuitiven Stillen übernimmt dein Baby also die Führung und du kannst es liebevoll unterstützen, wo es Hilfe braucht.

Milchproduktion auf Hochtouren

Plötzlich riesengroße Brüste? Das kann ein paar Tage nach der Geburt passieren, in der Regel zwischen dem 2. und dem 5. Lebenstag deines Babys. Nach einem Kaiserschnitt kann es etwas länger dauern, bis die Hormone in Schwung kommen und die Milch zu fließen beginnt. Die initiale Milchdrüsenschwellung ist bekannt als Milcheinschuss und wird durch die Bildung von Prolaktin und Oxytocin ausgelöst. Deine Brust bildet nun kein Kolostrum mehr, sondern nach der Übergangsmilch die reife Frauenmilch. Damit ändert sich die Zusammensetzung und die Menge, welche in den ersten Tagen oft zu viel ist. Dein Körper braucht nun einige Tage, um die Menge an die Bedürfnisse deines Babys anzupassen. Aber nicht nur Milch macht die Brüste in diesen Tagen groß und hart, auch Lymphflüssigkeit kann verantwortlich sein. Auch die braucht einige Tage, um sich zu regulieren.

Je mehr ihr beiden in den ersten Tagen nach Bedarf stillt und kuschelt, desto leichter ist meist der Milcheinschuss und desto schneller kann sich dein Körper auch anpassen.
Für unsere Babys ist es oft nicht einfach, richtig zu saugen, wenn die Brust so sehr voll und gespannt ist. Dann wird auch oft der Milchspendereflex nicht ausgelöst und die Milch beginnt nicht zu fließen. Dies kann auch aus mechanischen Gründen passieren. Was in beiden Fällen hilft: Vor dem Stillen kannst du deine Brust anwärmen, sanft massieren und den Milchspendereflex von Hand auslösen. Dann ist deine Brust wieder weicher, die Milchkanäle elastischer, sodass die Milch fließen und dein Baby gut andocken kann. Für das Anwärmen eignet sich ein Kirschkernkissen, eine Wärmflasche, ein feuchter Wärmewickel oder auch eine heiße Dusche.
Auch vor dem Abpumpen und vor jedem gezielten Ausstreichen solltest du deine Brust wärmen und massieren, um so das Pumpen zu erleichtern.
Ein weiteres wichtiges Tool bei Milcheinschuss ist die Kühlung der Brust nach dem Stillen. Das ist bei einer warmen Brust zum einen sehr angenehm und hilft gleichzeitig auch, dass die neu gebildete Milch nicht direkt in die Milchkanäle fließt und du direkt nach dem Stillen nicht wieder mit einer superprallen Brust beschert wirst. Wenn möglich, spare die Brustwarzen beim Kühlen aus, denn für diese ist das Kühlen eher eine Abschreckung und keine Wohltat. Spüre also immer, was sich für dich gut anfühlt, wieviel Kühle deine Brüste gut vertragen.

DIE ERSTEN STILLTAGE – DAS IST JETZT WICHTIG

- Gib dir und deinem Baby Zeit, euch gegenseitig kennenzulernen, dazu gehört viel Ruhe, Kuscheln und Schonung deinerseits.
- Lege dein Baby immer an, wenn es danach verlangt oder auch wenn du es brauchst.
- Die Nachfrage nach Milch sorgt für das Milchangebot: Wenn du dein Baby also viel stillst, produziert deine Brust auch viel Milch.
- Eine kleine Faustregel: Dein Baby darf mindestens 6 Mal in 24 Stunden stillen, aber auch bis zu 12 Mal ist ganz normal.
- Eine Stillmahlzeit besteht aus beiden Brustseiten.
- Für Babys ist Stillen ganz schön anstrengend, vor allem in den ersten Lebenstagen. Dein Baby schläft deshalb vielleicht immer wieder ein und du darfst es durch Massage an den Händen, den Füßen oder dem Kiefer zum Weitertrinken animieren.
- Nutze und bilde Oxytocin gezielt: Das Bindungs- und Liebeshormon Oxytocin, welches die Bindung stärkt und gleichzeitig den Milchspendereflex auslöst, wird bei körperlicher Nähe gebildet und braucht Entspannung und Ruhe. Stress, Streit und Ärger hemmen die Bildung von Oxytocin und damit auch manchmal die Milchbildung. Vermeide stressige Situationen daher und begib dich auf Nacktbonding-Kurs, auch wenn die Zeiten mal stürmisch sind.

Wann immer du Zeit findest, lege dich flach auf den Rücken. Das tut dem Rücken gut, lässt all deine Muskeln entspannen und hilft zudem dem Lymphabfluss.
Du kannst zusätzlich eine Wärmflasche zwischen die Schultern legen, um zu entspannen und den Milchfluss zu erleichtern.

Stau auf der Milchstraße

Unsere Brüste sollten nach dem Stillen immer gut geleert sein, was immer dann der Fall ist, wenn die Milch gut fließen und unser Baby gut stillen kann. Wenn dies nicht der Fall ist und vielleicht auch noch anderer Stress hinzukommt, kann

BRUSTMASSAGEN FÜR DEN MILCHEIN-SCHUSS UND FÜR DIE GESAMTE STILLZEIT

1. Plata-Rueda-Massage:

- Wasche deine Hände gründlich und lege dann deine Hände gegenüberliegend auf deine Brust, ober- und unterhalb deiner Brustwarze. Schiebe deine Hände nun sanft mit leichtem Druck hin und her.

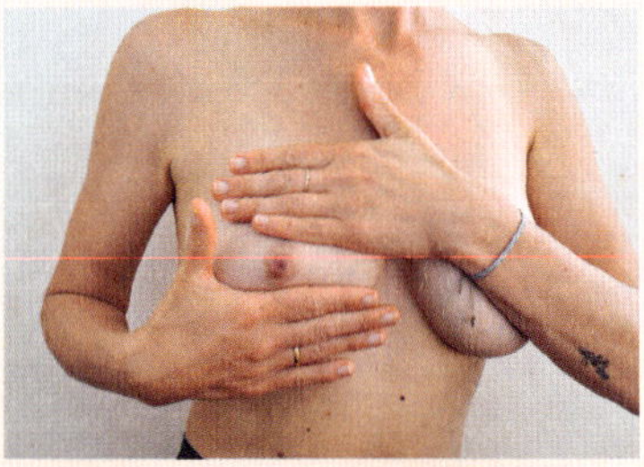

- Anschließend legst du die Hände rechts und links neben deine Brustwarze und wiederholst die Massage.

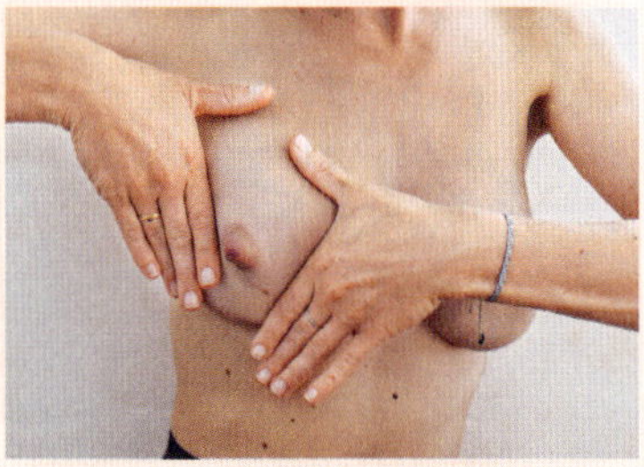

2. Marmet-Massage:

- Beginne am Brustansatz und massiere mit 2 bis 3 Fingern mit angenehmem Druck in kleinen Kreisen hin zur Brustwarze.

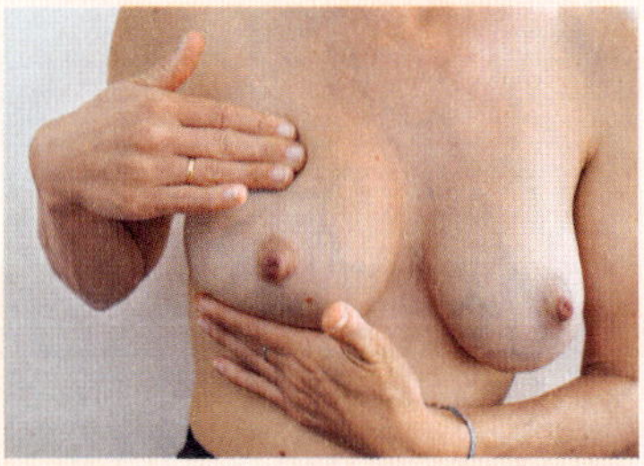

- Streiche mit deinen Fingerspitzen von beiden Händen nun vom Brustansatz bis hin zu deinen Brustwarzen, dadurch wird der Milchfluss angeregt.

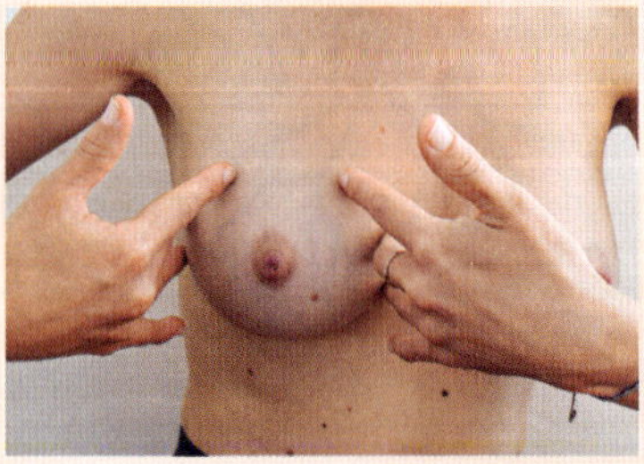

3. Ausstreichen von Muttermilch:
Vielleicht hat deine Muttermilch schon während der vorbereitenden Massage mit dem Fließen begonnen, dann kannst du direkt mit dem Ausstreichen weitermachen, ansonsten kannst du Punkt 2 der Massage wiederholen. Die Muttermilch kannst du einfach in einer Schale auffangen. Bitte denk dran: Das Ausstreichen sollte niemals schmerzhaft für dich sein.

- Umfasse deine Brustwarze im Abstand von circa 2 Zentimetern mit Daumen und Zeigefinger und forme mit deiner Hand so ein C (C-Griff). Deine andere Hand kann bei Bedarf deine Brust von unten unterstützen.

- Nun drückst du deine Finger leicht ins Brustgewebe und schiebst sie gleichzeitig Richtung Brustwarze zusammen. Dabei bleiben deine Finger aber in derselben Position. Dann lasse wieder locker und beginne erneut im gleichen Rhythmus, wie dein Baby saugen würde. Ändere dabei immer wieder die Position der Finger, damit alle Milchkanäle gleichermaßen entleert werden.

- Nach 3 bis 5 Minuten, je nachdem wieviel Übung du hast, wechselst du die Brustseite. Wenn du das Gefühl hast, es bedarf noch mehr Leerung, fange erneut mit der ersten Brustseite an und wiederhole das Ausstreichen.

4. Lymphdrainage:
Um die Lymphflüssigkeit im Abfließen zu unterstützen, kannst du am Ende der Brustmassage eine Lymphdrainage durchführen:

- Dazu legst du deine beiden Zeige- und Mittelfinger neben deine Brustwarze und drückst sanft nach innen ins Gewebe. Halte dort für circa 30 Sekunden und wiederhole 3 bis 4 Mal.

- Dann wanderst du im Uhrzeigersinn an der Mamille entlang und machst die Übung erneut.

die Milch nicht fließen und es kann zu einem Milchstau kommen.

So kommt es immer wieder zu Milchstaus, die man auch „Ehemann-Milchstau“ oder „großes Geschwisterkind-Milchstau“, „Schwiegermutter-Milchstau“ oder auch „Hochzeit-der-besten-Freundin-Milchstau“ nennen könnte, denn wenn du Stress und Anspannung im Alltag und in deinen Beziehungen erfährst, drückt sich das manchmal auch auf körperlicher Ebene aus und dein Körper sagt dir, dass du dich wieder auf dich und dein Baby konzentrieren darfst. Aber natürlich auch, dass etwas dich belastet und im Argen ist, was es anzuschauen und zu lösen gilt – und mit diesem Lösen, löst sich dann vielleicht auch der Milchstau!

Ein Milchstau kann in der ganzen Stillzeit auftreten, und das auch immer wieder. Jedoch sind wir in den ersten Wochen noch nicht so sicher im Umgang mit unseren Brüsten und in einem großen und intensiven Umstellungsprozess. Dies alles kann die Neigung zu einem Milchstau zusätzlich verstärken.

Ursachen für einen Milchstau können also sein:

- Stress, Belastung und Schlafmangel
- wunde Brustwarzen
- zu enge und einschnürende Kleidung im Brustbereich
- eine übermäßig starke Milchbildung
- unzureichende Entleerung (dein Baby ist nicht richtig angelegt, trinkt nur kurz oder saugt nicht kräftig)

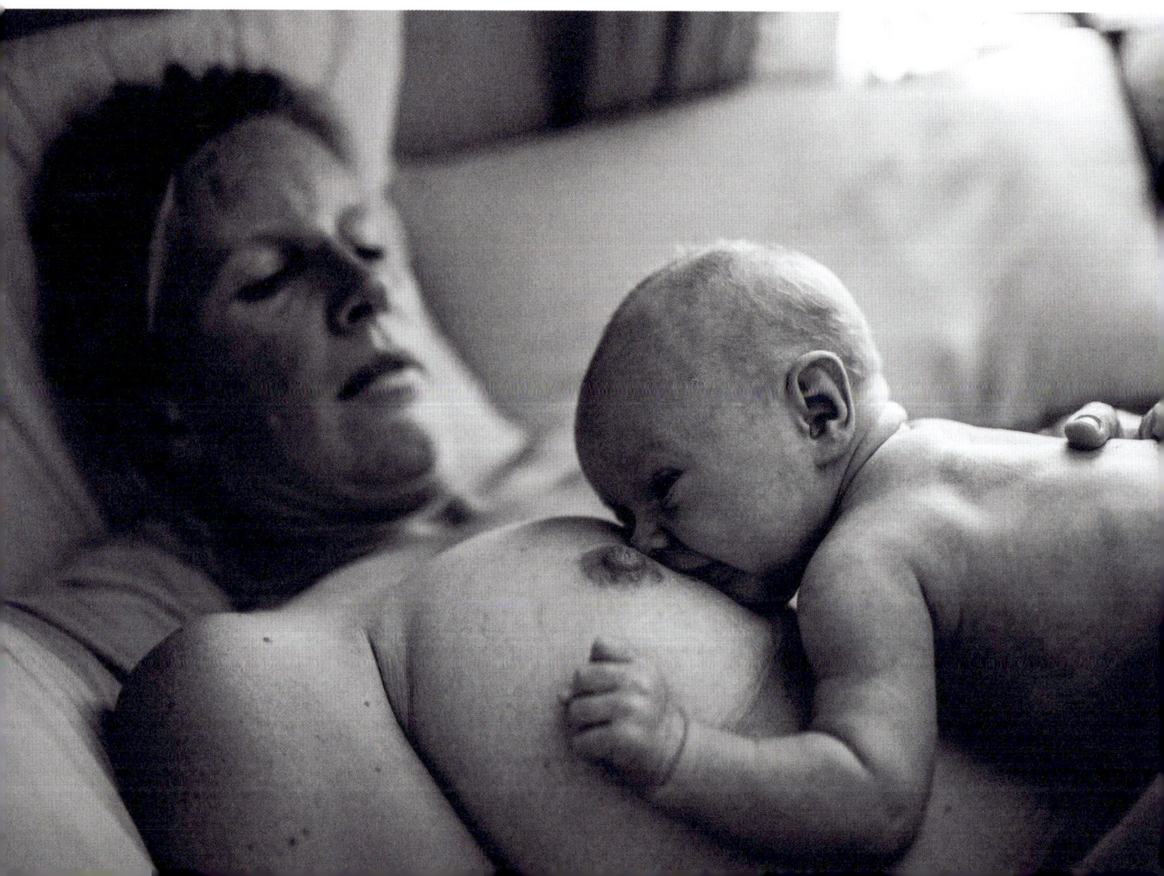

ABKÜHLUNG FÜR DEINE BRÜSTE

Mit den folgenden Mittelchen kannst du deinen Brüsten etwas Gutes tun:

- Ein Mulltuch, in kühlem Wasser getränkt
- Gefrorene Erbsen im Beutel, eingeschlagen in ein Geschirrhandtuch
- Kohlblätter – der Klassiker: Einzeln gekühlte Kohlblätter einfach auf die Brust auflegen und die Brustwarze auslassen wegen dem Kohlgeschmack und -geruch
- Quarkwickel: Küchentücher oder Mulltücher mit Quark bestreichen, zuklappen und auf die Brust auflegen – da lassen sich ein paar davon auch gut vorbereiten
- Spezielle Gel-Kühlpads extra für die Brust

Du spürst als erstes, dass deine Brust sehr prall ist, schmerzt und spannt. Bei genauerem Hinsehen und Ertasten wirst du knotige und harte Stellen bemerken, genau dort befindet sich der Stau. Manchmal sind diese harten Stellen auch warm und gerötet. Du selbst kannst erhöhte Temperatur bis 38,4 Grad Celsius haben.

Wenn die Beschwerden stärker werden und der Milchstau nicht verschwindet, kann es zu einer Brustentzündung, einer Mastitis kommen, die mit entzündlichen Reaktionen in deinem Körper sichtbar wird. Sie entsteht, wenn Bakterien durch kleine Verletzungen an deiner Brustwarze oder der Brust in den Körper eindringen. Die typischen Zeichen eines Milchstaus sind dann deutlich intensiver und zudem wirst du dich wahrscheinlich sehr krank, wie bei einer Grippe fühlen, Fieber, Kopfschmerzen, Gliederschmerzen und Schüttelfrost inklusive. Spätestens dann wird jeder frischgebackenen Mami klar, was nun zu tun ist: Ab ins Bett und Ruhe halten! Zumeist ist auch eine Mastitis nach 2 bis 3 Tagen schon wieder am Abklingen.

Hebammen-Tipp:
Bei einem Milchstau oder einer Mastitis ist das A und O: Weiterstillen, Schonung und Ruhe!

Lass dich gut umsorgen und gib so viele Aufgaben wie möglich ab, vor allem wenn du schon größere Kinder hast, ist dies besonders wichtig. Einmal einkaufen und die Kinder vom Kindergarten zu dir brin-

DEIN LEITFADEN BEI EINEM MILCHSTAU ODER EINER MASTITIS

Folgende Maßnahmen können bei einem Milchstau oder einer Mastitis hilfreich sein:

- Weiterstillen und stillen, wenn du oder dein Baby es brauchen
- Bei Bedarf die Brust sanft ausstreichen oder Milch abpumpen
- Vor dem Stillen wärmen und die Brust massieren
- In einer übergebeugten Haltung, z. B. dem 4-Füßler stillen
- Wenn möglich, währenddessen die Brust an der jeweiligen harten oder entzündeten Stelle massieren
- Nach dem Stillen die Brust kühlen
- Die Einnahme von Schmerzmittel abklären und nach Anleitung einnehmen (das Mittel der Wahl ist hier Ibuprofen, alternativ dazu Paracetamol)
- Ruhen und schonen

Wenn die Mastitis nach 72 Stunden Selbstbehandlung nicht besser wird, ist die Empfehlung, einen gynäkologischen Termin auszumachen. Dort wird ein Abstrich abgenommen, um zu sehen, mit welchem Bakterium du zu kämpfen hast und oftmals auch die Einnahme von Antibiotika veranlasst. Dieses soll unbedingt mit dem Stillen zu vereinbaren sein.

gen, machen viele deiner Freundinnen sicher liebend gern und deine Mama kann dir vielleicht täglich eine leckere, kraftspendende Mahlzeit vorbeibringen. Traue dich, nach Hilfe zu fragen und überlege dir, wo dich liebe Menschen aus deinem Umfeld unterstützen könnten.
Wenn du dir unsicher beim Stillen an sich bist, hole dir Hilfe bei einer Hebamme oder Stillberaterin.

Stillhütchen – kleine Helfer für so manchen Stillstart

Zum Stillstart ist es in manchen Situationen sinnvoll, ein Stillhütchen zu verwenden. Diese weichen, vorgefertigten „Plastiknippel“ helfen deinem Baby, an deiner Brust einfacher anzudocken – meist aus Silikon, manche auch aus Naturkautschuk oder Latex. Sie sind länger, härter und breiter als eine echte Brustwarze und vereinfachen so das Andocken und Saugen. Das ist vor allem oft während des Milcheinschusses hilfreich oder wenn du Schlupf- oder Hohlwarzen hast. Stillhütchen sind aber mit Vorsicht zu genießen, denn bei längerem Gebrauch verringert sich oftmals die Milchbildung. Dir werden die verschiedensten Meinungen zum Gebrauch von Stillhütchen begegnen, denn in Fachkreisen sind sie heiß umstritten. Stillhütchen sind lediglich ein Stillhilfsmittel, das du nur nutzen solltest, wenn du sie auch wirklich benötigst, und nicht, weil das Stillen damit einfacher klappt.

Wenn dein Baby deine Brustwarze nicht richtig zu fassen bekommt oder sie nicht lang genug halten kann, um satt zu werden, kann das Stillhütchen für den Übergang ein tolles Hilfsmittel sein. Denn durch die Form und Größe erfährt dein Baby einen stärkeren Saugstimulus und so fällt deinem Baby das Trinken leichter. Doch in den nächsten Tagen und Wochen wird die Kiefermuskulatur deines Babys immer stärker und es entwickelt die Technik des effektiven Andockens und Saugens und spätestens dann wird das Hütchen überflüssig. Während des Milcheinschusses ist deine Brust sehr voll und sowohl die Haut der Brust, als auch der Nippel an sich ist ganz gespannt. In diesen Tagen rutschen viele Babys mit ihren kleinen Mündern ab und tun sich sehr schwer, den Sog aufrecht zu erhalten – hier können Stillhütchen eine Entlastung sein.

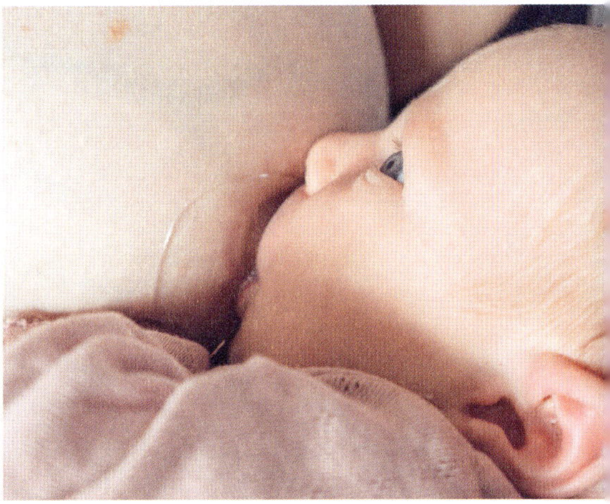

Stillhütchen eignen sich auch als „Ansauge-Hilfe“ für Warzen, die sich nicht gut aufstellen, also bei Schlupf- oder Hohlwarzen. Du kannst nach ein paar intensiven Schlucken deines Babys kurz nochmal abdocken, dann das Hütchen entfernen und dein Baby an die nun aufgestellte Brustwarze erneut andocken. Mit der Zeit gewöhnt sich deine Brustwarze an die neue Position und das Hütchen wird nicht mehr benötigt. Wenn du deinem Baby nach der Geburt erst einmal die Flasche gegeben hast, fällt der Übergang zum Stillen leichter, da das Trinkgefühl für dein Baby ähnlicher ist. Jedoch ist dies nur dann ratsam, wenn es an der Brust ohne Hütchen gar nicht klappen mag.

Wenn du wunde Brustwarzen hast, schafft ein Hütchen keine Abhilfe, weil die Ursache dadurch nicht beseitigt wird. Jedoch kann die Brustwarze für ein paar Tage dadurch etwas Schonung erfahren.

Das Stillhütchen hat auch viele und bedeutsame Nachteile, weswegen es möglichst nicht, und wenn doch, nur sehr sorgsam und so kurz wie möglich benutzt werden sollte. Im Hütchen befindet sich Luft und dein Baby wird mit den ersten Schlucken diese Luft schlucken, was zu Bauchschmerzen führen kann. Auch der Milchspendereflex lässt länger auf sich warten und dein Baby muss länger in Vorleistung gehen, bis die warme Milch in das Hütchen fließt.

> ***Hebammen-Tipp:***
> *Ein Stillhütchen eignet sich gut als Übergangslösung, bis sich das Stillen auf euren beiden Seiten eingespielt hat. Sie sind nicht für die andauernde Nutzung gedacht.*

Dein Baby saugt nun eben nicht direkt ab der Brust, sondern am Plastik und regt dadurch nicht direkt an der Brust die Milchbildung an. Dadurch kommt es, vor allem wenn du ein Hütchen über einen längeren Zeitraum nutzt, zu einer Verringerung deiner Milchmenge. Deine Brust spürt sozusagen nicht, dass mehr Milch benötigt wird und stellt nach und nach die Milchbildung ein. Außerdem sind viele Frauen schnell genervt vom Hütchen: Immer muss man es dabei haben, auch in der Öffentlichkeit zwischen Baby-Mund und Warze wursteln, das Baby schiebt es zur Seite, sodass es nicht optimal sitzt und ab und zu fällt es natürlich auch zu Boden und muss erst ausgekocht werden. Doch welches Hütchen ist nun das richtige für dich, wo gibt es sie zu kaufen und wie werden sie richtig verwendet? Es reicht völlig aus, wenn du dir ein Stillhütchen kaufst, wenn du es tatsächlich benötigst, du brauchst es nicht im Voraus zu besorgen. Das Hütchen soll aus möglichst dünnem Material bestehen und sich perfekt an deine Brust anpassen, sodass es auch für dein Baby angenehm ist. Beim Kauf solltest du unbedingt darauf achten, die richtige Größe für deine Brustwarze zu kaufen: Von S über M zu L gibt es die Hütchen in verschiedenen Durchmessern.
Manche der Hütchen verfügen über eine genoppte Struktur am Rande, welche dafür sorgt, dass die Luft am Wangenbereich deines Babys gut zirkulieren kann.
Wenn du das theoretisch richtige Hütchen gekauft hast, geht es an die Praxis. Dabei ist wichtig, dass dein Baby gut an das Hütchen andocken kann und sich keine Schlitze während der Saugpause bilden, sodass keine Milch herausläuft. Du und dein Baby, ihr solltet das Hütchen beide mögen. Das Hütchen sollte nirgends reiben und dennoch gut anliegen.
Vor der ersten Verwendung spülst du es zuerst mit kaltem Wasser ab, reinigst es mit warmem Seifenwasser, spülst es erneut ab und kochst es dann nochmals 5 Minuten aus – danach ist es ready für den ersten Gebrauch.
Das Hütchen hat kein Auslauf- oder Verfallsdatum, jedoch kann es mit der Zeit Gebrauchsspuren bekommen, was die Nutzung negativ beeinflussen kann – dann ist Zeit für ein neues.
Wenn nun die Zeit gekommen ist, dass sich das Stillen etabliert hat und du das

DAS STILLHÜTCHEN-EINMALEINS

Bei der Verwendung eines Stillhütchens sind folgende Schritte zu beachten:

1. Wasche deine Hände mit Seife

2. Feuchte die Flügel des Hütchens zur besseren Haftung an

3. Stülpe die Seiten nach außen und drücke die Spitze nach innen

4. Setze es nun auf die Brustwarze auf und streiche die Flügel zur Seite an die Brust aus, dadurch stellt sich auch die Spitze auf und saugt die Warze durch das entstandene Vakuum ins Innere

5. Positionscheck: Nichts darf reiben, sonst kann dies zu wunden Brustwarzen führen, die Nase deines Babys sollte zur Aussparung zeigen

6. Spüle das Hütchen nach dem Stillen mit klarem Wasser ab und reinige es mit Seifenwasser, alternativ kannst du es auch einfach mit in die Spülmaschine packen

7. Lege es danach auf ein frisches Küchenhandtuch zum Trocknen

8. Koche das Stillhütchen zusätzlich 1 Mal täglich aus, um es zu desinfizieren und alle Keime und Bakterien zu beseitigen (mache das auch immer wieder mit der Hütchen-Aufbewahrungs-Box)

Hütchen gerne wieder los werden möchtest, ist es oft sinnvoll, den Wechsel langsam zu vollziehen. Dein Baby hat sich nun an das leichtere Saugen gewöhnt. Es kann auch vorkommen, dass dein Baby deine Brust ohne Hütchen erst einmal ablehnt. Mit viel Geduld und Fingerspitzengefühl klappt der Übergang dann aber in aller Regel gut. Du kannst dein Baby zuerst noch mit Hütchen andocken lassen, dann dein Baby kurz von der Brust nehmen um das Hütchen zu entfernen, um es dann direkt erneut andocken zu lassen. Wenn das gut funktioniert, probierst du es einfach immer wieder gleich ganz ohne Hütchen. Achte immer darauf, dass du möglichst entspannt bist und eine gute Stillhaltung für dich gefunden hast!

Brustwarzen in anderer Form

Wie jede Frau ist auch die Brust und die Warzenform ganz individuell. So gibt es kleine Nippel und extra große, einen kaum sichtbaren Vorhof und einen, der fast die gesamte Brust bedeckt, Brustwarzen, die sich bei Erregung oder Kälte aufstellen, oder welche, die nach innen gehen oder flach sind und sich nicht aufstellen. Egal wie deine Brust und deine Brustwarze aussieht, generell kannst du mit allen Varianten stillen. Natürlich hat es dein Baby leichter, wenn sich die Brustwarze gut aufstellt, aber auch mit einer anderen Warzenform ist Stillen möglich. Dazu braucht es manchmal dann aber ein paar Tricks, Hilfsmittel und etwas Geduld. Bei Schlupf- oder Hohlwarzen schlüpft die Warze entweder von allein oder durch Stimuli nach innen. Das kann permanent sein (Hohlwarze) oder auch nur vorübergehend (Schlupfwarze) und sowohl eine, als auch beide Brustseiten betreffen. Es gibt auch die sogenannten „falschen" Schlupfwarzen, die machen es andersherum: Im entspannten Zustand sind sie nach innen gekehrt und bei Erregung stellen sie sich auf. Die Flachwarze stellt sich

HEBAMMEN-TIPPS FÜR DAS STILLEN MIT FLACH-, HOHL- ODER SCHLUPFWARZEN

1. Vor dem Stillen: Stimuliere deine Warze mit einem kalten Tuch oder indem du mit zwei Fingern sanft gegen den Warzenhof drückst

2. Massiere deine Brust und drücke sanft ein paar Tropfen Muttermilch heraus, sodass dein Baby angeregt wird, direkt stark zu saugen

3. Laid-Back-Nursing: Du liegst dazu möglichst flach auf dem Rücken und dein Baby liegt mit seinem ganzen Körper auf dir, dadurch wird der Saugreflex deines Babys unterstützt

4. C-Griff: So kann dein Baby möglichst viel des umliegenden Brustgewebes mit in den Mund nehmen und nicht nur die Warze

5. Mit einem Latch-Assist kannst du ein Vakuum aufbauen, das deine Brustwarze aufstellt

6. Nutze Brustwarzenformer in den Stillpausen und auch schon in der Schwangerschaft (zu Beginn wenige Minuten bis hin zum ganzen Tag)

gar nicht auf und kehrt sich auch nicht nach innen, sondern ist, wie der Name ganz treffend beschreibt, einfach flach.

Wenn du dir unsicher bist, ob du Schlupfwarzen hast, kann ein Test Klarheit verschaffen: Lege hierfür Daumen und Zeigefinger neben deine Brustwarze auf den Warzenvorhof und drücke sanft zusammen. Wenn deine Warze nicht nach außen gedrückt wird, sondern sich nach innen zieht, hast du eine Schlupfwarze.

Schlupfwarzen tupfst du nach dem Stillen oder Abpumpen sanft trocken, da die Feuchtigkeit andernfalls in den Hautfalten verbleibt und dort zu Wunden und Infektionen führen kann.

Je nach Ausprägung können diese Warzenformen ein Problem beim Stillen darstellen, müssen es aber nicht und deshalb darfst du voller Zuversicht und mit viel Geduld in eure Stillbeziehung starten.

Bläschen auf der Brust

Ein kleiner Punkt, der wie ein Eiterpickel aussieht und plötzlich auf deiner Brustwarze erscheint, ist ein Anzeichen für ein Milchbläschen. Manchmal bereiten genau diese auch Schmerzen beim Stillen.

Milchbläschen, auch *white blister* genannt, sind kleine, mit Milch oder Blut gefüllte, mit einer dünnen Haut überzogenen Blasen, die bei stillenden Mamas auf der Brustwarze während der gesamten Stillzeit immer wieder auftauchen können.

Dabei muss zwischen einem Saugbläschen und einem Milchbläschen unterschieden werden. Die Saugbläschen entstehen durch falsches Saugen deines Babys und sind mit Blut gefüllt – sie sind sozusagen ein Knutschfleck an deiner Brustwarze und kaum schmerzhaft. Milchbläschen dagegen entstehen durch die Bildung eines dünnen Häutchens über einem der vielen Milchkanäle. Der Ausgang des Kanals ist also verschlossen, wodurch sich darunter die Milch anstauen kann. Die Milch kann auch beim nächsten Stillen nicht abfließen, was zu einem Stauungsgefühl und zu Schmerzen führt und einen Milchstau begünstigen kann, der wiederum zu einer Brustentzündung führen kann.

Siehst du einen gelben Punkt auf deiner Brustwarze, so ist das kein „echtes“ Milchbläschen, sondern ein Fettpfropf, der die Milchdrüse verstopft.

Die echten Milchbläschen entstehen manchmal ohne einen triftigen Grund, können aber der Hinweis auf ein Stillproblem sein: Durch ein zu hohes Vakuum beim Ansaugen der Brustwarze oder eine falsche Anlegetechnik kann die obere Hautschicht der Mamille angehoben werden und es kann so ein Milchbläschen entstehen. Vor allem in den Anfängen oder wenn dein Baby ein zu kurzes Zungen- oder Lippenbändchen hat, kann das immer mal wieder vorkommen.

Milchbläschen solltest du, wie alle anderen Brustschmerzen, ernst nehmen und auch direkt behandeln:

- Lege vor dem Stillen und auch immer wieder zwischendurch ein warmes, feuchtes Tuch oder eine Kompresse auf die Brustwarze, um die Haut aufzuweichen, sodass sie beim Stillen durch das Saugen geöffnet wird und abgetrunken werden kann.

- Stille dein Baby immer wieder im Vierfüßlerstand, damit die Schwerkraft richtig gut mithilft.
- Massiere die Haut um dein Milchbläschen direkt vor dem Stillen.
- Das Bläschen kann durch das Aufpieksen mit einer sterilen Nadel, z.B. einer Akupunkturnadel, geöffnet werden. Verwende dazu bitte niemals eine Nähnadel, diese ist zu dick und nicht steril. Auch die Vor- und Nachbehandlung soll steril gemacht werden, damit die Stelle keine Eintrittspforte für Keime darstellt. Am besten lässt du diese Aufgabe deine Hebamme übernehmen.
- Checke deine Ernährung: Bei wiederkehrenden Milchbläschen können tierische Fette und koffeinhaltige Lebensmittel verantwortlich sein. Teste aus, was dir guttut und auf welche Lebensmittel du vielleicht lieber verzichten solltest.

Als Präventionsmaßnahme kannst du auch hochdosiertes Lecithin einnehmen, denn dies hat einen positiven Einfluss auf den Milchfluss. Achte auf korrektes Anlegen und hole dir, wenn nötig, Hilfe von einer Hebamme oder einer Stillberaterin. Oft müssen die Öffnungsmaßnahmen wiederholt werden, um das Häutchen längerfristig offen zu halten und dann verschwindet das Bläschen, ohne Spuren zu hinterlassen.
Schenke dir und deinem Körper viel Zeit bei Stillproblemen und Schmerzen aller Art, schenke dir Ruhe, stressfreie Erholung und fordere Unterstützung ein. Denn Ausruhen und häufiges, ungestörtes An-

UNECHTE MILCHBLÄSCHEN BEKÄMPFEN

Beim Verstopfen eines Milchkanals durch einen Fettpfropf kann dieser folgendermaßen gelöst werden:

- Lege für 20 Minuten eine in Öl (Mandel-, Kokos-, Jojoba-, oder einfach Olivenöl) getränkte Kompresse auf das Bläschen.
- Nimm die Öl-Kompresse ab und lege nun ebenfalls für 20 Minuten eine warme, feuchte Kompresse auf.
- Massiere anschließend den Fettpfropf heraus und stille, wenn möglich, dein Baby oder streiche die Brust sanft aus.

Der Fettpfropf hat manchmal die Größe eines Sandkörnchens, manchmal sieht er auch aus wie ein Stück Spaghetti.

ERSTE HILFE ENTSPANNUNGSÜBUNG

Atme 20 Mal tief ein und aus: Schließe deine Augen und sauge so viel Luft du kannst über deine Nase in deine Lungen und deinen Bauch.

Fühle zunächst beim Einatmen, wie die Luft dich ausfüllt, öffne dann deinen Mund und lasse die Luft langsam ausfließen. Dein Kiefer ist dabei ganz locker und entspannt. Mit jedem Ausatmen, lässt du deine Schultern lockerer und du sprichst dir innerlich zu: „Ich lasse los und entspanne mich."

Gerne darfst du dir vor deinem inneren Auge eine Situation vorstellen, bei der du dich komplett entspannt hast oder entspannen könntest. Stell dir zum Beispiel vor, du bist in der Natur.

legen und Stillen sind oftmals die beste Medizin für Stillprobleme.

Raue Angelegenheit

Deine Brustwarzen waren bisher noch nie solchen Belastungen ausgesetzt, wie jetzt in den ersten Tagen eurer gemeinsamen Stillzeit, und da dein Baby das richtige Saugen erst einmal erlernen muss oder auch gerne einfach mal an deiner Brustwarze nuckelt, um sich zu beruhigen, sind wunde Brustwarzen in den ersten Tagen fast normal. Ein paar Tage gute Pflege und richtiges Anlegen und deine Brustwarzen sind wieder (fast) samtweich.

Zum Glück hat sich dein Körper wieder etwas Schlaues überlegt: Deine Hormone passen sich genau zu dieser Zeit an, denn die Schwangerschaftshormone haben deine Brustwarzen empfindsamer gemacht und mit dem Verschwinden dieser Hormone sind deine Brustwarzen dann auch belastungsfähiger.

Auch dein Hauttyp und die Empfindlichkeit deiner Haut spielen eine Rolle, ob und wie stark du von wunden Brustwarzen betroffen sein kannst. Besonders hellere Hauttypen leiden öfter unter wunden Brustwarzen.

Für dich bedeutet das, die ersten Tage wirklich immer auf das richtige Andocken und Abnehmen von der Brust zu achten – für deine Brustwarzen, aber auch, damit dein Baby lernt, wie es richtig angedockt trinkt. Nur dann ist es auch effektiv und regt die Milchbildung passend an.

Die ersten Tage sind deshalb oft nicht leicht, bleib unbedingt dran und glaube an dich und dein Baby!

Was kannst du jedoch tun, wenn die Brustwarzen anfangen zu schmerzen, wund zu werden oder gar zu bluten? Das Wichtigste ist eine gute Hygiene, damit in die wunden Stellen keine Keime eindringen, die eine Brustentzündung oder eine Verschlechterung deiner wunden Warze herbeiführen können. Deshalb ist das Händewaschen vor der Pflege super wichtig, jedoch musst du deine Brüste nicht desinfizieren – das wäre wiederum zu viel des Guten.

Du kannst generell immer in den ersten Tagen, auch um wunden Brustwarzen direkt entgegenzuwirken, die Muttermilchreste und den Speichel deines Babys darauf trocknen lassen und erst danach den BH oder dein Shirt wieder darüber ziehen – das wirkt wie ein natürlicher Sanftmacher.

Auch die folgenden Punkte können wahre Wunder wirken – probiere es aus:

1. Oben ohne

Deine Brustwarzen an der Luft zu lassen fördert die Heilung und lässt sie natürlich auch gut trocknen. Also darfst du nach dem Stillen deine Brust noch etwas an der Luft lassen.

> ***Hebammen-Tipp:***
> *Wenn du eine Brustseite stillst, lasse die andere immer offen, sodass Luft drankommt. Und auch sonst gilt: Oben ohne ist in den ersten Tagen prima für deine Brustwarzen! Vergiss aber nicht, dir etwas überzuziehen, wenn es klingelt – dein Postbote wäre nicht der erste, der nackige Milchbrüste zu Gesicht bekommt.*

2. Pflegemittel aus eigener Produktion

Muttermilch selbst ist das erste Mittel der Wahl: Streiche nach der Stillmahlzeit ein paar Tropfen auf deine Brustwarze und lasse sie trocknen.

3. Gutes aus der Natur

Auch Wollfett (Lanolin) ist ein gut geeignetes Mittel. Du lässt dazu nach dem Stillen deine Brustwarze trocknen und cremst sie mit wenig (!) Lanolin ein. Achte beim Kauf unbedingt darauf, dass es sich um ein hochgereinigtes, hochwertiges Produkt handelt (z. B. von Lansinoh oder Purelan). Du brauchst das Wollfett vor dem nächsten Stillen nicht zu entfernen.

4. Kuschliger Entzündungshemmer

Du kannst auch Wolle-Seide-Stilleinlagen oder auch Heilwollen nutzen, um leicht wunden Brutwarzen Gutes zu tun. Heilwolle wird aus der Wolle von Schafen gewonnenen, gereinigt und gewaschen. Sie heißt so, da sie entzündungshemmende Enzyme enthält und ist deshalb super geeignet für wunde Brustwarzen oder auch für einen wunden Baby-Po. Lege dir ein kleines Kissen davon auf deine trockene Brustwarze, ohne Lanolin darunter, denn die feinen Fäden können sonst ganz unangenehm an der Brustwarze kleben bleiben. Die Heilwolle kannst du Tag und Nacht tragen. Dasselbe gilt für die Wolle-Seide-Einlagen. Sie schmeicheln deiner Haut, helfen beim Heilen kleiner Verletzungen und nehmen die auslaufende Muttermilch gut auf.

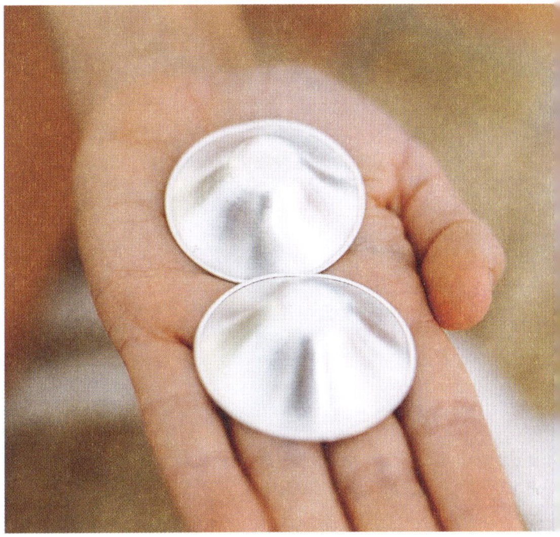

5. Gut aufgelegt

Mit Teeauflagen kannst du deine Haut bei der Heilung unterstützen. Sie lindern den Schmerz der wunden Brustwarzen durch die gerbende Wirkung des Tees. Lasse dazu einen gut durchgezogenen Schwarztee (dieser soll unbedingt Bio-Qualität haben und keine Zusätze enthalten) abkühlen, nimm ein paar Wattepads und benetze diese mit dem Tee. Lege die Pads dann für ca. 15 Minuten auf deine Brustwarzen. Alternativ dazu kannst du den Schwarztee auch direkt auf deine Brustwarzen tupfen. Du lässt den Tee dann gut trocknen, bevor du dir deinen BH wieder anziehst. Gerne kannst du diese Auflagen auch mit Lanolin und Heilwolle oder Wolle-Seide-Einlagen kombinieren. Vor dem nächsten Stillen säuberst du die Brustwarzen mit klarem Wasser und befreist sie so von den Teeresten.

Eine andere Möglichkeit sind Multi-Mam-Kompressen aus der Drogerie oder der Apotheke. Diese kleinen, gefalteten Kompressen enthalten ein Gel, das kühlt und die Wundheilung unterstützt. Besonders, wenn du sie im Kühlschrank aufbewahrst, bis du sie nutzt. Dafür einfach 2 Mal täglich nach dem Stillen eine Kompresse (du kannst sie auch einmal auffalten und durchschneiden) für circa 1 Stunde auf deine Brustwarzen auflegen. Die Kompressen solltest du nach einer Anwendung entsorgen und nicht mehrfach benutzen.

6. Edles Metall

Silberhütchen sind kleine stabile Hütchen aus Silber, die deine Brustwarzen vor dem Scheuern an deiner Kleidung schützen, die Entzündung hemmen und die Wundheilung unterstützen. Du kannst sie nach dem Stillen auf deine Warzen aufsetzen und dort belassen. Muttermilch, die sich in diesen Hütchen sammelt, sorgt für eine feuchte Wundheilung.

7. Schnelle Heilung für besonders raue Fälle

Eine recht neue Technik zur Behandlung wunder Brustwarzen ist die Low-Laser-Behandlung. Vielleicht hat deine Hebamme einen solchen Laser oder kann dir eine Praxis empfehlen. Die Lasertherapie bringt oft schnelle Heilung bei sehr wunden Warzen und ist komplett schmerzfrei. Sie stillt deine Schmerzen, beschleunigt die Wundheilung, regt zudem den Stoffwechsel an und stärkt dein Immunsystem. Meist reichen 3 bis 4 Sitzungen aus, die jeweils nur ein paar Minuten dauern.

Bei langandauerndem Wundsein oder blutigen Brustwarzen ist es wichtig, zuerst einmal zu schauen, woher das Problem kommt. Vielleicht ist dein Baby nicht gut angedockt oder saugt nicht richtig. Dass dein Baby nicht korrekt saugt oder angedockt ist, kann an der vielleicht nicht ganz etablierten Technik von euch beiden liegen oder aber dein Baby kann gar nicht richtig saugen aufgrund eines verkürzten Zungenbändchens. Du kannst selbst mal einen Blick in den Mund deines Kindes werfen und bei Verdacht deine Hebamme oder die Kinderärztin dazu befragen. Bei einem verkürzten Zungenbändchen wird dein Baby seine Zunge nicht weit herausstrecken können und sie wird sich, bei ausgeprägter Verkürzung, an der Zungenspitze wie ein Herzchen formen.
Viele Kinderärzte oder auch Zahnärzte können ein zu kurzes Bändchen durchtrennen und dir Dehnübungen für die Zunge und den Kiefer zeigen.

Hebammen-Tipp:
Beim Andocken kann es noch einige Zeit länger kurz unangenehm sein, wenn dein Baby dann aber richtig anfängt zu saugen, verschwindet das Gefühl direkt – dies hat nichts mit dem Wundsein der Brustwarzen zu tun, sondern ist ganz normal!

Auch Verspannungen im Kiefer- oder Nackenbereich, die durch die Lage des Babys im Bauch entstehen können, können der Grund sein, weshalb dein Baby nicht richtig andocken kann. Diese sollten von einem kundigen Kinder-Osteopathen behandelt werden.
Wenn deine Brustwarzen trotz guter Pflege, Liebe und Luft weiterhin schmerzen, jedoch nicht mehr entzündet sind, könnte auch eine Pilzinfektion, ein sogenannter Soor, oder ein Vasospasmus dahinterstecken. Beides kann zu Schmerzen und viel Leid und sogar zu vorzeitigem Abstillen führen.
Gerade in solchen gesundheitlich herausfordernden Tagen ist ein gutes Team, das dich unterstützt, wirklich wichtig. So kann auch dein Partner oder die Oma nach deinem Baby schauen und du kannst einen Genesungsschlaf halten oder dir etwas Gutes tun. Vermeide, wann immer es möglich ist, Stress und gib euch beiden viel Zeit für die Stillmahlzeiten.

Unerwünschte Gäste auf der Brust

Eine Pilzinfektion der Brust, meist mit dem Pilz Candida albicans, kann während eurer kompletten Stillzeit auftreten. Deine Warzen brennen, sind schmerzempfindlich, sie haben Hautrisse und auch weißliche Beläge. Oft glänzt die Warze rosa, schuppt sich und sieht für unser Mama-Auge einfach komisch und anders aus. Meistens hat dein Baby dann auch Symptome im Mund, also einen geröteten Mundinnenraum, weißliche Beläge in den Wangentaschen, an den Innenseiten der Lippe oder auch auf der Zunge. Jedoch sind weiße Beläge auf der Zunge nach dem Stillen auch normal und werden mit der Zeit in den Stillpausen weniger, beim Pilz ist er gleichbleibend und nicht ab-

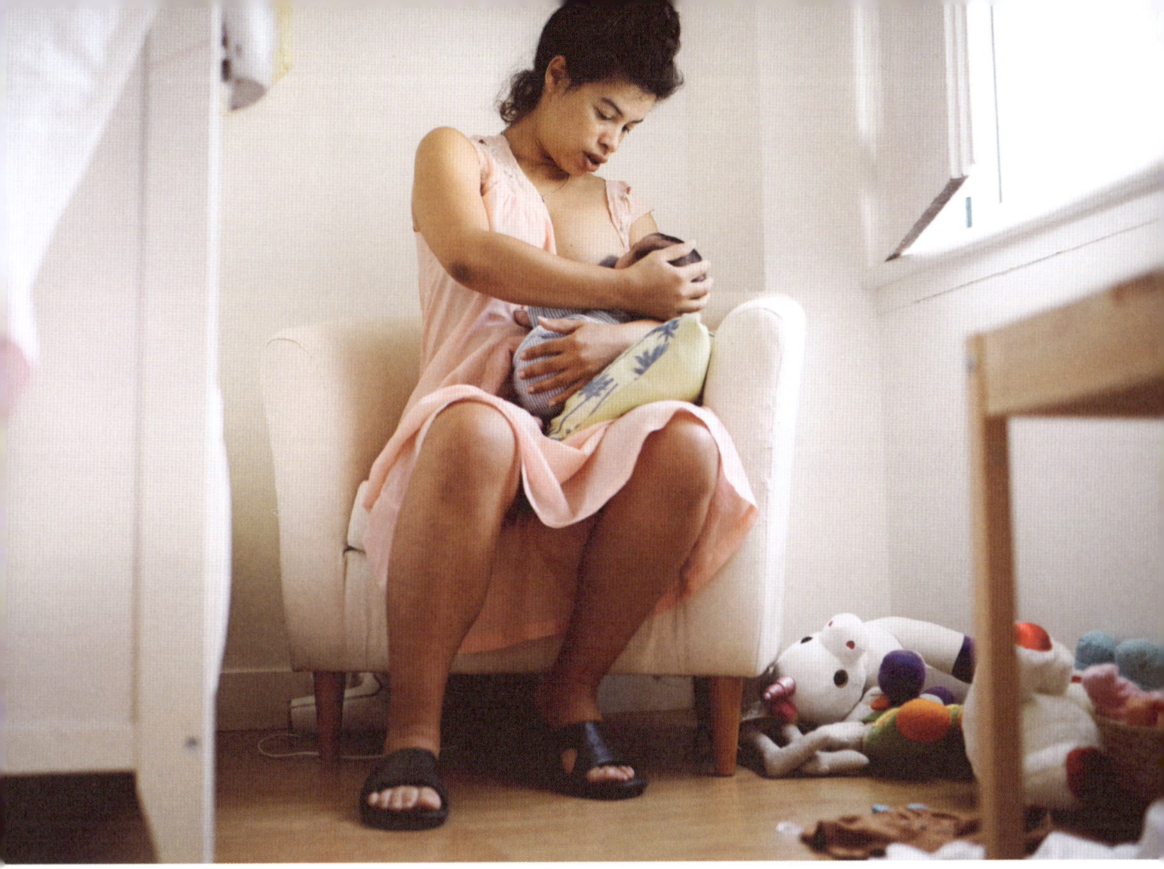

wischbar. Dein Baby kann auch unruhiger sein und beim Stillen oft abdocken, da ihm das Stillen schmerzt und es dadurch nicht ausreichend Milch trinkt, um satt und zufrieden zu sein.

Es gibt durchaus Pilzinfektionen, die keine erkennbaren Symptome haben und die Symptome unterscheiden sich stark von Frau zu Frau. Wenn du also vermutest einen Pilz zu haben, sollte dieser erstmal durch einen Abstrich von deiner Hebamme oder deiner Frauenärztin nachgewiesen werden.

Dieser Pilz wird dann mit einem Antimykotikum in Form von Cremes, Salben und Mundgel behandelt. Absolut wichtig ist dabei, dass du sowohl deine Warzen, als auch den Mund deines Kindes behandelst – ansonsten gebt ihr euch die Pilzsporen immer hin und her.

Zusätzlich solltest du auf eine gute Hygiene achten, Einmal-Stilleinlagen verwenden, deine Brust viel an der Luft und in der Sonne lassen und häufig BH, Handtücher und Bettwäsche wechseln. Auch bei allem, was dein Baby im Mund hat, sind dann besondere Hygienemaßnahmen geboten: Schnullis, Flaschen, Spielsachen solltest du dann häufiger auskochen oder sterilisieren.

Hebammen-Tipp:
Stille dein Baby häufiger und dafür kürzer, damit die Stillmahlzeit angenehmer und nicht so schmerzvoll ist.

Du darfst dein Baby selbstverständlich weiter stillen und ihm auch abgepumpte Milch geben. Das Einfrieren der Muttermilch ist jedoch nicht ratsam, da der Erreger dadurch nicht abgetötet wird.

Was für ein K(r)ampf

Durch das Zusammenziehen kleiner Gefäße in deiner Brustwarze entsteht ein Vasospasmus, welcher dir schmerzende Brustwarzen bescheren kann. Bei diesem Gefäßkrampf wird die Brustwarze nicht mit genügend Blut versorgt und die Brustwarze verfärbt sich weißlich oder bläulich. Die Schmerzen treten vorrangig nach dem Stillen auf und sind oftmals sehr stark, stechend und gehen tief in die Brust. Der Spasmus wird durch Kälte unterstützt, Wärme hilft dagegen, dass er sich schneller lösen kann.

Es gibt viele Gründe, weswegen ein Vasospasmus auftreten kann, wie zum Beispiel eine falsche Anlegetechnik, Nahrungsmittel wie Koffein, gefäßverengende Medikamente, zu viel oder zu wenig Milch oder auch eine Soorinfektion. Studien haben zudem einen direkten Zusammenhang festgestellt zwischen einer andauernden und hochdosierten Einnahme von Magnesium in der Schwangerschaft und dem zu frühen Absetzen davon. Eine gängige Empfehlung ist noch immer, ab der 38. Schwangerschaftswoche die Einnahme zu stoppen. Um einem Spasmus vorzubeugen, ist jedoch ratsam, das Magnesium erst 2 Wochen nach der Geburt schleichend abzusetzen.

Wenn du einen Vasospasmus deiner Brustwarzen hast, ist es wichtig, dass du direkt mit der Behandlung anfängst, denn die ständigen Schmerzen beim und nach dem Stillen sind ein großer Stressfaktor, welcher sich auch auf dein Baby überträgt. Ich wünsche mir für dich und euch, eine entspannte und stressfreie Stillbeziehung. Außerdem kann sich deine Brust beim Stillen nicht ganz entleeren und die zurückgestaute Milch kann zu einem Milchstau führen.

Achte also nochmals genau auf eure Anlegetechnik und ziehe auch gern deine Hebamme oder eine zertifizierte Stillberaterin hinzu.

Halte deine Brust immer schön warm und trocken und lege zusätzlich vor und nach dem Stillen ein warmes Tuch auf. Dies fördert die Durchblutung und vermindert so den Spasmus. Benutze außerdem einen dicken Bausch Heilwolle, um die Brustwarze zu wärmen. Das ist besonders in der kalten Jahreszeit wichtig.

Du kannst außerdem Nahrungsmittel mit gefäßerweiternden Eigenschaften zu dir nehmen. Dazu gehören ungesättigte, langkettige Fettsäuren, die in fettigem Fisch, Samen, Kernen und Nüssen und in pflanzlichen Ölen wie Lein- Raps oder Olivenöl enthalten sind. Versuche, gefäßverengende Nahrungsmittel zu vermeiden wie Koffein, Bananen, Schokolade und Rotwein.

Sprich gerne mit deiner Hebamme oder deiner Frauenärztin, ob eine Einnahme mit Magnesium und Calcium für dich sinnvoll zur Behandlung deines Vasospasmus ist. Die Einnahme wird sehr hoch sein und sollte daher ärztlich angeordnet werden.

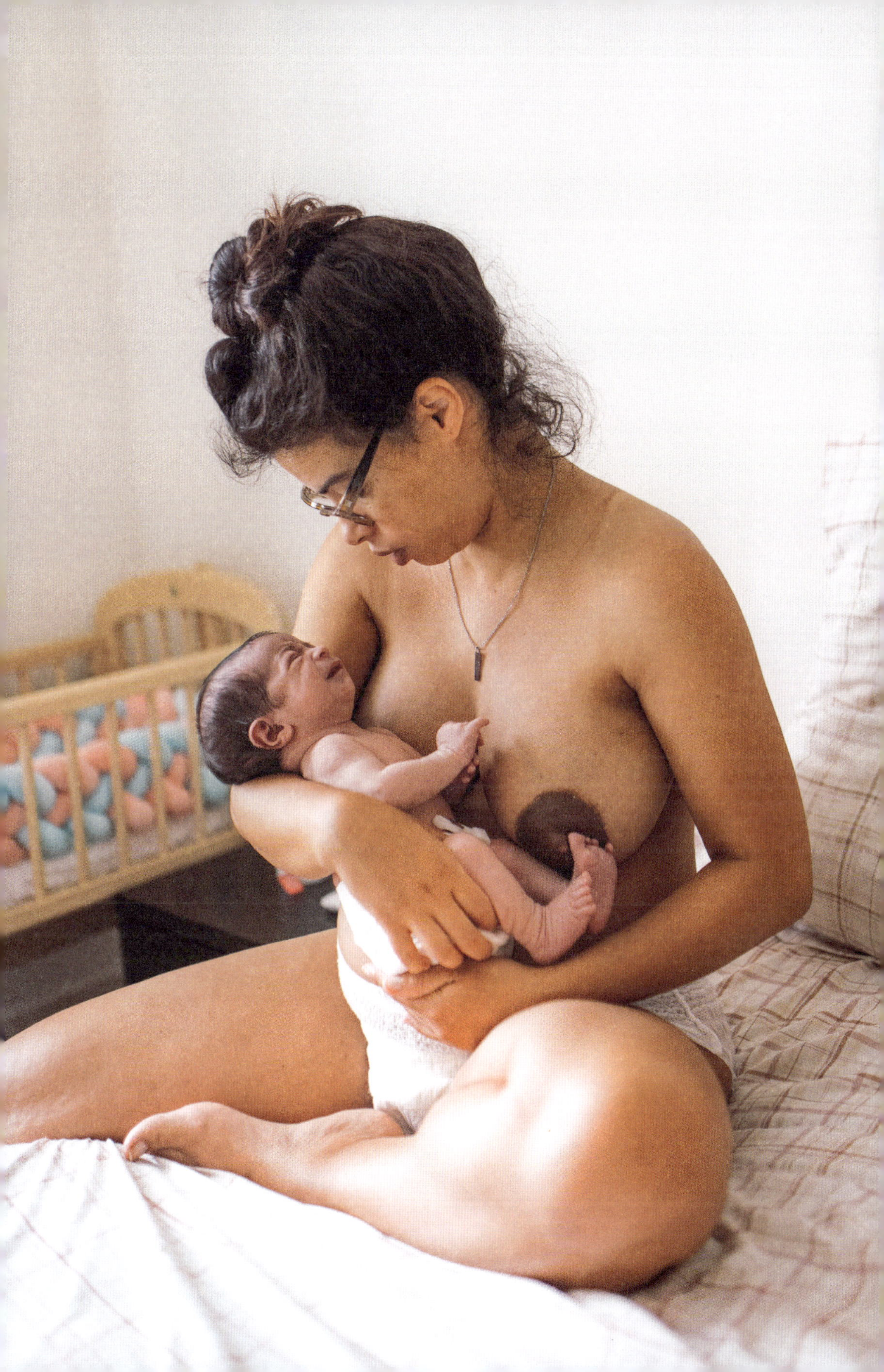

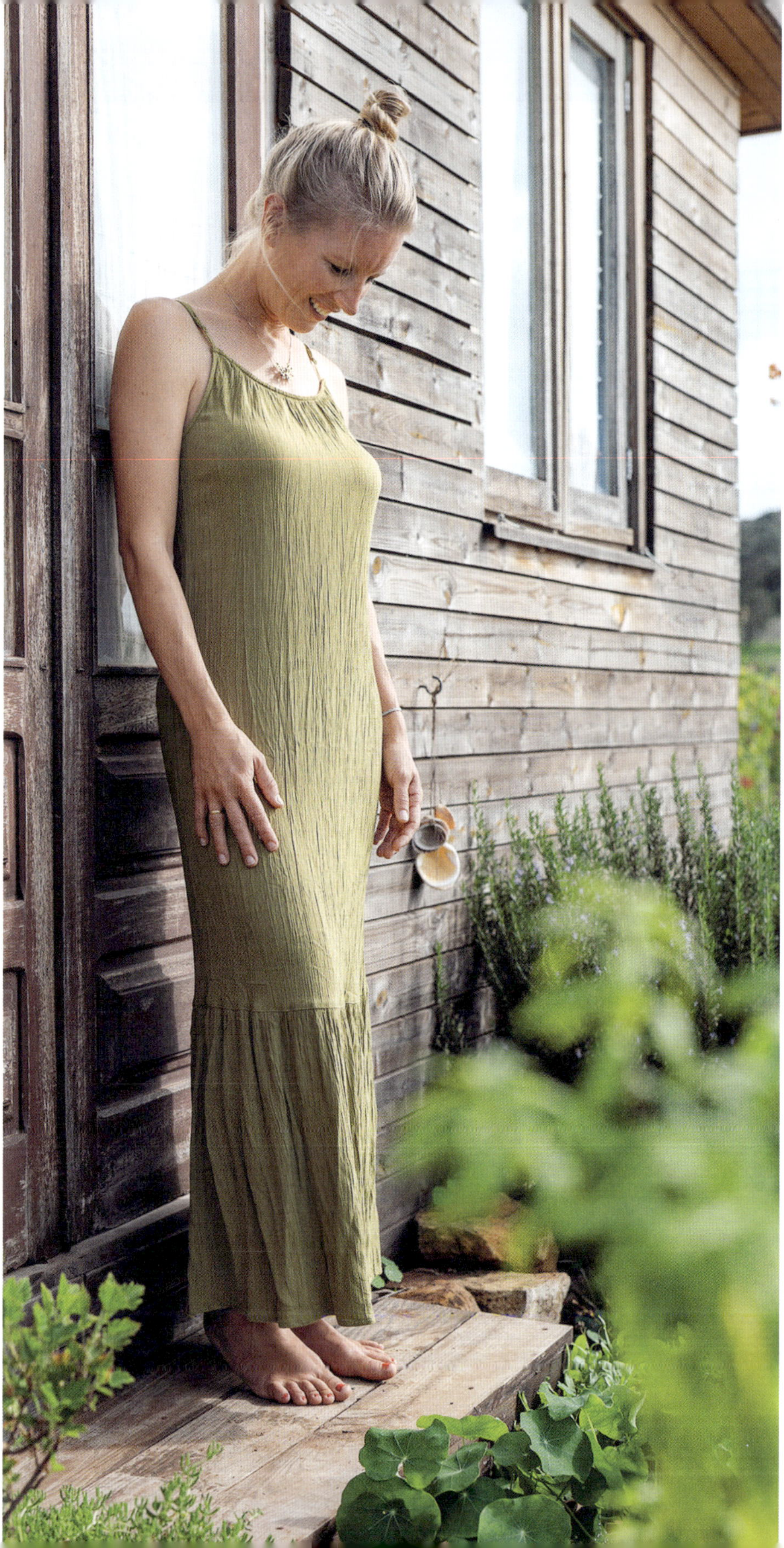

RUNDHERUM

Beim ersten Mal aufstehen nach der Geburt wirst du es direkt merken: Dein Körper hatte sich ganz auf deinen Babybauch eingestellt, sich ihm angepasst und nun ist dieser nicht mehr da. Das kann dich ganz schön aus dem Gleichgewicht bringen. Dein Beckenboden wurde stark gedehnt und deine stabile, innere Mitte ist deshalb gerade nicht vorhanden, um dich gut zu halten und zu stützen.

Auch deine Bauchmuskeln sind in der Schwangerschaft zur Seite gewichen und geben dir nicht die gewohnte Stabilität.

Schon nach kurzer Zeit wirst du spüren, wie du dich innerlich und äußerlich wieder stabiler fühlst, aufrechter gehen kannst und keine Probleme mehr mit dem Gleichgewicht hast.

Bis zur vollständigen Regenerierung können jedoch einige Monate vergehen, und auch hier ist ein ausschlaggebender Faktor die Ruhe und Erholung zu Beginn und später die regelmäßigen Rückbildungsübungen für deinen Beckenboden. Bei besonderen Übungen, zum Beispiel der Waage im Yoga, wirst du noch länger ein Ungleichgewicht spüren, jedoch wird es deinen Alltag nicht mehr beeinträchtigen.

BLICK AUF DIE WAAGE

Auch die Frage, wann man nach der Geburt sein ursprüngliches Gewicht wieder erreicht, ist bei vielen Frauen sehr präsent. Die Antwort ist hier von vielen Faktoren abhängig, wie zum Beispiel die Gewichtszunahme in der Schwangerschaft, allgemeine Bewegungsfreudigkeit, die Ernährung und auch die Veranlagung.

Frauen nehmen in der Schwangerschaft ganz unterschiedlich zu. Die Normwerte wurden in Zusammenhang mit dem eigenen BMI, dem Body-Maß-Index, festgelegt. So nimmt eine Frau mit einem BMI von unter 18,5 (Untergewicht) zwischen 12 und 18 Kilogramm in der Schwangerschaft zu, mit einem BMI von 18,5 bis 25 (Normalgewicht) noch 11 bis 16 Kilogramm und ab einem BMI von über 25 (Übergewicht) 7 bis 11 Kilogramm. Was macht aber eigentlich die vielen Kilos aus, die wir in der Schwangerschaft zunehmen?

Direkt nach der Geburt verlieren wir ungefähr 6 Kilogramm, welche im Schnitt aus 3,5 Kilogramm Baby, 1,5 Kilogramm Fruchtwasser, 500 Gramm Plazenta und noch ca. 300 Gramm Blut bestehen. In den Tagen nach der Geburt schwemmen wir unser eingelagertes Wasser aus, was bei vielen Frauen nochmals einen beträchtlichen Gewichtsverlust verursacht. Durch die Veränderung deines Stoffwechsels und das Stillen werden es in den kommenden Monaten nochmals mehr werden.

Ungefähr die Hälfte aller Mamas hat nach einem halben Jahr wieder ihr „altes" Gewicht erreicht, die andere Hälfte behält ein paar Kilos, was an den geänderten Strukturen ihres Tagesablaufes liegt: weniger Zeit für Bewegung und Sport und

auch weniger Zeit für eine ausgewogene und gesunde Ernährung.
Viele Frauen fühlen sich unwohl mit dem Mehr an Gewicht. Doch setz dich auch hier nicht unter Druck, gib dir und deinem Körper Zeit und mache auf keinen Fall eine Diät, solange du noch stillst. Schreibe stattdessen lieber ein Ernährungstagebuch, um festzustellen, wo es Handlungsbedarf gibt, koche vor, wenn es sich zeitlich einrichten lässt und mache Sportübungen zusammen mit deinem Baby. Stress und Schlafmangel hindern durch die dabei entstehenden Hormone das Abnehmen und manche Frauen neigen dazu, in stressigen Situationen viel Ungesundes und Süßigkeiten als „Ausgleich" und Belohnung zu essen. Rede mit deinem Partner oder einer dir nahestehenden Person, ob sie dein Baby am Tag für eine Weile betreut, damit du in Ruhe etwas Schlaf nachholen kannst.

REMINDER

Dein Körper ist toll! Was ihr gemeinsam leistet, ist der Wahnsinn. Ihr habt so viel Zeit und Ruhe verdient, wie ihr benötigt!

Nach dem Rückbildungskurs kannst du direkt an deinen Erfolg anknüpfen und einen weiteren Sportkurs besuchen, der idealerweise sowohl Kraft- als auch Ausdauertraining enthält.
Es gibt inzwischen online und offline Unmengen an Sportangeboten mit Baby, auch in der Natur. Schau einmal, was es in deiner Umgebung gibt und was davon dich anspricht.
Wichtig: Vergleiche deinen Körper niemals mit den „After-Baby-Bodys" anderer Frauen, die sich auf Instagram und Co zur Schau stellen, sondern höre in dich hinein und schaue, was sich für dich gut und richtig anfühlt. Es ist auch absolut okay, wenn du dein Ausgangsgewicht nicht wieder erreichst, sondern das ein oder andere Kilo einfach bleibt. Jeder Mensch weiß, wie leicht es ist, 2–3 Kilo zuzunehmen, aber diese wieder runter zu bekommen, fällt nicht so leicht und das ist völlig okay. Dein Körper hat einen kleinen Menschen erschaffen und zur Welt gebracht, er hat jedes Recht, noch nicht wieder ganz fit zu sein, sich auszuruhen und mehr Pausen zu benötigen, als vorher.

HORMON-PARTY

Wenn dein Baby auf der Welt ist, stellen sich zusätzlich zu all den körperlichen Veränderungen auch deine Hormone um. Diese Phase wird endokrine Umstellung genannt und beginnt direkt nach der Geburt. Dein Körper fährt nun die nicht mehr benötigten Hormone der Schwangerschaft herunter und andere, die du für das Wochenbett und die Stillzeit brauchst, werden gebildet.
All diese Umstellungen sind ein fließender Übergang und die Prozesse eng miteinander verwoben und du wirst die Auswirkungen dieser Umstellung auf körperlicher

und seelischer Ebene spüren. Dann ist für dich und deinen Partner auch verständlich, warum du in manch einer Situation anders reagierst, als ihr es gewohnt seid. Die Umstellung macht uns manchmal ganz schön durcheinander und ist eine emotionale Berg- und Talfahrt für alle Beteiligten. Aber das ist normal und wir können nur achtsam und geduldig mit uns selbst sein. Der Babyblues, der ein paar Tage nach der Geburt einsetzt, hat seinen Ursprung in dieser hormonellen Umstellung, aber auch in der neuen Situation als Mama, die sich um ein frisch geborenes Menschlein kümmern muss, Schlafmangel hat und sich nicht wie gewohnt um sich selbst kümmern kann.
Ab Seite 169 findest du ausführliche Infos dazu, was der Babyblues und auch die Wochenbettdepression ist.
Als erstes fallen die Hormonspiegel von hCG (humanes Choriongonadotropin), hPL (humanes Plazentalaktogen), Östrogen und Progesteron ab. Dies wird ausgelöst durch das Lösen der Plazenta von der Gebärmutter. Damit wird dafür gesorgt, dass die Rückbildungsvorgänge aktiviert werden und die Ödeme aus deinem Körper ausgeschwemmt werden. Gleichzeitig steigen die Hormonspiegel von Prolaktin und Oxytocin – unsere Liebes- und Stillhormone. Diese verbleiben, wenn du stillst, auch auf einem hohen Level. Wenn du nicht stillst und nach dem Abstillen, sinken die Hormone und dein Körper stellt sich wieder auf deinen Menstruationszyklus um. Er macht sich also bereit, ein neues Baby empfangen zu können.
Die Stillhormone Oxytocin und Prolaktin sorgen zum einen für den Milcheinschuss und den Milchfluss bei jedem Anlegen, zum anderen sorgt Prolaktin aber auch dafür, dass du keinen Eisprung hast. Wie hoch der Spiegel dafür jedoch sein muss und das Stillen somit als Verhütung funktioniert, ist unterschiedlich und ihr solltet euch auf keinen Fall darauf verlassen. Voll Stillen, um den Eisprung zu verhindern, bedeutet in diesem Falle, dass du mindestens 6 Mal in 24 Stunden stillst. Wenn du nicht stillst, stellt sich dein Körper schnell wieder um und du kannst mit der ersten Periode bereits nach 8 bis 10 Wochen nach Geburt rechnen.

Hebammen-Wissen:
Oxytocin umgibt die Luft der Menschen, die es ausschütten – so haben wir Hebammen oftmals eine richtige Oxytocin-Dusche, wenn wir bei einer Geburt dabei sind und kommen aus dem Strahlen nicht mehr heraus.

Oxytocin ist maßgeblich für die Bindung zwischen dir und deinem Baby und wird sowohl beim Stillen, als auch bei Körperkontakt mit deinem Baby ausgeschüttet – ein wahres „Kuschel-Hormon“ also. Des Weiteren ist es auch dafür verantwortlich, dass sich deine Gebärmutter zusammenzieht und die Rückbildung physiologisch abläuft. Es macht uns Mamas entspannter, aber auch etwas vergesslicher, was den großen Vorteil hat, dass wir uns wirklich nur auf das konzentrieren, was wichtig ist: unser Baby!

Das Absinken von Östrogen führt zu Haarausfall und generell kann es in der Stillzeit durch die Hemmung der Eierstöcke zu Hautunreinheiten, trockener Scheide und Müdigkeit kommen.
In den nächsten Kapiteln wirst du immer wieder von Hormonen lesen und welche Auswirkungen sie auf uns haben.

LÖWINNEN-MÄHNE

Das Hormon Östrogen wirkt Wunder auf unsere Haut und Haare. So lässt es dein Haar in der Schwangerschaft glänzen, seidig weich, voll und stark sein. Wir durften uns also 9 Monate lang über diese wunderschöne Haarpracht freuen. Doch leider war´s das dann auch schon mit der Löwinnen-Mähne, denn wenn dein Baby geboren wird, sinkt der Östrogenspiegel ab, Haarausfall und stumpfes Haar sind die Folge. Ausgerechnet in einer Phase, in der wir uns oftmals sowieso schon nicht ganz wohl in unserem Körper fühlen – was hat sich die Natur nur dabei gedacht?
Der postpartale Effluvium (vermehrter Haarausfall im Wochenbett) beginnt wenige Wochen nach der Geburt und dauert einige Monate an. Für viele Frauen ist es immer wieder ein harter Anblick, sich die Haare zu kämmen oder zu waschen und gefühlt Unmengen von Haaren danach in der Bürste oder auf dem Boden zu finden. Doch du brauchst dir keine Sorgen zu machen, denn dir fallen lediglich die Haare aus, die du sonst in den letzten 9 Monaten verloren hättest, die also schon länger „überfällig" sind.
Dein Hormonhaushalt passt sich nach der Geburt ganz individuell an die neue Situation an. Das kann bis zu 6 Monate dauern. Ein ernsthafter Mangel an Spurenelementen ist eher selten und auch wenn das Stillen teilweise an deinen Reserven zehrt, hat der Haarausfall seinen Ursprung nicht darin – den Zusammenhang kannst du als Ammenmärchen abspeichern. Dennoch kannst du deinen Körper unterstützen und dem Haarausfall entgegenwirken, aber auch ohne jegliche Behandlung regeneriert er sich und der übermäßige Haarausfall hört von ganz allein wieder auf.
Unser Körper benötigt also diese Monate, um seine Speicher mit Nährstoffen wie Vitamin B und Eisen wieder aufzufüllen und sich zu regenerieren. Da dein Haar vor allem aus der Grundsubstanz Eiweiß besteht, benötigt dein Körper davon nun besonders viel.
Check also zuerst einmal deine Ernährung, ob diese gut an dein Wochenbett und die Zeit danach angepasst ist. Denn dein Körper hat viel Energie in der Schwangerschaft und während der Geburt benötigt und auch die Stillzeit verlangt einiges von ihm ab. Ernähre dich ausgewogen und mit einem hohen Eiweißanteil. Eiweiß findest du vor allem in Fleisch, Fisch, Hülsenfrüchten und Milchprodukten.
Biotin ist ein wasserlösliches Vitamin und an der Eiweißbildung deiner Haarstruktur beteiligt. Durch die Ernährung mit eiweißhaltigen Lebensmitteln nimmst du automatisch auch Biotin auf – die Löwinnen-Mähne freut sich! Aber auch zinkhaltige Lebensmittel sind ein MUSS für gesundes und kräftiges Haar. Käse ist ein

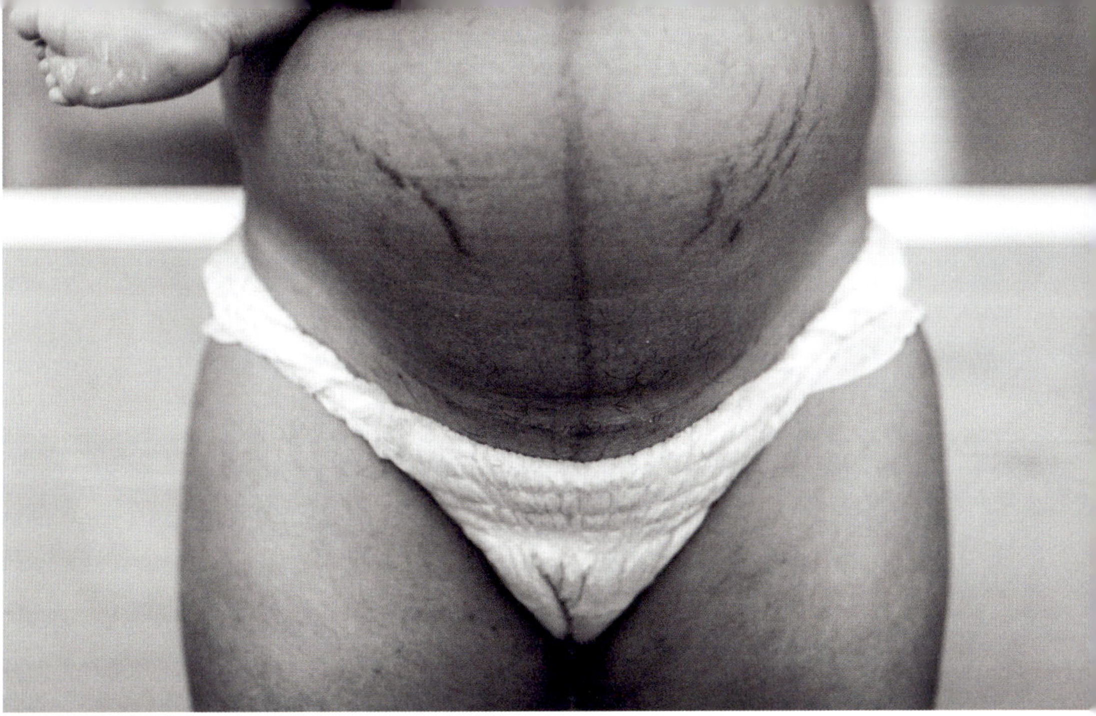

guter Lieferant von Zink und Edamer oder Gouda schmecken auch einfach besser, als ein Ergänzungsmittel. Als vegane Variante eignen sich Nüsse und Samen, speziell Kürbiskerne und Leinsamen.
Auch Vitamin B und Folsäure sind wichtige Faktoren für deine Haare. Du kannst deshalb in den ersten Monaten nach der Geburt Folsäuretabletten zu dir nehmen und viel Gemüse, Obst und Vollkornprodukte essen.
Verwende ein sanftes Shampoo, um deine Haare und deine Kopfhaut zu schonen. Gib dir mit deinen Fingern eine wohltuende Kopfmassage, um so die Durchblutung der Kopfhaut anzuregen. Trage langes Haar, möglichst offen, damit keine zusätzlichen Haare durch das Haargummi herausgerissen werden. Trockne deine Haare nur mit der Lauwarm-Stufe deines Föhns und verzichte am besten ganz auf Färben und Tönen. Wenn du sehr unter deinem Haarausfall leidest, besprich dich mit deinem Frisör, welche Frisur dir gut über diese Zeit hinweghelfen und deinem Aussehen schmeicheln würde.
Bockshornkleekapseln sind nicht nur für die Milchbildung und -anregung optimal, sondern wirken auch gegen deinen Haarausfall. Auch eine Tasse Schachtelhalm- oder Brennnesseltee pro Tag reduziert den Verlust deiner Haare.
Ein großartiges Mittel für die äußere Anwendung ist außerdem Kieselerde, die du in jedem Drogeriemarkt bekommst. Das Gel massierst du entweder zusammen mit einem Shampoo in deine Haare ein und wäscht sie dann aus oder benutzt es separat als Haarkur mit 15 Minuten Einwirkzeit. Natürlich kannst du dir auch Kieselerde in Form von Kapseln oder Tabletten besorgen und nach Packungsanleitung einnehmen, wenn dies für dich stimmiger ist.

TIGERSTREIFEN

Nach deiner Schwangerschaft ist die Haut deines Bauches erst einmal etwas schlaff und faltig, denn sie hat sich über 9 Monate extrem gedehnt und diese Rückbildung dauert nun fast genauso lange. Wenn du starke Wassereinlagerungen hattest und diese nun verschwinden, kann auch an diesen Stellen die Haut etwas zu „groß" erscheinen und sich dein Bindegewebe generell etwas schlapp anfühlen.

Dehnungs- und Schwangerschaftsstreifen dauern 2 bis 3 Jahre, bis sie verblassen und manche bleiben ein Leben lang. Auch hier darfst du dir Geduld und Pflege in Form von Bauchmassagen schenken. Das regt die Durchblutung an und du hast viel Kontakt zu deinem neuen und wundervollen Mama-Körper.

Und auch deine Haut im Gesicht zum Beispiel hatte während der Schwangerschaft durch die Hormone eine andere Struktur, die dich hat strahlen lassen. Nach der Geburt haben wir wieder mehr mit Unreinheiten der Haut zu kämpfen.

Meine Liebe, das ist ganz normal und auch da wirst du nochmals deutlich spüren und auch sehen, welch großartige Leistung dein Körper vollbracht hat. Gönn ihm nun Ruhe und Regenerationszeit, denn einiges wird sich von selbst wieder ändern und für die Überbleibsel der Schwangerschaft, die dich stören, gibt es noch ganz viel Zeit, um daran zu arbeiten. Nicht umsonst gibt es den Spruch: 9 Monate kommt eine Schwangerschaft und 9 Monate geht eine Schwangerschaft.

Sei stolz auf deine Falten und Streifen, sehe sie als Ehrenabzeichen an für die Stärke, die dein Körper bewiesen hat. Erst wenn dein Beckenboden sich wieder stabil anfühlt, kannst du mit sanften Sport- und Kräftigungsübungen starten und parallel zu deinem Rückbildungskurs weitermachen. Bewegung hilft dir, deinen Körper zu formen und dein Gewebe zu straffen und tut auch deiner Psyche gut denn sie macht den Kopf frei und schüttet das Hormon Endorphin aus.

SWEAT, BABY, SWEAT

Dass du im Wochenbett zu starkem Schwitzen neigen kannst, kommt eben-

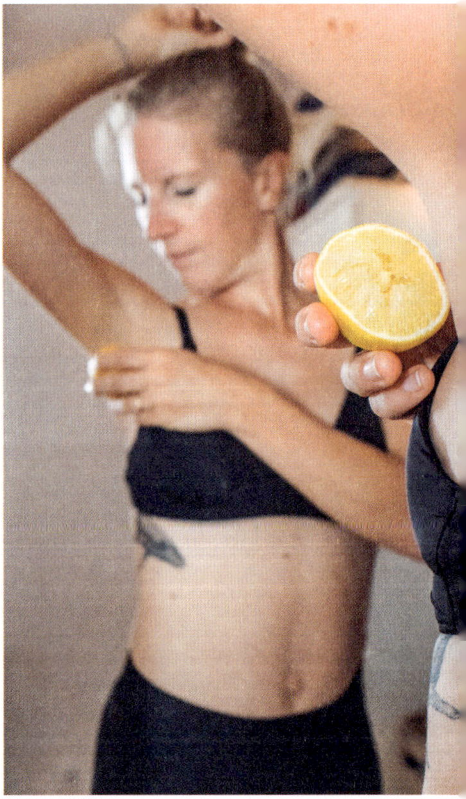

MOM-HACKS FÜR STARKES SCHWITZEN

- Wechseloberteil oder -kleidung zum Mitnehmen bereithaben
- Zitronen-Deo: Reibe mehrmals am Tag deine Achsel mit einer halben Zitrone ein und wasche die Achsel nach 30 Minten mit klarem Wasser ab. Die enthaltene Säure wirkt gegen unangenehmen Geruch und Schweiß.
- Apfelessig: Tupfe mit einem in Apfelessig getränkten Wattepad am Abend die Achseln und andere stark schwitzende Stellen an deinem Körper ein. Das bekämpft Schweißgeruch-Bakterien und vermindert den pH-Wert.
- Kühlendes Fußbad: Oft haben wir Mamas keine Zeit für eine ausgiebige Dusche – um dich zu erfrischen, nutze ein Fußbad oder bade deine Unterarme im Waschbecken. Das Fußbad funktioniert auch prima während dem Stillen.

falls von der Umstellung deiner Hormone. Für dich kann sich das sehr unangenehm anfühlen, da du unabhängig von der Temperatur und der Tageszeit schwitzt. Oft reguliert sich das Schwitzen bis zum Ende des Wochenbetts, mit dem Ende der Umstellung deiner Hormone.

Achte bis dahin darauf, dass du atmungsaktive Kleidung trägst, in der du dich wohl fühlst und habe in der Nacht ein Wechseloberteil griffbereit. Wenn du stark an den Füßen schwitzt, laufe so oft es geht barfuß. Du darfst auch Deodorants verwenden, jedoch am besten ohne Duftstoffe und Aluminium. Dein Baby erkennt dich mitunter an deinem Geruch, und dieser sollte nicht mit Deo- oder Parfümgeruch überdeckt sein. Außerdem ist die Haut deines Babys noch sehr empfindlich und es ist beim Bonding und Tragen durchaus möglich, dass dein Baby mit dem Deo in Kontakt kommt. Allergische Reaktionen und Hautreaktionen kannst du vermeiden, indem du ein möglichst natürliches Deo, zum Beispiel ein Kristall-Deo, verwendest.

Ich empfehle auf jeden Fall Deo-Creme oder Deo-Roller zu verwenden, da bei Deo-Sprays oft deutlich mehr als die Achsel eingesprüht werden und an der Brust hat das Deo, vor allem mit Stillbaby, nichts verloren.

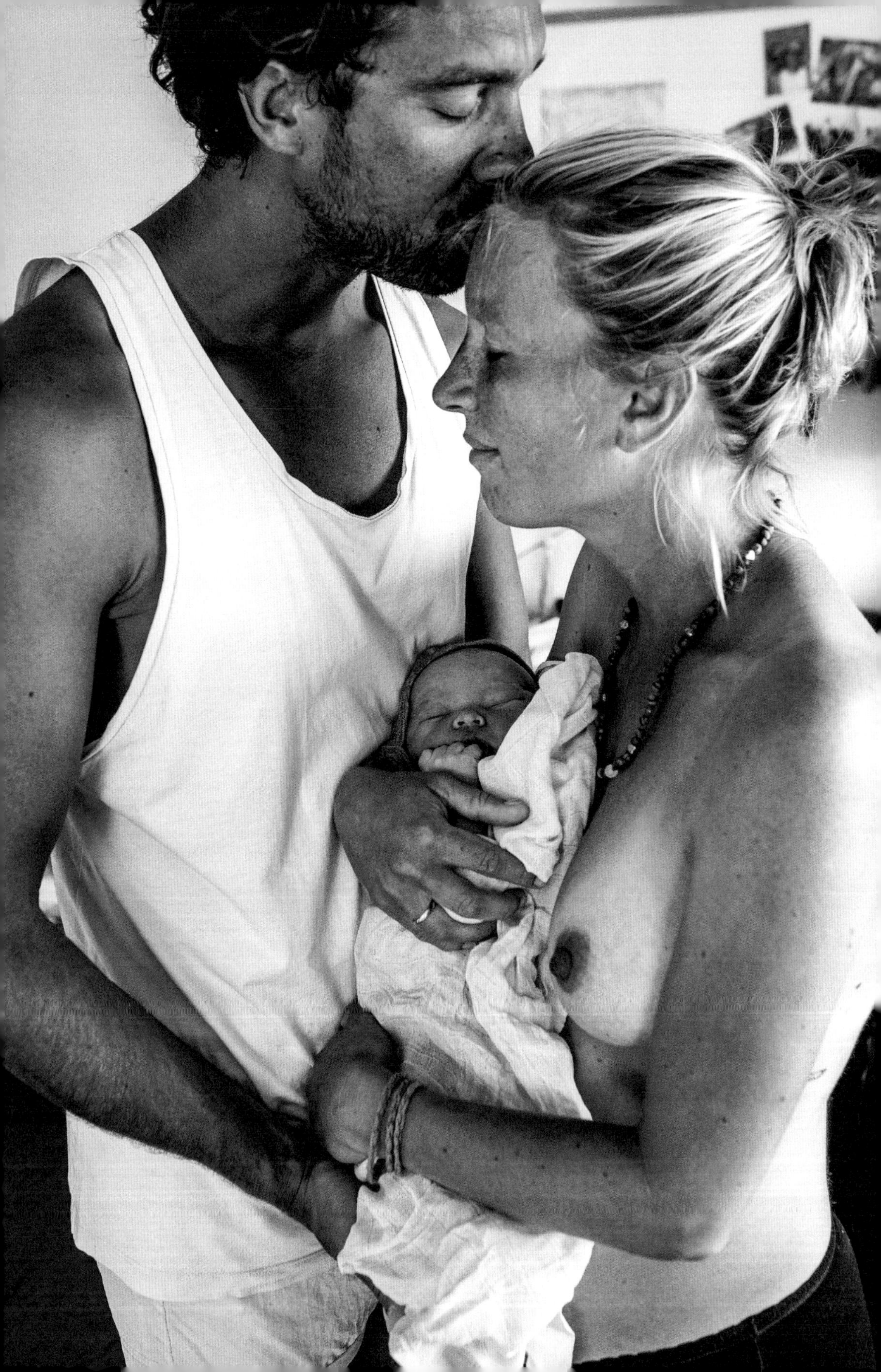

TEIL III

ELTERNSEIN, ALTE LIEBE, NEUES ICH

Zueinander finden

Gerade nach der Geburt des ersten Kindes steht die Welt, und alles was dazu gehört, Kopf. Es braucht Zeit, Geduld, Einfühlungsvermögen und eine große Portion Liebe für alle, um sich wohl in der neuen Rolle zu fühlen.

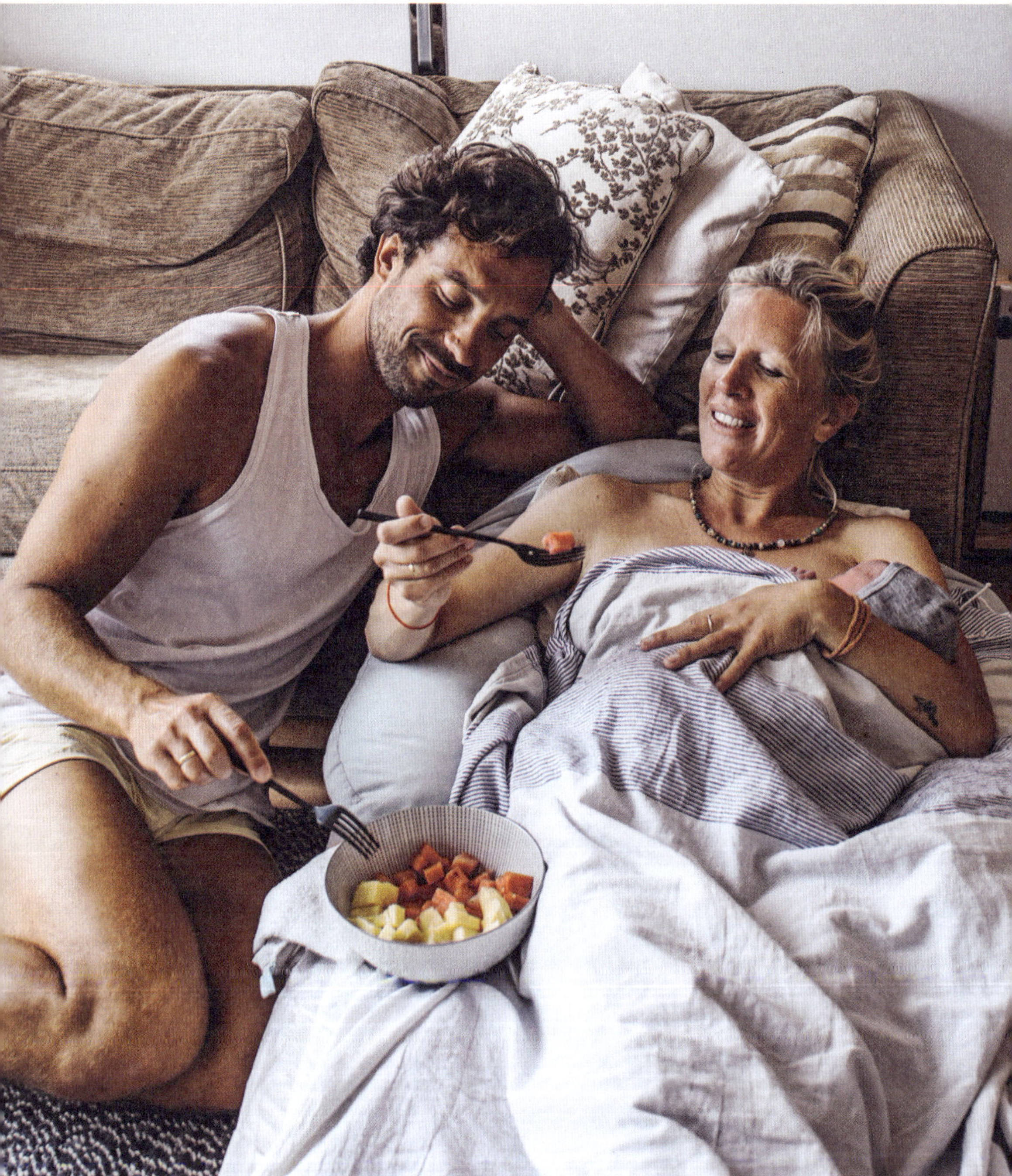

Eltern werden, Liebespaar bleiben

Mit der Geburt eures Kindes beginnt für euch ein Lebensabschnitt, der euch für immer miteinander verbinden wird. Zum Paarsein kommt nun auch das Elternsein als gemeinsame Ebene hinzu. Diese beiden Ebenen dürfen neu definiert werden und das braucht Zeit, Einfühlungsvermögen, ein Aufeinander-Zugehen und ganz viel Nachsicht. Die erste Zeit als kleine Familie kann sehr herausfordernd sein, denn zusätzlich zum neuen Mitglied in eurer Mitte, muss sich jeder an den Schlafmangel, die körperlichen Veränderungen und die Hormonumstellung gewöhnen. Auch wenn ihr euch bestens auf die Baby-Zeit vorbereitet fühlt, kann der Start doch anders ablaufen, als ihr ihn geplant hattet. Wie ihr die Geburt empfindet und wie ungestört die erste Bonding-Phase abläuft, spielt dabei eine große Rolle.

Im Hinblick auf die Hormonumstellung braucht es einfach etwas Zeit, bis sich alles wieder stabil anfühlt, im Hinblick auf andere Umstände, die eure Beziehung betreffen, benötigt es euer aktives Zutun. In den ersten Tagen des Wochenbetts ist oft viel Unsicherheit und Überforderung spürbar, da macht es wenig Sinn, alles direkt auszudiskutieren. Fokussiert euch darauf, was wirklich wichtig ist und wisst beide, dass die Zeit kommen wird, in der ihr euch in aller Ruhe zusammensetzen werdet, um über eure neue Rolle, eure Gefühle und Erfahrungen zu sprechen. Jeder wächst in einem anderen Tempo in die neue Rolle und jeder führt seinen eigenen Kampf mit sich selbst. Kleine Gesten der Liebe im Alltag bekommen im Wochenbett eine neue und große Bedeutung – klebe deinem Liebsten doch eine kleine Liebesbotschaft an die Nachttischlampe.

Elternwerden fühlt sich oft nach Leere und Einsamkeit an, denn wir erachten nun die Bedürfnisse unseres Kindes als wichtiger, als das Ansehen der Gesellschaft. Das kann auch im besten Freundeskreis auf Gegenwehr stoßen und zu einem (zeitweisen) Bruch führen. Dadurch spüren wir den Druck von außen und diesem standzuhalten, kann uns zeitweise ziemlich fordern. Also gibt es für dich und euch nicht nur Kämpfe im Innern, sondern auch im Außen auszufechten. Gesellschaftlich ist Mutter- und Elternsein nicht so hoch angesehen, wie der Job an der Spitze der Karriereleiter. Es wird fast vorausgesetzt, dass nach der Geburt direkt alles so sein wird, wie vor der Schwangerschaft, nur eben mit einem Menschenleben mehr, um das man sich natürlich auch noch allerbestens kümmert. Es ist für euch umso wichtiger, dass ihr als Paar und Eltern gut zusammenarbeitet und eine gute Kommunikationsbasis habt, damit jeder seine Gedanken, Probleme und Zweifel mitteilen kann.

Sprecht auch immer wieder über die gegenseitigen Erwartungen an die Rolle als Eltern und auch über den Umgang mit eurem Baby. Jeder von euch beiden wird auf

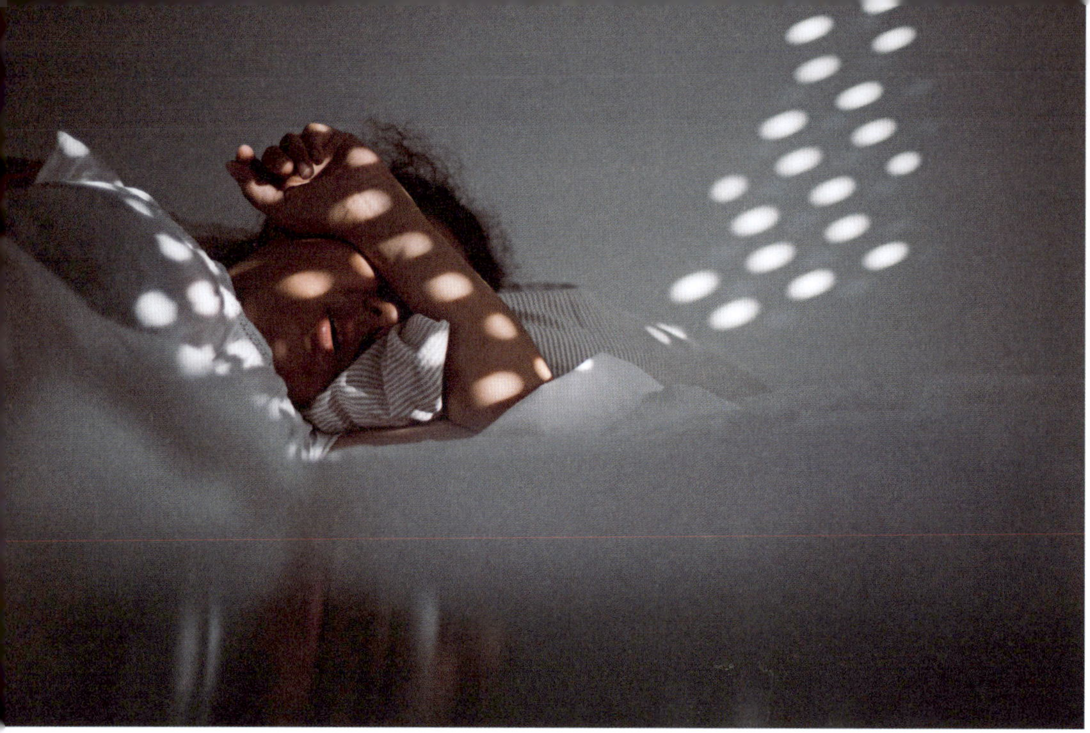

seine einzigartige Weise sein Bestes geben. Da ist es auch erstmal egal, ob das Baby den Pulli vom Papa auf links angezogen bekommt, Hauptsache die beiden hatten Spaß am Wickeltisch und haben dadurch ihre Beziehung gefestigt.

Für uns Mamas kommen in der Wochenbettzeit unzählige Emotionen und Worte von uns selbst, aber auch von außen ohne Filter auf uns zu. Es fühlt sich an, als hätte die Geburt unseres Kindes unser Herz für ein paar Wochen nochmal ganz anders geöffnet – es lässt jeden Gast, also jede Emotion, eintreten, ohne vorher zu kontrollieren, ob sie uns guttut oder nicht. Deshalb sind wir sehr sensibel und müssen geschützt werden. Diese neue Wahrnehmung kann uns selbst manchmal überfordern und weder wir noch unser Partner versteht uns. Wir kommen oftmals auch mit noch so viel Willenskraft nicht gegen unser neues Ich an und kön-

REMINDER

Seid fürsorglich und freundlich miteinander – jeder von euch durchlebt gerade einen harten inneren Prozess. Ihr seid beide wundervoll und gebt euer Bestes! Schenkt euch gegenseitig immer mal wieder eine liebevolle Umarmung.

nen uns diesem nur hingeben. Unser Partner kann uns nur dann besser verstehen, wenn wir uns öffnen und ihn an unseren Gefühlen und Gedanken teilhaben lassen.

BABYBLUES UND WENN ES DOCH ERNST WIRD

Deine Schwangerschaft besteht aus drei Trimestern wovon jedes ungefähr drei Monate dauert – wie das „Tri“ in Trimester ja schon verrät. Doch was hat es mit dem vierten Trimester auf sich? Dieses Trimester ist prägend für dein Baby, für dich und eure ganze Familie. Das vierte Trimester sind die ersten drei Monate im Leben deines Babys hier auf der Welt. Es ist die Zeit der Adaption und des Ankommens, nicht nur körperlich, auch psychisch. Das gilt auch für uns Mamas und unsere ganze Familie. Nach drei Monaten hat sich der Alltag oftmals gut eingespielt und jeder ist in seiner neuen Rolle angekommen.

Aus anatomischen Gründen kommen unsere Menschenbabys einige Wochen zu früh zur Welt, weil sie aufgrund des vergleichsweise großen Kopfes sonst nicht mehr durch unser weibliches Becken passen würden. Auch ein Baby, das um den Geburtstermin geboren wird, kann also theoretisch Frühchen genannt werden.

Dein Baby ist im Gegensatz zu einem Tier-Baby, welches sich direkt nach der Geburt selbstständig fortbewegen kann, voll und ganz auf dich und deine Fürsorge angewiesen. An all die neuen Geräusche, Gerüche, Empfindungen und Lichter darf sich dein Baby in diesen ersten Wochen gewöhnen, denn sie stellen einen starken Kontrast zum dunklen, gedämpften und ruhigen Leben im Bauch dar, das es bis dahin kennt. Dein Baby kann die Geräusche zwar direkt gut hören, braucht aber Zeit, sie unterscheiden zu lernen. Es kann sehen, aber die ersten Wochen ist die Baby-Welt noch recht unscharf. Die Gehirnentwicklung findet ebenfalls zum Großteil in eben dieser Zeit statt. All das sind Sinne, die Säugetiere zum eigenen Überleben eigentlich direkt nach der Geburt benötigen. Weil unsere frühgeborenen Menschenbabys diese Sinne erst noch vollständig entwickeln müssen, sind wir als Eltern für die Überlebenssicherheit unserer Neugeborenen verantwortlich. Ohne uns könnte, wenn wir uns vorstellen, wir würden in der Steinzeit leben, ein Raubtier ein kleines Menschlein schnell als leichte Beute identifizieren und sich das hilflose Baby schnappen. Die Instinkte unserer Babys sind noch immer dieselben, wie vor tausenden von Jahren, in denen ein wilder Tiger eine reale Gefahr war. So lässt sich für dich schnell nachvollziehen, warum dein Baby sich nur ganz in deiner Nähe sicher fühlt.

Mom-Hack:
Wir fühlen uns komisch damit, dass wir „ohne Grund“ weinen müssen. Wenn dies für dich belastend sein sollte: Höre emotionale Lieder an, schaue einen Herzschmerz-Film und lass all deinen Tränen freien Lauf – es sind dann zwar dieselben Tränen, aber nun gibt es für dich einen Grund zu weinen.

Du wirst dich in diesen ersten drei Monaten auch an den neuen Alltag und deine neue Rolle anpassen, mit allen Hochs und Tiefs, die dazu gehören – nicht jeder Moment wird so magisch sein, wie du ihn dir in der Schwangerschaft vielleicht ausgemalt hast. Zusätzlich dazu kommen die schon oft erwähnten Hormonumstellungen und eine davon ist unter dem Namen Babyblues bekannt.

Nach der Geburt fällt dein Östrogenspiegel rapide ab, wodurch du emotional weniger stabil sein wirst, denn dafür ist Östrogen eigentlich unter anderem zuständig. Das klingt ziemlich melancholisch, und genau das ist es manchmal auch. Diese Phase kann für dich und deine Familie sehr anstrengend sein. Vielleicht bist du auch verunsichert und du wunderst dich über dich selbst, wenn du heftig weinen musst, nur weil dein Partner gefragt hat: „Schatz, willst du auch einen Kaffee?"

Die ersten Tage nach der Geburt sind durch ein Stimmungstief gekennzeichnet und die Hormone stellen sich neu ein. Diese Umstellung ist unabhängig davon, wie du deine Geburt erlebt hast. Klassischerweise beginnen die Heultage genau dann, wenn der Milcheinschuss auch kommt und dauern maximal zwei Wochen an. Du darfst versuchen, dich dieser Zeit einfach hinzugeben und musst nicht aktiv werden, denn deine emotionale Stabilität kommt von selbst wieder zurück. Alles, was du vorab tun kannst, um diese Tage gelassen anzugehen, weißt du durch das Lesen dieses Buches bereits. Erinnere deinen Partner nochmals daran, wenn du spürst, dass du sensibler reagierst, damit er deine Reaktionen besser verstehen kann. Im Übrigen ist die Ausprägung des Babyblues unterschiedlich, manche Frauen bemerken ihn fast nicht und andere wiederum fühlen sich emotional sehr labil. Die Tage sind oft auch geprägt von Sorgen um dein Neugeborenes oder deine größeren Kinder. Es kann auch sein, dass du unter Appetitlosigkeit und Schlafstörungen leidest und Ausruhen und Versorgt-Werden ist dann nochmal wichtiger für dich. Alle Empfindungen und Gefühle sind in Ordnung, sie gehören zur Anpassung auf allen Ebenen nach der Geburt.

Für dich kann es eine große Hilfe sein, jemanden an deiner Seite zu wissen, an dessen Schulter du dich ausweinen kannst, jemand der deine Gefühlsausbrüche annimmt und nicht darüber urteilt. Dein Baby ganz nahe bei dir zu haben fördert eure Bindung zueinander und schüttet durch die Glücksgefühle Endorphine aus, die den Abfall von Östrogen etwas ausgleichen können.

> ***Mom-Hack:***
> *Eine Runde alleine um den Block laufen, stört den Heilungsprozess im Wochenbett nicht, aber tut deiner Seele gut. Es erfrischt den Geist und sorgt für neue, positive Gedanken.*

Ganz klar von den „harmlosen" Heultagen zu unterscheiden ist eine Wochenbettdepression. Anders als der Name vermuten lässt, muss sie nicht unbedingt in deinem Wochenbett sein, sondern kann ihren Beginn auch an einem anderen Zeit-

WICHTIG

Wenn du selbst oder auch dein Partner Veränderungen bei dir feststellt oder du von einer Freundin oder einer anderen dir nahestehenden Person darauf hingewiesen wirst (manchmal ist es mit etwas Abstand leichter zu erkennen), suche direkt deinen Hausarzt auf, der dich dann an eine passende Stellen weiterleiten kann. Im Notfall kannst du auch immer das Krankenhaus oder eine Einrichtung für psychische Erkrankungen aufsuchen. Nimm deine psychische Gesundheit unbedingt mindestens genauso wichtig wie deine körperliche.

punkt im ersten Lebensjahr deines Babys haben. Bei der Mehrheit der Frauen mit einer Wochenbettdepression setzen die Symptome allerdingst in den ersten drei Monaten nach der Geburt ein – also ebenfalls im vierten Trimester. Zuerst sind die Symptome ähnlich denen des Babyblues, jedoch verschwinden sie nicht einfach wieder. Sie sollten unbedingt ernst genommen werden und bedürfen einer ärztlichen Begleitung. Die postpartale (postnatale) Depression ist eine ernstzunehmende psychische Erkrankung mit körperlichen oder psychischen Ursachen, die nicht selbstverschuldet sind. Die Symptome unterscheiden sich nicht von den Symptomen einer Depression in einer anderen Lebenslage. Klassischerweise fühlen sich Betroffene antriebslos, empfinden immer weniger Freude, verlieren das Interesse an Dingen, für die sie sich sonst begeistert haben und sind niedergeschlagen. Auch Schlaflosigkeit, obwohl dein Baby schläft und dir eigentlich die Möglichkeit gibt, auch zu schlafen, Gewichtsverlust und Appetitlosigkeit gehören zu den Symptomen.

Um nochmals die Abgrenzung zum Babyblues aufzuzeigen: Dieser setzt nach 3 bis 5 Tagen nach der Geburt mit milden Symptomen ein, welche dann höchstens für 2 Wochen bleiben. Solltest du unsicher sein, ob du von einer Wochenbettdepression betroffen bist, dann spreche unbedingt mit Fachpersonal und lass das abklären.

Wenn du schon einmal eine depressive Phase in deinem Leben hattest und nun Angst vor einer Wochenbettdepression hast, können dir folgende Vorbereitungen helfen:

- Erstelle eine Liste mit den wichtigsten Notfallnummern und pinne sie an den Kühlschrank, damit du sie im Notfall direkt griffbereit hast. Dazu gehören die Nummern von dir wichtigen Angehörigen, deinem Hausarzt, eine Notfallnummer für psychische Erkrankungen und die des nächsten Krankenhauses.

- Bereite die Wochenbettzeit gut vor, so, dass du viel Unterstützung hast und eine Überforderung im Alltag somit vermeidest.
- Wenn du ungern alleine bist, mach einen Besuchsplan und hangele dich daran entlang – so bringt jeder Tag ein schönes Date mit sich, auf das du hinarbeiten und auf das du dich freuen kannst. So hast du jeden Tag einen lieben Menschen bei dir, der nach dir und deinem Befinden schaut.
- Erstelle eine Liste mit deinen liebsten Aktivitäten, die auch mit Baby machbar sind. So kannst du in einer Phase, in der du dich nicht gut fühlst, immer eine dieser Aktivitäten auswählen und machen. Vor allem naturnahe Erlebnisse sind wohltuend für dich und deine Seele.

ME-TIME MIT YOGA

Yoga kann dir auf dem Weg zurück in die eigene Mitte eine tolle Unterstützung sein. Grundlegend lädt die Philosophie dazu ein, Vertrauen in die Weisheit des eigenen Körpers zu haben. So wie dieser bereits in der Schwangerschaft wusste, was zu tun ist, kennt er auch den Weg der Rückbildung. Durch Hatha Yoga, welches den Menschen in seiner Gesamtheit erfasst, wird Heilung und nachhaltiges Wohlbefinden auf allen Ebenen möglich.

Nach Schwangerschaft und Geburt ist meist der gesamte Muskelapparat sowie der Beckenboden erschlafft und die Körperrückseite verkürzt. Besonders die Bauch- und Beckenbodenmuskulatur sollte jetzt systematisch wiederaufgebaut werden. Auch der Rücken, der durch Faktoren wie das größere Gewicht der Brüste, das Stillen, die vorangegangenen Gewichtsveränderungen, Stress, Schonhaltungen, hormonelle Veränderungen, Müdigkeit und körperliche Überlastung stark belastet wird, kann mit kräftigenden Übungen unterstützt, auf- und ausgerichtet werden.

Auf geistiger Ebene geht es dir als frischgebackene Mutter insbesondere um die Qualität des Sich-Einlassens – auf einen neuen Menschen und dessen Bedürfnisse, die rund um die Uhr gestillt werden müssen. Durch das Schlafdefizit mit einem Neugeborenen ergibt sich ein zusätzlicher Energiemangel, dem eine vitalisierende Yogapraxis entgegenwirken kann.

Wenn du noch ganz Yoga-unerfahren bist, probiere sanft aus, was dir guttut und gib dir viel Raum und Zeit. Spüre immer gut in dich hinein, welche Intensität dir guttut und habe nicht das Ziel, zum Beispiel besonders dehnbar zu werden, sondern nutze die Übungen rein dafür, deinem Körper Aufmerksamkeit und Liebe zu schenken, ganz ohne Wettbewerbsgedanken. Wann du damit startest, kommt auf dein Wohlbefinden an, nach ca. 4 Wochen sind körperlich die Übungen auf Seite 173 gut machbar. Du kannst die Yogaübungen gerne täglich, auch mehrfach, in deinen Alltag einbauen und dir etwas Zeit für dich gönnen.

YOGA-ÜBUNGEN FÜRS WOCHENBETT

1. Adho Mukha Svanasana – der herabschauende Hund

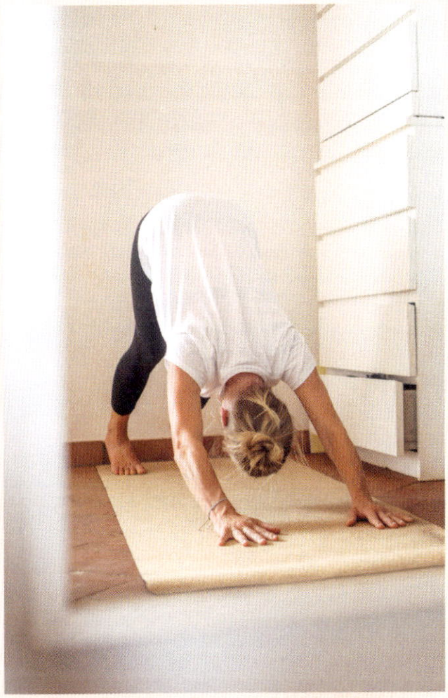

Der herabschauende Hund ist eine der grundlegenden Haltungen im Yoga, da sie wie keine andere Übung die gesamte Körperrückseite stärkt und dehnt.

Nach der Geburt eignet sich der herabschauende Hund nicht nur zur Verlängerung deiner Körperrückseite, die durch die Schwangerschaft verkürzt war, sondern stärkt auch deine innere Mitte. Außerdem beugt die Asana Rückenschmerzen vor, dehnt Wirbelsäule und Nacken und wirkt Verspannungen und Kopfschmerzen entgegen. Besonders in den ersten Tagen, wenn das Stillen noch nicht eingespielt ist, sitzen wir oft verspannt da – Hauptsache, unser Baby ist an der Brust und dann lautet das Motto: Bloß nicht mehr bewegen. Das führt eben zu massiven Verspannungen, die manchmal auch von Kopfschmerzen untermalt werden. Der herabschauende Hund ist dafür genau richtig.

Durchführung: Du erdest deine Finger und Hände satt, deine Schultern sind weit weg von deinen Ohren, so dass Raum im Schulterbereich entsteht. Die Wirbelsäule erstreckt sich lang, dein Becken kippt ganz leicht nach vorne, dein Po schiebt sich dabei wie ein Enten-Po nach hinten. Du streckst deine Beine nur so weit, dass die Länge im Rücken nicht verloren geht. Halte hier einige Atemzüge.

2. Ardha Bhunjangasana – die Sphinx
In der Sphinx erfährt dein Brustkorb weite Öffnung. Deine Brustmuskulatur und die gesamte Körpervorderseite werden gedehnt und dein Rücken sowie deine Gesäßmuskulatur wird gestärkt. Diese Bauchlagenhaltung ist nach der Geburt ein wahrer Genuss. Über den Widerstand des Bodens wird deine Gebärmutter sanft nach innen zurückgeschoben, was die Rückbildung unterstützt.

Zur Kräftigung deiner Bauchmuskulatur kann die Sphinx später auch dynamisch geübt werden. Dabei hebst du dann bei der Einatmung den Unterbauch und die Oberschenkel bis zu den Knien vom Boden ab und rollst ausatmend zurück zum Boden.

Durchführung: Die Ausgangsstellung ist Bauchlage. Halte deine Beine aktiv, damit dein unterer Rücken nicht zu viel Belastung erfährt. Schiebe die Zehen aktiv in den Boden, lasse deinen Po aber ganz locker, ebenso deinen Kiefer. Lege nun die Unterarme auf den Boden und hebe mit der Einatmung deinen Kopf, Brust und Schultern an. Gehe so in eine ganz sanfte Rückbeuge, deine Ellenbogen sind dabei maximal unter deinen Schultern.

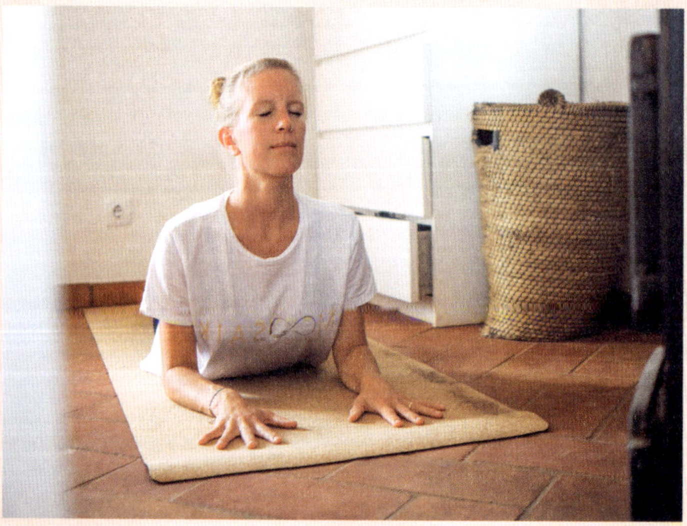

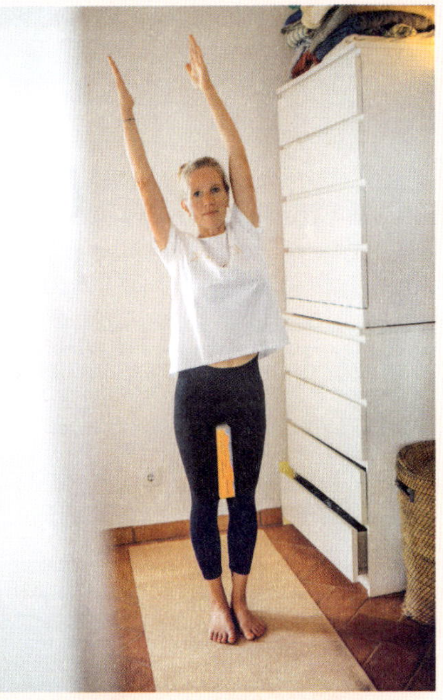

3. Seitstretch mit Yoga-Block

Im Seitstretch werden nicht nur deine Flanken optimal gedehnt, auch der Core erfährt Kräftigung. Mit einem Yogablock längs zwischen deinen Beinen, direkt unter dem Schambein platziert, stärkst du zusätzlich deine Oberschenkelinnenseiten und deinen unteren Rücken. Diese Haltung unterstütz nach der Geburt die Aktivierung und Kräftigung deines Beckenbodens, die Aufrichtung deines Rückens und auch die Dehnung deiner Körperseiten.

Durchführung: Stelle dich aufrecht und fest geerdet auf deine Füße. Klemme nun den Yogablock oder etwas Ähnliches (zum Beispiel ein dickes Buch) zwischen die Beine. Richte dich mit der Einatmung auf und kippe dein Becken sanft nach vorne. Ziehe den Nabel nach innen und aktiviere deinen Beckenboden. Deine Arme streckst du lang nach oben, mit den Handflächen nach innen und den Daumen somit nach hinten. In der Ausatmung lehnst du dich nun leicht zu einer Seite und öffnest so die Flanke. Mit der nächsten Einatmung kommst du wieder zur Mitte und dehnst dich dann auf die andere Seite, oder aber machst zuerst einen Zwischenatemzug. Beide Füße bleiben auch in der Seitdehnung geerdet und der Nabel ist nach innen gezogen – so hast du eine stabile Mitte trotz der einseitigen Position. Als Alternative, für mehr Schulteröffnung, kannst du den Block auch längs zwischen deine Hände nehmen.

DIE GEBURT VERARBEITEN

Jeder für sich nimmt diese unglaubliche Erfahrung anders wahr. Egal, ob ihr eine wundervolle Geburt erlebt habt oder ob sie für einen von euch traumatisch war – jede Geburt muss irgendwie verarbeitet werden. Ich selbst hatte lange an meiner ersten Geburt zu knabbern, obwohl sie von außen betrachtet doch eine perfekte Geburt war. Der Satz, der hier am wenigsten angebracht ist, lautet: „Mutter und Kind sind wohlauf, das ist doch das, was am Ende zählt." Natürlich ist die wichtigste Sache, dass du und dein Kind gesund seid, jedoch sollte niemand diesen Satz oder ähnliche vorschnell zu einer frischgebackenen Mama sagen. Zum einen kann es sein, dass das Baby nicht gesund ist, zum anderen kann die Mama durch die Geburt körperliche oder psychische Erfahrungen gemacht haben, die fortan den Alltag teilweise bestimmen. Außerdem ist eine Geburt die wohl einschneidendste Erfahrung im Leben einer Frau und auch der beiwohnenden Personen. Achtsamer Umgang mit Worten ist im Wochenbett deshalb überaus wichtig. Auch für euch als Paar. Wenn ihr über die Erlebnisse der Geburt sprecht, werdet ihr bald feststellen, dass ihr zwar die gleiche Geburt erlebt habt, aufgrund eurer Rollen dabei aber die unterschiedlichsten Auffassungen von Situationen habt und damit auch ganz unterschiedliche Emotio-

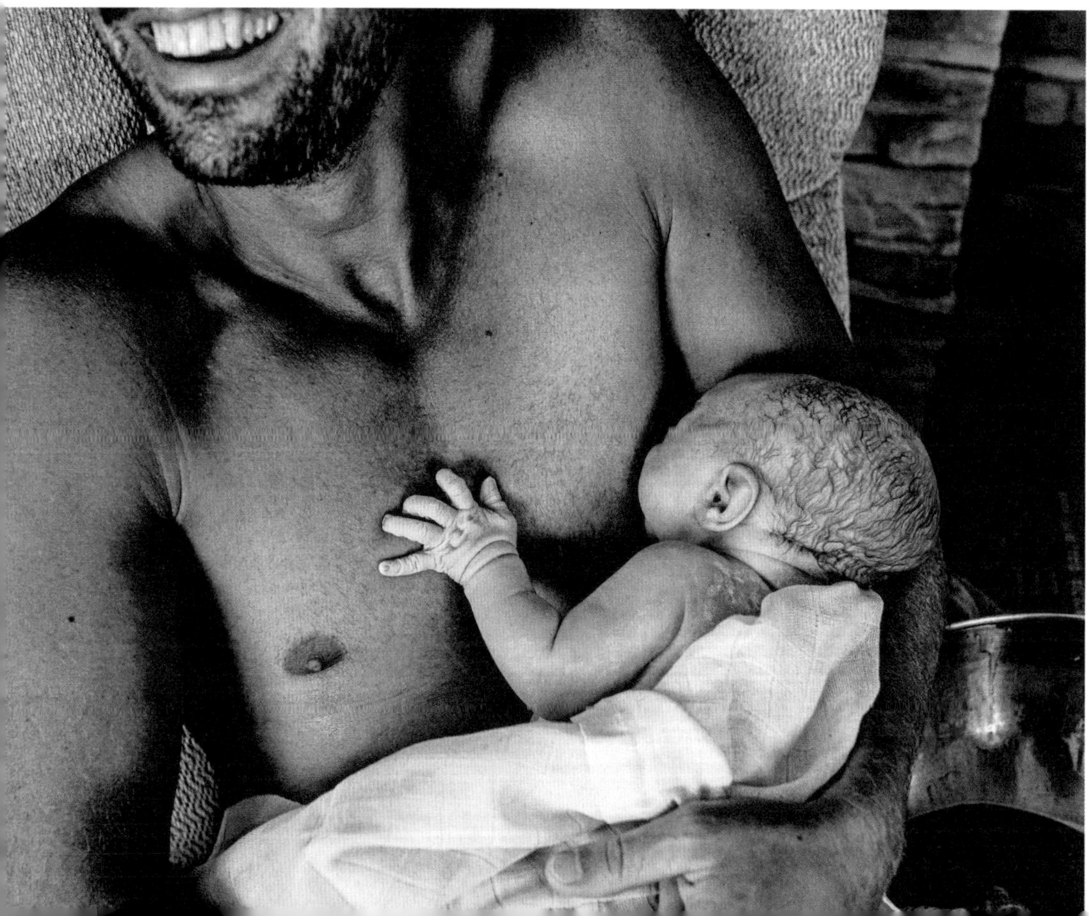

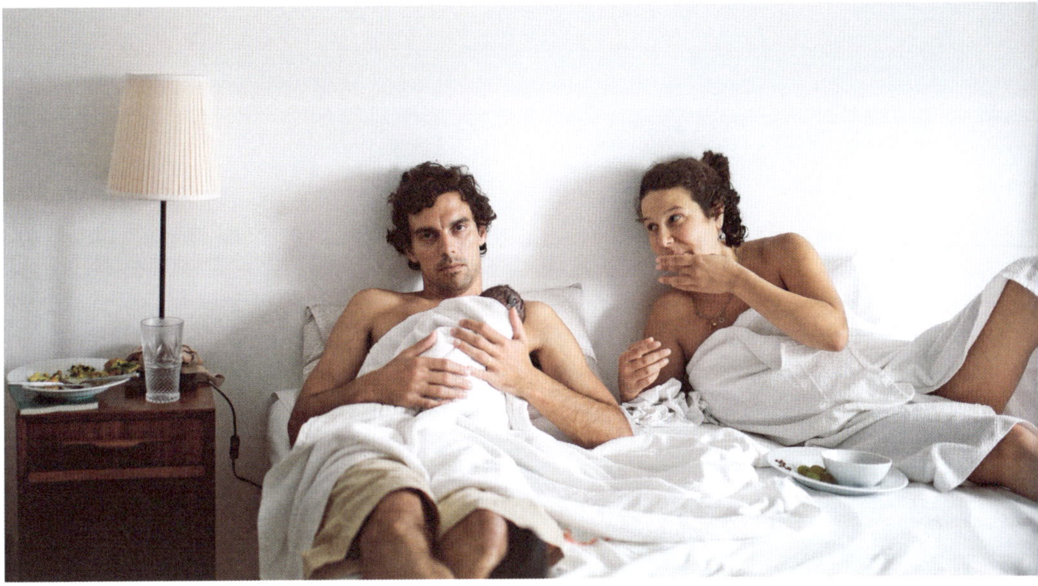

nen. Immer wieder wird die Geburt ein Thema in eurer Beziehung sein. In den ersten Tagen des Wochenbetts ist oft kein Raum für tiefgehende Gespräche, jedoch gibt es Zeit dafür, wenn ein kleines bisschen Alltag eingekehrt ist. Nehmt euch Zeit, darüber zu reden und hört einander zu. In jedem von euch wird ein innerer Prozess zur Geburtsverarbeitung gestartet, welcher dann unterschiedliche Phasen durchläuft. Um aufkommende Gefühle und Gedanken zu ordnen, wenn ihr gerade keine Zeit zu reden habt, hilft es, ein Tagebuch zu führen. So könnt ihr selbst nachverfolgen, wie sich eure Sicht und eure Emotionen bezogen auf die Geburt verändern. Für mich war es bei allen drei Geburten, besonders aber bei der ersten, ganz erstaunlich, wie lange nach der Geburt dieses Ereignis noch Gesprächsthema (Nummer eins) war. Gebt euch gegenseitig den Raum zur Verarbeitung und nehmt alle Gefühle an, die kommen werden. Ein ehrlicher Umgang mit diesem Thema ist die Basis für eure neue Elternschaft, aber auch für eure Partnerschaft und das damit verbundene Sexualleben.

Wenn einer von euch beiden merkt, dass die Geburt sich nachhaltig negativ auf eure Beziehung oder euer Sexualleben auswirkt und ihr Hilfe bei der Verarbeitung braucht, wendet euch an Fachpersonen. Erste Anlaufstelle dafür ist oft die Hebamme oder der Hausarzt, und diese wiederum verweisen euch dann weiter an zum Beispiel Psycho- oder Trauma-Therapeutinnen und -therapeuten. Inzwischen gibt es auch etliche Selbsthilfegruppen für Frauen, die eine traumatische Geburt erlebt haben – du und ihr seid nicht allei-

ne damit. Wenn du noch ein weiteres Kind bekommen möchtest, ist es besonders wichtig, eine traumatische Erfahrung in Zusammenhang mit der Geburt aufzuarbeiten, damit du angstfrei ins nächste Abenteuer Schwangerschaft gehen kannst. Oftmals wird diese nächste Geburt dann als sehr heilsam empfunden.
Nicht nur für eure Geburtsgespräche, sondern auch für den Alltag ist die Art der Kommunikation und des Verständnisses füreinander ein ausschlaggebender Punkt für eine stabile Basis in eurer Partnerschaft. Gerade zu Beginn der Elternschaft kann die Kommunikation untereinander zeitweise eine große Herausforderung werden. So bist du, als Mama, die ersten Tage sehr sensibel und nahe am Wasser gebaut, dein Partner hingegen hakt ein To-Do nach dem anderen ab und hat keinen Kopf für eine weinende Partnerin. So kann sich jeder von euch schnell nicht wahrgenommen und wertgeschätzt fühlen. Umso wichtiger ist daher, wie ihr miteinander redet, damit Missverständnisse schnell aus dem Weg geräumt werden und jeder den anderen verstehen und unterstützen kann.

LET'S TALK ABOUT SEX ... AND SELFLOVE

Nach der Geburt und der ersten Zeit eurer Flitterwochen zu dritt wird eure partnerschaftliche Beziehung nach und nach wieder präsenter. Wir kommen langsam an im Eltern-Sein und unser Partner rückt wieder mehr in unser Blickfeld. Ob es dann direkt zum Geschlechtsverkehr kommt, ist ganz individuell, genau so, wie es euer Sexualleben vor der Schwangerschaft und Geburt war. Du bestimmst wann der richtige Zeitpunkt für das erste Mal Sex nach der Geburt gekommen ist, und darfst auch jederzeit wieder unterbrechen, wenn du dich damit nicht wohl fühlst, du Schmerzen hast oder zu sehr angespannt bist. Früher war die Empfehlung, im gesamten Wochenbett keinen Geschlechtsverkehr zu haben, damit Verletzungen abheilen können, aber auch um keine Bakterien von A nach B und zurück zu übertragen. Heute weiß man: Auch mit Wochenfluss ist Geschlechtsverkehr kein Problem, ihr solltet dann nur ein Kondom verwenden. Die meisten Geburtsverletzungen sind oftmals schon nach ein paar Tagen nahezu verheilt und stellen dann kein Hindernis mehr dar. Manche Paare haben schon ein paar Tage nach der Geburt wieder Sex, bei anderen dauert es Monate – alles davon ist vollkommen okay!
Viele Frauen verspüren zuerst nicht den Drang nach Intimität, weil Oxytocin nun auch beim Kuscheln mit deinem Baby und beim Stillen ausgeschüttet wird und dein Bedürfnis nach menschlicher Nähe somit gedeckt ist. Über Intimität ehrlich und offen zu sprechen, beugt vielen Missverständnissen und damit zusammenhängenden Verletzungen vor. Das ist nicht nur in der Wochenbettzeit so, aber gerade dann besonders wichtig, weil außer unserem klassischen Alltag viele neue Erfahrungen und Aufgaben durch die Geburt eures Babys hinzugekommen sind.
Äußerlich und auch innerlich hat sich dein Körper verändert, euer Sex kann sich des-

KOMMUNIKATIONSREGELN FÜR EURE PARTNERSCHAFT

Jedes Paar und jeder Mensch ist unterschiedlich in seiner Art der Kommunikation, Diskussion und des Streitens. Ich habe hier ein paar Ideen, wie ihr in herausfordernden Zeiten in eine gute Kommunikation miteinander kommt, um Missverständnisse zu vermeiden und ein gutes Ergebnis zu bekommen:

- Einer von euch beginnt und erzählt 10 Minuten, wie es ihm geht und der andere hört mit offenem Herzen und geschlossenem Mund zu, danach wechselt ihr die Rollen.

- Erwartungen und Wünsche solltet ihr immer klar aussprechen und ihr solltet immer bereit sein, Kompromisse einzugehen – für euch beide ist die Elternschaft immerhin Neuland.

- Spreche immer von dir selbst, und mache dem anderen keine Vorwürfe. Sage zum Beispiel: „Ich fühle mich gerade nicht gesehen, weil…“ anstatt: „Du machst immer nur…“.

- Interpretiere nicht, sondern beschreibe, wie die Situation aus deiner Warte aus aussieht und sich anfühlt.

- Redet über konkrete Situationen und Ereignisse, umso besser zu einer Lösung zu kommen – es soll keinen Gewinner oder Verlierer geben, sondern eine Lösung, die sich für euch beide gut anfühlt.

- Vermeide Übertreibungen wie „immer“ oder „nie“, sondern bleibe bei den Tatsachen.

- Akzeptiere eine andere Sichtweise, lasse diese in dir wirken und komme auf deinen Partner zurück, wenn sich deine Sichtweise verändert hat.

- Negatives wirkt siebenmal stärker in uns als Positives, also nutze jede Gelegenheit, deinem Partner etwas Positives, Freudiges und Liebevolles zu sagen.

halb anders anfühlen. Findet für euch heraus, was sich jetzt gut und schön anfühlt. Entdeckt euch neu, werdet spontan und fantasievoll, und bleibt vor allem im Gespräch. Reflektiert, was sich gut angefühlt hat und was nicht. Macht jedoch keine Doktorarbeit daraus, denn das kann dazu führen, dass es euch keinen Spaß mehr macht und statt in Lust in Frust endet.

Die gemeinsame Geburtserfahrung kann sich negativ, aber genauso auch bestärkend auf eure Sexualität auswirken. Noch ohne Kinder haben Partner oft große Sorge, dass da unten alles reißt (auch der Begriff Schlachtfeld wird in diesem Zusammenhang genannt) und die Frauen haben Angst, dass sie mit Muttermilch-Spucke-Flecken am Shirt nicht mehr attraktiv sind. Doch entgegen dieser Vorurteile und Bilder in unseren Köpfen, ist es oftmals doch ganz anders. Dein Körper hat immerhin einem Menschen das Leben geschenkt, den wir nun mit all unserer Liebe versorgen, was uns eine neue Art der Attraktivität verschafft. Jede Frau sollte mit geschwollener Brust und hocherhobenen Hauptes aus der Geburt gehen, denn wir sind die Erschafferinnen neuen Lebens und unser Körper ist ein wahres Meisterwerk. Dieses Meisterwerk muss geehrt werden und nicht, weil es nicht mehr in Größe 36 passt, als negativ empfunden werden. Auch die meisten Partner sehen dies heute so und sind fasziniert von den Leistungen und der Transformation des weiblichen Körpers.

Die Lust auf den Anderen und auf Geschlechtsverkehr kann dennoch für einige Zeit ausbleiben. Das hat oft hormonelle Gründe, man fühlt sich selbst nicht at-

ERFAHRUNGSBERICHT: LAURA, 4 KINDER

Nach der ersten Geburt habe ich das Thema Sex wochenlang vor mir hergeschoben, obwohl ich schon wieder Lust gehabt hätte, aber ich hatte einfach eine totale Angstblockade, da ich einen Dammschnitt hatte. Meine Hebamme damals hat mir viel Mut gemacht und ich habe mir meine Geburtsverletzungen angeschaut. Dann habe ich mich einfach getraut und vor Glück geweint, denn es fühlte sich quasi wie immer an. Es fühlte sich noch etwas weiter an, aber ich habe den körperlichen Kontakt und die Zweisamkeit so genossen. Erst da merkte ich, wie sehr es mir gefehlt hat und wieviel Kraft mir Sex mit meinem Partner für den Alltag und auch für unsere Eltern-Beziehung gibt.

traktiv, weil man schon seit drei Tagen nicht mehr zum Duschen gekommen ist, hat andere (momentan wichtigere) Dinge im Kopf oder ist schlichtweg einfach müde. Für deinen Partner ist das Ankommen in der neuen Rolle, ohne die hormonelle Unterstützung, die wir erfahren, eine große Herausforderung, und gleichzeitig ist seine Partnerin auch irgendwie anders und „neu" und hat einen anderen Menschen an ihrer Seite, dem sie nun ihre volle Aufmerksamkeit schenkt. Manchmal ist das Wissen um eine Geburtsverletzung für den Partner verunsichernd und kann zur Hemmung der Lust führen. Findet hier einen Weg, ins Gespräch zu kommen, Unsicherheiten abzubauen und eine Lösung zu finden, sodass sich jeder von euch gesehen und wertgeschätzt fühlt, aber dennoch nichts machen muss, wonach ihm absolut nicht ist. Dafür kann es hilfreich sein, herauszufinden, was jetzt gerade denn Lust machen würde. Vielleicht brauchst du einfach eine Massage, die dich entspannt und von Kopfweh befreit, um dich dann liebend gern deinem Partner hinzugeben.

Bei den meisten Paaren ist die Lust dann irgendwann wieder da, jedoch öffnet sich kein passendes Zeitfenster und so wird die Zweisamkeit von Woche zu Woche verschoben. Gerade wir Frauen brauchen oftmals etwas länger, um uns auf die sexuelle Situation einzulassen und uns hinzugeben – nun sind wir zusätzlich dazu immer mit einem Ohr bei unserem Baby und etwas unter Druck, wann es uns wohl wieder brauchen wird. Sex zu haben ist in den ersten Wochen also kein leichtes Unterfangen. Setzt euch nicht unter Druck, lacht darüber und genießt andere Körperlichkeiten, wie Kuscheln oder Küssen.

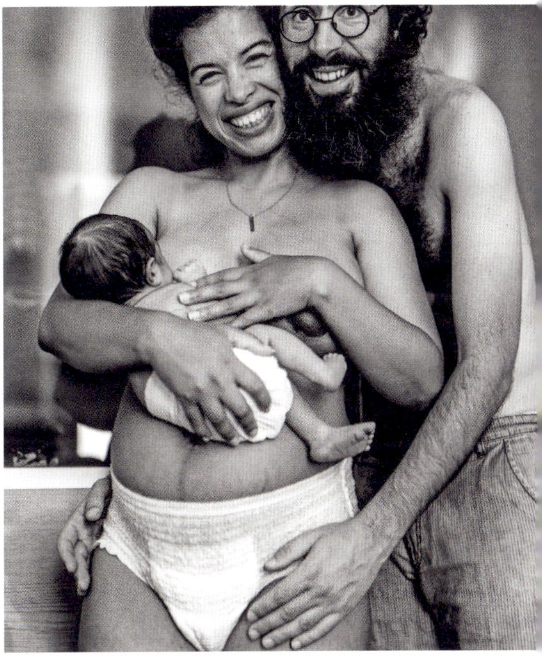

Eurem Baby ist es im Übrigen für eine lange Zeit ziemlich egal, ob ihr neben ihm liegt und ein Buch lest oder Sex habt – scheut euch also nicht davor, mit einem schlafenden Baby im Zimmer eure Zweisamkeit zu genießen. Oft ist es so für dich als Mama sogar einfacher, dich fallen zu lassen. Denn ganz natürlich bist du mit einem Ohr und Auge immer bei deinem Baby. Spüre gut in dich hinein, vielleicht ist auch ein etwas weiter entfernter Platz inklusive Babyphon in eurem Zuhause der richtige Ort für Zweisamkeit. Für die kommenden Jahre der Elternschaft können Sex-Dates eine prickelnde, neue Er-

SPIEGLEIN, SPIEGLEIN...

Stelle dich einmal nackt und in Ruhe vor den Spiegel und betrachte dich. Das wird sich zu Beginn sicher seltsam anfühlen und vielleicht empfindest du auch Scham, das ist völlig okay. Die Übung braucht manchmal mehrere Anläufe, um sich damit wohl zu fühlen.

Überlege, während du in den Spiegel blickst: Was gefällt dir, was nicht? Kannst du an den Dingen, die dir nicht gefallen, mit der Zeit etwas ändern? Haben die Dinge, die dir nicht gefallen, etwas mit der Schwangerschaft zu tun? Danke deinem Körper dann dafür, dass er dein Baby hat wachsen lassen und so ein Wunder vollbracht hat.

Schaue dir nun mit einem kleinen Spiegel deine Vagina und eventuelle Geburtsverletzungen an. Oftmals ist man selbst ganz überrascht, dass es da unten ja fast wieder wie vorher aussieht, dann können sich die negativen Bilder im Kopf auflösen.

fahrung sein: Sich extra für den anderen hübsch machen und Vorfreude erleben, kann eine wahre Lustpotenzierung sein.
Wenn du Angst vor den „ersten Mal“ hast, besprich das ganz offen mit deinem Partner. Geht es langsam und behutsam an und lasse dich darauf ein, damit die Lust auch eine Chance hat. Oft geht es dann doch viel besser, als gedacht. Auch wenn der erste Sex sich vielleicht etwas merkwürdig angefühlt hat. Mit den nächsten Malen werdet ihr beiden wieder, wortwörtlich, denselben Rhythmus finden.
Du selbst wirst vielleicht einige Zeit brauchen, um dein körperlich anderes Aussehen annehmen und lieben zu können. Dadurch kannst du dich vielleicht auch nicht oder weniger attraktiv fühlen und dich während dem Sex unwohl fühlen. Wenn du dich nicht für dich selbst öffnen kannst, ist es kaum möglich, dies für eine andere Person zu tun. Das wird dein Partner auch spüren. Auch hier führt der richtige Weg wieder über ein Gespräch mit deinem Partner.
Wie attraktiv dein Partner dich findet, hängt stark von deiner inneren Einstellung ab. Vergleiche dich nicht mit anderen Frauen, vor allem nicht mit Frauen in sozialen Netzwerken und ähnlichem. Hier helfen etliche Filter und Photoshop, Stellen auszulöschen, mit denen wir unzufrieden sind. Das geht im echten Leben nicht und ist auch gar nicht notwendig. Viel

wichtiger, als ständig daran zu denken, was nicht perfekt am eigenen Körper ist, ist, dass wir lernen, unserem Körper dankbar zu sein, ihn zu akzeptieren und zu lieben.
Nach und nach wirst du dich mit deinem neuen und wunderschönen Mom-Body anfreunden, ihn neu entdecken, ihn liebevoll im Spiegel betrachten können, und dieses Annehmen wird dich äußerlich wie innerlich strahlen lassen.

Happy Hormones

Und wieder sind wir bei den lieben Hormonen angekommen und den Änderungen, die sie nach der Geburt in uns bewirken, denn diese können Auswirkungen auf deine Sexualität und dein Lustempfinden haben und auch zu der ein oder anderen lustigen Situation führen.

> ***Hebammen-Tipp:***
> *Verwende keine Cremes mit Östrogen, da diese die Milchbildung hemmen können!*

Oxytocin lässt bei großem Lustempfinden auch deine Muttermilch fließen. Wundert euch also nicht über plötzlich einsetzendes Tropfen aus deinen Brüsten. Das kann manchmal nervig sein, ist aber völlig normal – nehmt das Ganze unbedingt mit Humor. Wenn du dazu neigst, mit übermäßiger Milchproduktion zu den

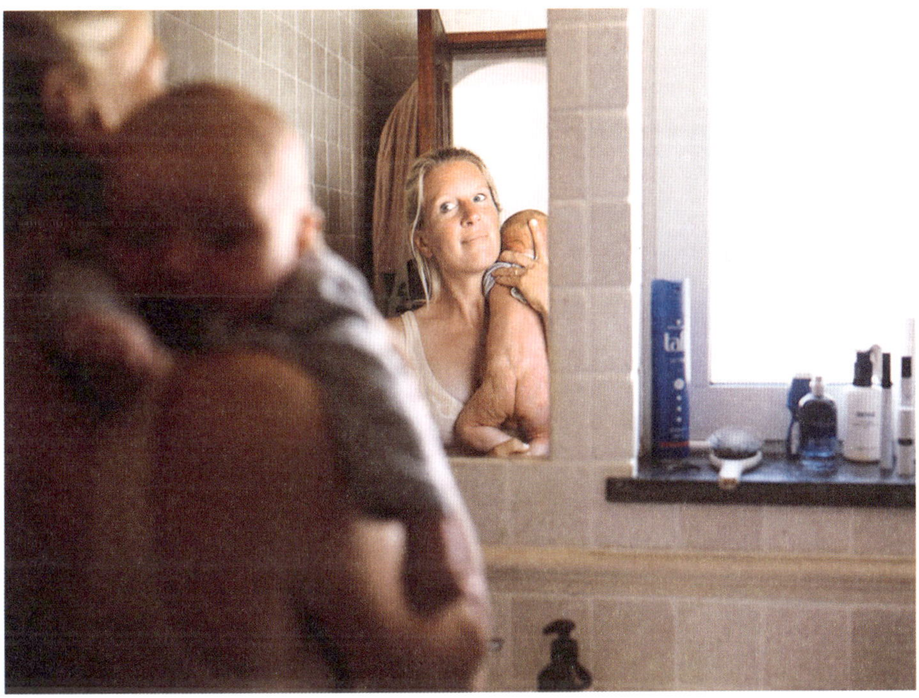

sexuellen Flüssigkeiten beizutragen, kannst du deinen BH beim Sex einfach anlassen – das ist unkomplizierteste Methode. Ihr könnt auch ein Handtuch griffbereit legen, welches dann schnell an die passende Stelle gelegt wird.

Dein Körper macht in diesem Zusammenhang noch etwas eigentlich sehr Schlaues, als eine Art der Verhütung, die für uns aber nervig sein kann: Während der Zeit des Stillens leiden manche Frauen unter Scheidentrockenheit. Das kann beim Geschlechtsverkehr natürlich sehr unangenehm bis schmerzhaft werden und manch eine Frau will deshalb keinen Sex mehr haben. Die Wahrscheinlichkeit für eine weitere Schwangerschaft während der Zeit des Voll-Stillens wird damit auf ganz

VAGINISMUS

Durch eine traumatische Geburt, durch Missbrauch oder auch Angst vor Geschlechtsverkehr kann ein Vaginismus ausgelöst werden. Dabei verkrampfen sich deine Vagina und dein Beckenboden unwillkürlich und Sex ist kaum bis gar nicht und nur mit Schmerzen möglich. Der Penis deines Partners kann nicht eindringen und diese Erfahrung löst schnell eine Spirale bestehend aus Angst, Spannung und Schmerz aus. Wenn du an Vaginismus nach der Geburt leidest, solltest du ein Arztgespräch führen, um körperliche Ursachen wie Entzündungen und Infektionen auszuschließen und dann eine Therapiebesprechung machen. In der Regel liegt die Ursache für den Spasmus in der Psyche und ist eine sexuelle Funktionsstörung, die mit der passenden Therapie wieder aufgehoben werden kann. Der Weg dorthin ist jedoch je nach Ursache lange und braucht viel Einfühlungsvermögen von dir, aber auch vonseiten deines Partners. Ziel der Behandlung ist es, das reflektorische Zusammenziehen der Muskeln zu mindern und dir eine neue, schmerzlose sexuelle Freiheit zu schenken. Zusätzlich zu Beratungsgesprächen ist die Anwendung von Vaginaldilatatoren üblich. Mit diesen speziellen, in verschiedenen Größen erhältlichen Plastikstiften wird deine Vagina sanft erweitert und an das Eindringen gewöhnt. Im Verlauf kann dies dann auch von deinem Partner übernommen werden. Durch gezieltes Beckenbodentraining kannst du bewusst ein Entspannen der Beckenbodenmuskulatur üben und beim Eindringen des Penis anwenden.

natürliche Weise herabgesetzt. Heutzutage gibt es jedoch andere Möglichkeiten der Verhütung und für die Scheidentrockenheit gibt es auch eine einfache Lösung: Gleitgel. In manchen Fällen sind andere Ursachen wie Stress, Diabetes oder übertriebene Intimhygiene für trockene Schleimhäute des Vaginalbereiches verantwortlich. Dann sind andere Vorgehensweisen gefragt, wie die Änderung des Duschgels auf eine pH-neutrale Intimseife oder ein gutes Stressmanagement.

Beckenbodentraining und Training mit einem Yoni-Ei haben starke Auswirkungen auf dein Lustempfinden, denn der Beckenboden ist ein Muskel, der trainiert werden kann und so zu intensiven sexuellen Erlebnissen führen kann. Durch das Training ist der Muskel besser durchblutet und damit empfindsamer. Deine Wahrnehmung für diesen Bereich wird geschärft und durch die Stärkung kannst du ganz bewusst Muskelkontraktionen erzeugen, die dein Lustempfinden durch diese Pulsation steigern können.

Vor dem ersten Mal solltet ihr unbedingt auch schon über die Verhütung gesprochen haben, denn Stillen bietet keinen ausreichenden Verhütungsschutz. Überlegt euch am besten schon in der Schwangerschaft, wie eure weitere Kinderplanung aussehen soll, auch wenn es dann anders kommen sollte, als geplant und leitet gegebenenfalls dementsprechende Verhütungseinkäufe oder Arzttermine zeitnah ein.

Durch viele Gespräche, gegenseitiges Vertrauen und neues Kennenlernen im Wochenbett könnt ihr eine ganz neue Ebene

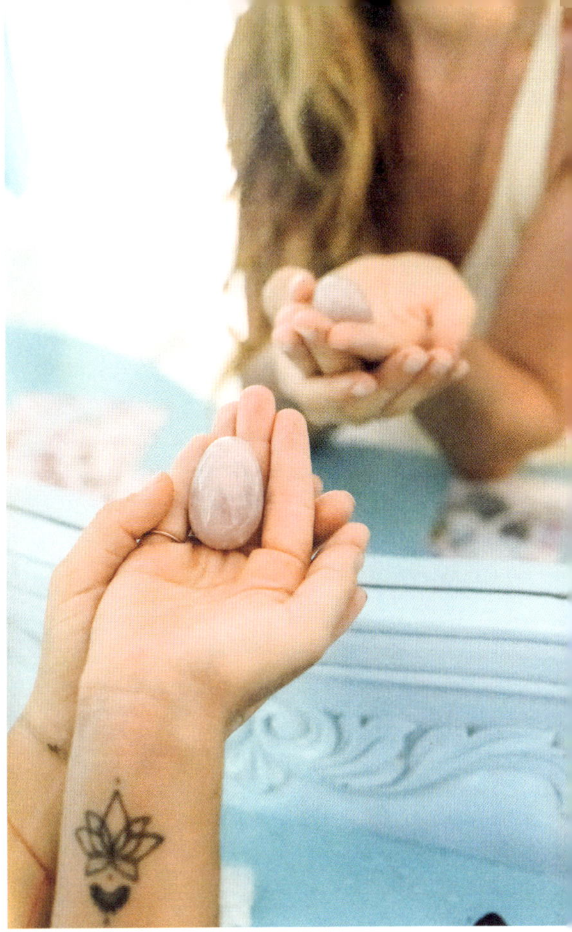

eurer gemeinsamen Sexualität erreichen, die sich dann auf eure Beziehung in anderen Bereichen auswirken kann.

DER SCHOSSRAUM UND DIE WEIBLICHE URKRAFT

Der weibliche Schoßraum ist ein Ort voller Kraft und gleichzeitig immer noch ein riesiges Tabu. Viele Frauen haben kaum Bezug zu ihrer Vulva, Vagina und Gebärmutter und ahnen nichts von dieser Kraft. Die Menstruation ist schambesetzt, das Blut wird als Abfallprodukt des Körpers angesehen und wir sprechen nur selten mit jemand anderem, als einem Arzt über Probleme, die an dieser Stelle unseres

Körpers wohnen. Gerade beim Thema Schwangerschaft, Geburt und Wochenbett ist der Schoßraum, seine Gesundheit und die Verbindung, die wir zu ihm haben, allerdings essenziell. In vielen indigenen Kulturen dieser Welt gelten Frauen und ihr Schoßraum als heilig. Sie werden als Schöpferin verehrt, aus deren Schoßraum alles Leben entsteht. Der Schoßraum, das heißt die Vulva, die Vagina, die Gebärmutter und die Eierstöcke sind das Zentrum einer Frau. Hier wohnt die weibliche Urkraft, die Intuition, die Schöpferkraft und das innere Wissen. Der Schoßraum ist wie das Heiligtum einer Frau.

Alles, was wir erschaffen, entsteht in unserem Schoßraum – Babys natürlich, aber genauso können wir von hier aus auch andere Dinge gebären und in die Welt bringen. Wenn eine Frau sich auf den Weg macht, sich ihrem Schoßraum bewusst zuwendet, in ihn eintaucht, sich dem, was sich zeigt, hingibt und sich von ihm leiten lässt, kann das wie eine zweite Geburt sein. Die Geburt der erwachsenen Frau. Sie lässt das Mädchen, das sie bis dahin war, liebevoll hinter sich und gebiert sich selbst neu. Je mehr eine Frau mit ihrem Schoßraum verbunden ist, desto mehr Energie fließt von dort aus in die Welt und wieder zurück. Die Frau kommt mehr und mehr in Kontakt mit ihrer magnetischen Anziehungskraft und Schöpferkraft.

REMINDER

Es gibt nichts, was verboten ist, zu fühlen und gerade im Wochenbett sind gemischte Gefühle absolut normal. Auch Trauer oder Wut dürfen da sein und wollen gefühlt werden.

Schoßraumheilung im Wochenbett

Das Wochenbett ist eine ganz wunderbare Zeit, um dich mit deinem Schoßraum zu verbinden und deine inneren und äußeren Wunden zu heilen. In der ersten Zeit nach der Geburt gibt es nur eines was wichtig ist: Ruhe und kuscheln. Verbinde dich zwischendurch immer mal wieder ganz bewusst für einen Moment mit deiner Gebärmutter, deiner Zervix, deiner Vagina und deiner Vulva.

Eine andere Möglichkeit, in Kontakt mit deinem Schoßraum zu kommen und ihn anzunehmen, so wie er jetzt ist, ist das Yoni Gazing. „Yoni" ist der tantrische Begriff für die weiblichen Genitalien. Dabei setzt du dich einfach vor einen Spiegel und schaust dir deine Vulva an. Deine Vulva kann sich durch die Geburt verändern und es ist ein wunderschönes Ritual, das anzunehmen und zu begrüßen. Du brauchst nicht ängstlich sein, schau deiner eigenen Vulva in all ihrer Schönheit einfach in die Augen. Es gibt in diesem Moment nichts für dich zu tun, außer präsent zu sein, zu fühlen, alles da sein zu lassen, zu weinen, zu schreien oder zu lachen – so entsteht eine Verbindung.

Die Verbindung zwischen Herz und Yoni ist gerade im Wochenbett unglaublich wichtig. Zwischen unserem Schoßraum

SICH MIT DEN GEBURTSORGANEN VERBINDEN

Spüre, wie sich deine Gebärmutter, deine Zervix, deine Vagina und deine Vulva anfühlen – du kannst gar nichts dabei falsch machen:

- Lege eine Hand auf deinen Unterbauch oder über deine Vulva.
- Erlaube dir, Dankbarkeit für deinen Körper und deinen Schoßraum zu fühlen, für das was er kreiert und auf die Welt gebracht hat.
- Erlaube auch allen anderen Gefühlen, da zu sein, ohne sie wegzuschieben oder dich selbst dafür zu verurteilen.
- Du kannst auch bewusst Dinge, die du loslassen möchtest, in deinen Wochenfluss hineingeben und sie mit dem Fluss gehen lassen.

und unserem Herzen fließt ständig Energie. Die Brüste sind dabei sozusagen die Erweiterung des Herzens. Über sie nährst du dein Baby, mit Milch, aber auch mit deiner Energie. Deshalb ist es doppelt wichtig, dich im Wochenbett gut um deinen Schoßraum zu kümmern, ihn gut zu nähren und zu reinigen, damit alle wichtigen Nährstoffe über dein Herz zu deinem Baby fließen können. Das geht übrigens genauso auch, wenn du nicht stillst. Energie braucht keine Materie zur Übertragung. Leg dazu ab und an mal eine Hand auf deine Gebärmutter und eine auf dein Herz und erlaube dir, die Verbindung zu spüren und darin einzusinken. Vielleicht kannst du fühlen, wie die Energie strömt und fließt.

Schoßraumheilung ist kein Trainingsprogramm, bei dem du am Ende ein bestimmtes Ziel erreichst. Es geht darum, sich auf diesen Weg einzulassen, ihn zu gehen, der Intuition zu vertrauen, ohne zu wissen, wo es hinführt. Schoßraumheilung passiert immer auf mehreren Ebenen: energetisch, emotional und körperlich. Diese Ebenen greifen ineinander und sind manchmal gar nicht zu unterscheiden. Eine Verbindung zu deinem Schoßraum aufzubauen, muss nicht schwierig sein, du kannst dabei gar nichts falsch machen. Das Wichtigste ist, dass du dich drauf einlässt, auch wenn es sich zu Beginn etwas seltsam anfühlt.

Gerade als frischgebackene Mama darfst du dir die Zeit mit dir schenken.

DANKSAGUNG

Hier möchte ich von ganzem Herzen meinen Dank aussprechen an die Menschen, die maßgeblich dazu beigetragen haben, dass ich dieses Herzensprojekt umsetzten konnte.

Als erstes meinem Mann, meinem Fels in der Brandung, der mich mehr als mein halbes Leben begleitet und mich nicht nur bei unseren drei gemeinsam erlebten Hausgeburten unterstützt und mir dabei zu jeder Zeit sein ganzes Vertrauen entgegengebracht hat. Danke für deine immerwährende Unterstützung bei all meinen Ideen, für deinen unstillbaren Drang, liebevoll das Beste aus mir heraus zu kitzeln und mich aufzufangen, wenn ich falle. Danke dafür, meine Liebe!

Die wundervollsten und strengsten Lehrmeister, meine drei Kinder. Ihr, Benno, Enna und Pepe bringt mir jeden Tag bei, was es heißt, anderen Menschen mit offenem Herzen zu begegnen, mit Mut, Vertrauen und voller guter Ideen durch die Welt zu marschieren und seid mein bester und liebster Spiegel meines eigenen Verhaltens. Danke, dass ihr mich als eure Mama ausgesucht habt.

Danke an all meine Schwestern, genetisch und seelisch, meine Freundinnen und Bekannten, die Wundervolles durch ihre Erfahrungsberichte, Yogaübungen, Aromatherapiewissen und Schoßraumheilungsrituale zu diesem Buch beigetragen haben.

Danke an meine Eltern und meine Tante, die jede noch so verrückte Idee von mir willkommen heißen, sie unterstützen und sich so mit mir freuen, wenn sie gelingen. Meine drei wundervollen, mich stets begleitenden Fotografinnen und Fotografen: Mein Mann, der jede Alltagssituation einfängt, Barbara Araujo, die unsere dritte Geburt und das Wochenbett fotografisch begleitet hat und Michaela Grönnebaum, die meine Hebammenarbeit und sämtliche Übungen im Buch festgehalten hat. Meine wundervolle Lektorin Ramona Kapp, die die passendsten und einfallsreichsten Ideen für die Überschriften hatte. Es war eine Freude, mit dir zu arbeiten und mich auszutauschen – du hast mich oft zum Lächeln gebracht.

Und zuletzt danke ich dir. Danke für dein Vertrauen, das du mir entgegenbringst, dass ich dich für diese besondere Zeit mit meinem Buch irgendwo auf deinem Mama-Weg abholen und mein Buch dich ein Stück begleiten darf. Du bist einzigartig und die beste Mama für dein Baby!

Deine Lisa

Literatur und Links

Weiterführende Literatur

- Schmidt und Meitert, **Artgerecht – Das andere Babybuch: Natürliche Bedürfnisse stillen. Gesunde Entwicklung fördern. Naturnah erziehen**, Kösel 2021
- Dörner, **Stabile Mitte: Rektusdiastase heilen, Beckenboden stärken,** Herbig 2023
- Heng u. a., **Die ersten vierzig Tage: Was junge Mütter nach der Geburt wärmt und stärkt**, Kunstmann 2017
- Delforge u. a., **Mama: Poetischer Bilderbuch-Bestseller, Geschenk zur Geburt für werdende Mamas, zum Muttertag**, arsEdition 2019
- Texier, Engelhardt, **Der weibliche Weg: Kraftvolle Rituale und Übungen für Schwangerschaft und Geburt**, Mankau 2022
- Dannhauer, **Guter Hoffnung – Hebammenwissen für Mama und Baby: Naturheilkunde und ganzheitliche Begleitung**, Kösel 2017
- Lothrop, **Das Stillbuch**, Kösel 2016
- Stadelmann, **Die Hebammen-Sprechstunde: Schwangerschaft, Geburt, Wochenbett, Stillzeit** – eine einfühlsame Begleitung mit Aromatherapie, Bachblüten, Homöopathie und Pflanzenheilkunde, Stadelmann 2018
- Imlau, **Das Geburtsbuch:** Vorbereiten - Erleben – Verarbeiten, Beltz 2016
- Fröhlich, **Die Frau fürs Leben ist nicht das Mädchen für alles!** Was Eltern gewinnen, wenn sie den Mental Load teilen, Kösel 2020

Kinderbücher

- Yamada, **Vielleicht – Eine Geschichte über die unendlich vielen Begabungen in jedem von uns: Das besondere Kinderbuch**, adrian 2019
- Spillmann, Kamieth, **Runas Geburt: Meine Schwester kommt zur Welt**, Kamieth und Spillmann GBR 2019
- Möllers, **Wie geht Geburt**, Anna Möllers 2022
- Pichler, **Ich und meine Yoni: Die Geschichte einer besonderen Freundschaft**, wortwunderwelt 2021

Weiterführende Links

- Flexible Onlinekurse und Onlinebetreuung in der Schwangerschaft und im Wochenbett: **www.meilenstein-akademie.com**
- Shop und aufklärende Blogbeiträge rund um die Lotusgeburt: **www.lotusgeburt.com**
- Selbsthilfeorganisation für Eltern mit peripartalen psychischen Erkrankungen: **www.schatten-und-licht.de**
- Coaching und Yoga von 3-fach Mama Luisa Busato: ***www.luisabusato.com***
- Duftöle in reinster Form: **www.doterra.com**

BILDNACHWEIS

Mit 15 Schwazweißfotos und 22 Farbfotos von Barbara Araujo, 40 Farbfotos von Michaela Grönnebaum, 4 Farbfotos von Shutterstock (S. 72 von margouillat photo, S. 74 von Chzu, S. 106 von shinshila, S. 107 von Irisha_S) und 2 Farbfotos von iStock (S. 71 von GMVozd und S. 88 von PeopleImages)
Mit 1 Illustration von Shutterstock (mayrum).

IMPRESSUM

Umschlaggestaltung von bux design, Agentur für Konzeption, Gestaltung und Produktion, München, www.buxdesign.de unter Verwendung von 4 Farbfotos von Barbara Araujo und 4 Farbfotos von Michaela Grönnebaum.

Unser gesamtes Programm finden Sie unter **kosmos.de/herbig**
Lisa Hobelsberger im Internet: **meilenstein-akademie.com**

FSC www.fsc.org MIX Papier | Fördert gute Waldnutzung FSC® C110508

Gedruckt auf chlorfrei gebleichtem Papier

ISBN 978-3-96859-058-5
Projektleitung und Redaktion: Ramona Kapp
Gestaltungskonzept: Gramisci Editorial Design, München
Gestaltung und Satz: Katrin Kleinschrot, Stuttgart
Produktion: Vanessa Frömmig
Druck und Bindung: Westermann Druck Zwickau GmbH, Zwickau
Printed in Germany / Imprimé en Allemagne

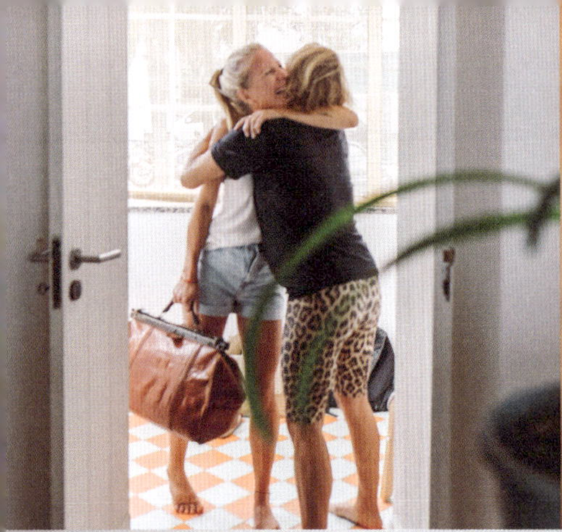
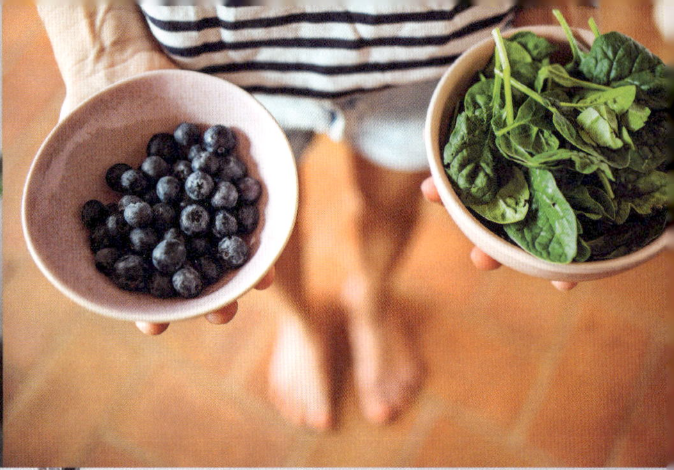
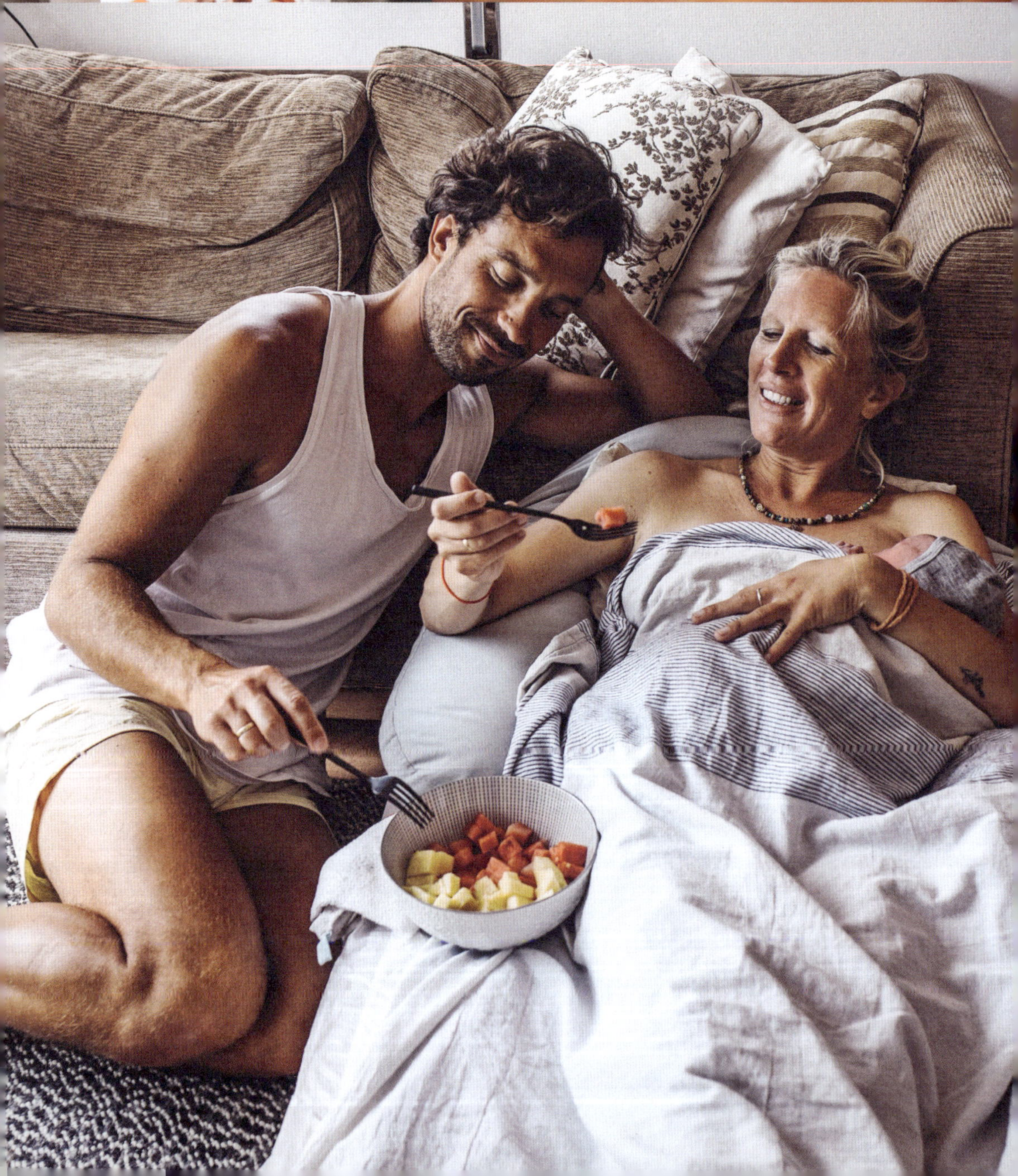